S. FISCHER

Sarah-Jayne Blakemore

DAS TEENAGER GEHIRN

Die entscheidenden Jahre unserer Entwicklung

Aus dem Englischen
von Sebastian Vogel

S. FISCHER

MIX
Papier aus verantwortungsvollen Quellen
FSC® C083411

Erschienen bei S. FISCHER

Die Originalausgabe ist unter dem Titel
»Inventing Ourselves. The Secret Life of the Teenage Brain«
im Verlag Doubleday, London, erschienen.

Satz: Fotosatz Amann, Memmingen
Druck und Bindung: CPI books GmbH, Leck
Printed in Germany
ISBN 978-3-10-397216-0

Inhalt

Kapitel 1
Jugend ist keine Verirrung

Wenn ich erzähle, dass ich das Gehirn von Jugendlichen erforsche, kommt als unmittelbare Antwort häufig ein Scherz – ungefähr nach dem Motto: *Was? Teenager haben ein Gehirn?* Aus irgendeinem Grund ist es durchaus gesellschaftlich akzeptiert, sich über Menschen in diesem Lebensstadium lustig zu machen. Denkt man genauer darüber nach, ist es eigentlich seltsam: Mit ironischen Kommentaren über andere Altersgruppen halten wir uns eher zurück. Man stelle sich einmal vor, wir würden herumlaufen und über das schlechte Gedächtnis oder die mangelnde Beweglichkeit älterer Menschen spotten.

Dass man sich über Jugendliche lustig macht, liegt wohl zum Teil daran, dass sie sich tatsächlich hin und wieder anders verhalten als Erwachsene. Manche von ihnen sind risikobereiter als Erwachsene, manche gehemmter. Sie gehen spät zu Bett und stehen spät auf. Und sie gehen anders mit ihren Freunden um.

Heute wissen wir, dass alle diese Merkmale das Spiegelbild eines wichtigen Stadiums der Gehirnentwicklung sind. Jugend ist keine Verirrung, sondern eine bedeutende Phase *des* Prozesses, durch den wir zu Individuen und sozialen Lebewesen werden. Ich finde das Verhalten von Teenagern faszinierend, aber nicht, weil es irrational und unerklärlich ist – ganz im Gegenteil: Es liefert Erkenntnisse

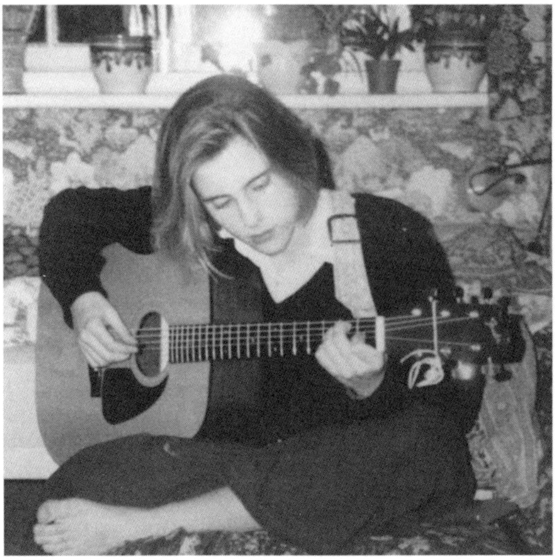

Die Autorin mit 15 Jahren

darüber, wie natürliche Veränderungen der physiologischen Vorgänge in unserem Gehirn sich in den Dingen widerspiegeln, die wir tun, und wie sie darüber bestimmen, zu was für Menschen wir als Erwachsene werden.

In diesem Buch möchte ich berichten, was wir über das Gehirn von Heranwachsenden wissen. Ich werde darlegen, wie wir die Gehirnentwicklung während dieser Phase erforschen, wie diese Zeit das Verhalten der Jugendlichen prägt und wie sie im weiteren Verlauf schließlich definiert, zu was für einem Menschen wir werden. Es ist das Stadium, in dem große Teile unseres Ich-Gefühls und unser Zusammenspiel mit anderen angelegt werden. Die Entwicklungsphase des Heranwachsens ist ein zentraler Bestandteil menschlichen Erlebens.

Die Jugend, auch Adoleszenz genannt – was ist das eigentlich? Diese Frage lässt sich nicht ohne weiteres beantworten. Für manche Menschen ist Adoleszenz ein Synonym für die sogenannten Teenagerjahre. In wissenschaftlichen Studien ist sie häufig einfach das zweite Lebensjahrzehnt – dies ist die Definition der Weltgesundheitsorgansation. Andererseits herrscht vielfach auch die Ansicht, man solle die Adoleszenz nicht an eine festgelegte Altersspanne binden. Der erste Psychologe, der sie als eigenes Entwicklungsstadium studierte, war Stanley Hall: Er beschrieb die Adoleszenz Anfang des 20. Jahrhunderts als den Zeitraum vom Beginn der Pubertät mit zwölf oder 13 Jahren bis zu einem Alter von 22 bis 25 Jahren.[1] Heute definieren viele Fachleute sie als das Stadium, in dem die biologischen Veränderungen der Pubertät beginnen, bis zu dem Zeitpunkt, an dem der Einzelne eine stabile, eigenständige Rolle in der Gesellschaft gefunden hat.[2]* Nach dieser Definition wird der Beginn der Adoleszenz biologisch ermittelt, das Ende aber gesellschaftlich und willkürlich abgegrenzt. In vielen industrialisierten Kulturkreisen wird das so definierte Ende der Adoleszenz ständig weiter hinausgeschoben; mittlerweile ist es durchaus vertretbar, dass junge Leute sich bis weit über das 20. Lebensjahr hinaus in einer Vollzeitausbildung befinden und bei den Eltern wohnen. Im Westen wird der Beginn der Adoleszenz häufig als das Einsetzen der Pubertät definiert, heute also in einem Alter von elf bis zwölf Jahren, ihren Abschluss findet sie dann zwischen dem 20. und 25. Jahr.

In anderen Kulturkreisen sieht die Sache anders aus: Hier wird häufig erwartet, dass Kinder finanziell und gesellschaftlich unabhängig sind, sobald sie die Pubertät erreichen. In manchen dieser Kulturen gilt die Jugend nicht als eigenes Entwicklungsstadium; entspre-

---

* Die Bezeichnungen für die Altersgruppen unterscheiden sich in verschiedenen Fachartikeln. Manche Studien klassifizieren beispielsweise Dreizehn- bis Fünfzehnjährige als *young adolescents*, in anderen wird die gleiche Gruppe als *mid-adolescents* bezeichnet. In diesem Buch verwende ich die Bezeichnungen aus den jeweiligen Originalarbeiten und füge jeweils die Altersangaben hinzu.

chend gibt es keinen sprachlichen Begriff für diesen Zeitraum. Häufig wird sogar die Frage gestellt, ob es sich bei der Adoleszenz um eine moderne abendländische Erfindung handelt. Das ist nicht der Fall.

Dass die Adoleszenz unabhängig vom Kulturkreis ein eigenständiges, wichtiges Entwicklungsstadium ist, können wir mit Sicherheit behaupten, und zwar vor allem aus drei Gründen.

Erstens sind Verhaltensweisen, die wir typischerweise mit der Adoleszenz in Verbindung bringen, wie Risikobereitschaft, Gehemmtheit und der Einfluss von Gleichaltrigen, nicht nur im Westen zu beobachten, sondern in vielen menschlichen Kulturen.

Laurence Steinberg von der Temple University in Pennsylvania untersuchte in einer Studie unter Mitwirkung von Wissenschaftlern aus der ganzen Welt die Sensationslust – das heißt, das Bestreben, neue Erfahrungen zu machen, was häufig mit dem Eingehen von Risiken verbunden ist – und die Selbstbeherrschung bei mehr als 5000 jungen Menschen aus elf Ländern (China, Indien, Italien, Jordanien, Kenia, Kolumbien, Philippinen, Schweden, Thailand, Vereinigte Staaten und Zypern).[3] Die Teilnehmer im Alter von zehn bis 30 Jahren mussten eine Reihe experimenteller Aufgaben lösen und einen Fragebogen ausfüllen. Zwei Aufgaben ermittelten den Grad der *Sensationslust*. Auch die *Selbstbeherrschung*, das heißt die Fähigkeit, sich selbst kontrolliert zu verhalten und Entscheidungen zu treffen, wurde erforscht. Die Entwicklung verlief nicht überall genau gleich, es gab aber bei allen jungen Leuten auffällige Ähnlichkeiten. Die Sensationslust wurde vom zehnten Lebensjahr bis zum Ende der Teenagerzeit größer – der Höhepunkt lag bei 19 Jahren – und nahm dann in den Zwanzigern wieder ab. Dagegen nahm die Selbstbeherrschung zwischen dem zehnten Lebensjahr und Mitte 20 stetig zu und blieb danach auf dem gleichen Niveau. Obwohl also die gesellschaftlichen Erwartungen von Kultur zu Kultur unterschiedlich sind, konnte man adoleszenztypische Verhaltensweisen über die Kulturgrenzen hinweg beobachten.

Der zweite Grund, warum wir die Adoleszenz als einzigartige Phase der biologischen Entwicklung ansehen können, ist die Tatsache, dass es adoleszenztypische Verhaltensweisen auch bei Tieren gibt. Alle Säugetiere machen zwischen der Pubertät und der vollständigen Geschlechtsreife eine Entwicklungsphase durch, die wir als Adoleszenz einstufen können. Bei Mäusen und Ratten, die ungefähr 30 Tage lang »Jugendliche« sind, wurde dieser Zeitraum eingehend erforscht. Wie sich herausstellte, gehen die Tiere während der rund einen Monat langen Adoleszenz mehr Risiken ein und haben ein größeres Bestreben, neue Umgebungen zu erkunden, als vor und nach dieser Lebensphase.[4] Wie sich in einer 2014 von Steinberg und Kollegen veröffentlichten Studie zeigte, trinken jugendliche Mäuse, die Zugang zu Alkohol haben, in Gegenwart anderer jugendlicher Mäuse mehr; bei ausgewachsenen Mäusen ist das nicht der Fall.[5]

Adoleszenztypisches Verhalten begegnet uns bei Tieren in unterschiedlichsten Zusammenhängen. Im August 2016 wurde von einer Frau berichtet, die von einem halbwüchsigen Wombat angefallen wurde. In einem Interview mit dem *Guardian* sagte Martin Lind vom australischen Naturschutzdienst über die Tiere:

> Als Babys sind sie anhänglich, liebenswert und rund um die Uhr bei der Mama, häufig in einem weichen, gemütlichen Schlafsack, in dem sie die ganze Zeit auf den Herzschlag lauschen. Wenn sie heranreifen und in die Pubertät kommen, hassen sie alles und jeden. Einmal laufen sie dir zwischen den Beinen herum und sind zuckersüß, dann wieder sind sie absolute kleine – darf ich fluchen? – Scheißkerle. Sie zwicken dich, randalieren und beißen. Ich würde keine Wombats halten,

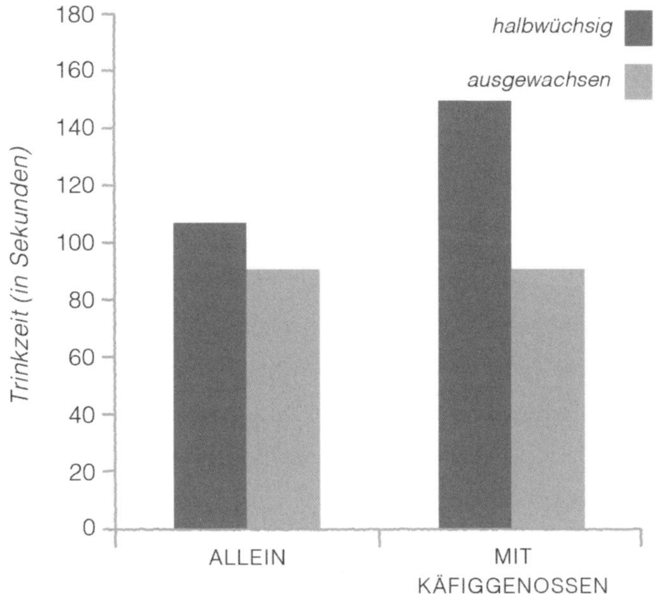

Diese Graphik zeigt, dass halbwüchsige Mäuse in Gesellschaft von Käfiggenossen mehr Alkohol trinken, als wenn sie allein sind. Ausgewachsene Tiere nehmen stets ungefähr die gleiche Menge zu sich.

denn dann kannst du deine Wohnungseinrichtung vergessen. Sie machen einfach alles kaputt.[6]

Adoleszenztypisches Verhalten findet man also über Kultur- und Artengrenzen hinweg.

Der dritte Grund, warum die Adoleszenz als eigenständiges, wichtiges Entwicklungsstadium anzusehen ist, findet sich in der gesamten *Menschheitsgeschichte*. Eine der ersten mir bekannten Beschreibungen von Halbwüchsigen soll von Sokrates (469–399 v. Chr.) stammen: »Die Kinder lieben heute den Luxus; sie zeigen Respektlosigkeit gegenüber Älteren und schwatzen gern statt Sport zu treiben.« Rund hundert Jahre später schrieb Aristoteles über »die Jungen«, sie seien »von Begierden bestimmt … und gehen vorzugsweise dem Liebesgenuss nach und sind dabei unbeherrscht«.[7*]

Über tausend Jahre später stoßen wir in Shakespeares *Wintermärchen* (1611) auf den Schäfer, der sich (unter dem wissenden Gelächter auf den Rängen) beklagt: »Ich wollte, es gäbe gar kein Alter zwischen zehn und 23 oder die jungen Leute verschliefen die ganze Zeit: denn dazwischen ist nichts, als den Dirnen Kinder schaffen, die Alten ärgern, stehlen, balgen!«[8] Nochmals hundert Jahre später unterscheidet Jean-Jacques Rousseau (1712–1778) zwischen Halbwüchsigen und Kindern; die Halbwüchsigen beschreibt er so: »Ein fortwährender Wechsel der Gemütsstimmung, häufige Aufwallungen, eine unaufhörliche geistige Aufgeregtheit versetzen das Kind in einen fast unlenkbaren Zustand … Es gleicht einem fieberhaft erregten Löwen. Es will seinen Führer nicht mehr kennen, will sich keiner Leitung mehr unterwerfen.«[9]

Das Verhalten von Jugendlichen wurde also jahrtausendelang mit den gleichen Klischees gezeichnet, die auch heute noch gang und gäbe sind. Wir können daraus schließen, dass adoleszenztypisches Verhalten kein modernes abendländisches Phänomen ist.

---

* Es lohnt sich, bei Aristoteles den ganzen Absatz zu lesen: »Die Jungen sind von ihrem Charakter her von Begierden bestimmt und geneigt, das zu tun, was sie gerade begehren … Launisch schwanken sie in ihren Begierden und neigen zum Überdruss, sie begehren zwar heftig, lassen aber auch schnell davon ab, denn ihre Wünsche sind intensiv, aber nicht groß, ebenso wie Hunger und Durst bei Kranken. Ferner sind sie impulsiv, jähzornig und geneigt, ihrem Zorn nachzugeben … Weiters pflegt die Jugend mehr als die übrigen Lebensalter Freundschaft und Kameradschaft, weil sie am Leben in Gemeinsamkeit ihre Freude hat und noch nichts nach dem Nutzen beurteilt, also auch ihre Freunde nicht. Auch Fehler begehen die Jungen entgegen der Devise Chilons in allem gar zu übermäßig und heftig, denn alles betreiben sie im Übermaß: Sie lieben zu sehr, sie hassen zu sehr, und auch alles Übrige tun sie ebenso. Sie bilden sich ein, alles zu wissen, und beteuern das auch noch; das ist ja auch die Ursache dafür, dass alles im Übermaß ausfällt … Unrecht begehen sie aus Übermut, nicht aus Gemeinheit.

Wie kommt es, dass Halbwüchsige sich erkennbar adoleszenztypisch verhalten? Manche Autoren führen dieses Verhalten auf die Hormonveränderungen während der Pubertät zurück; andere machen die sozialen Veränderungen verantwortlich, die in dieser Phase stattfinden: die neue Bedeutung der Beziehungen innerhalb der Gruppe, in der sich die Jugendlichen aufhalten, oder den Wechsel von der überschaubaren, vertrauten Grundschule in eine größere, anonymere weiterführende Schule.

Heute verfügen wir über Befunde aus Gehirnscans und experimentellen Studien und können so versuchen, das adoleszenztypische Verhalten unter dem Gesichtspunkt der Veränderungen zu verstehen, die sich während der fraglichen Jahre im Gehirn abspielen. Die Erforschung solcher Struktur- und Funktionsveränderungen liefert eine Fülle neuer Erkenntnisse darüber, warum Teenager sich so und nicht anders verhalten; in einem weiter gefassten Sinn können wir daraus lernen, in welchem Zusammenhang die Architektur des Gehirns mit unserem Verhalten steht und wie uns die Gehirnentwicklung – im Zusammenspiel mit Hormonen und sozialem Umfeld – zu den Erwachsenen werden lässt, die wir im späteren Leben sein werden.

Die Erweiterung wissenschaftlicher Kenntnisse ist kein Selbstzweck. Wenn wir die Gehirnentwicklung in der Adoleszenz verstehen, ergeben sich daraus weitreichende Folgerungen für die Sozial- und Bildungspolitik. So konzentriert sich beispielsweise gesundheitliche Aufklärung, die sich an Jugendliche richtet, häufig auf die langfristigen gesundheitlichen Auswirkungen gefährlicher Verhaltensweisen wie des Rauchens. Manchen Befunden zufolge funktioniert das aber nicht. Halbwüchsige sind nicht dumm – rational verstehen sie die Gefahren durchaus. Aber wenn ihnen eine Zigarette oder eine Ecstasy-Tablette angeboten wird, ist ihnen das, was

Gleichaltrige über sie denken, in der Hitze des Augenblicks vielfach weitaus wichtiger als die potentiellen Gesundheitsrisiken ihrer Entscheidung. Die Triebkraft solcher Entscheidungen ist oftmals keine rationale Abwägung der Folgen, sondern die Angst vor Ausgrenzung durch die Freunde. Das gilt nicht für alle Jugendlichen: Manche lassen sich durch das, was ihr Umfeld denkt oder tut, nicht sonderlich beeinflussen, andere dagegen sehr wohl.

Die neuen Untersuchungen am Gehirn von Jugendlichen sind aber auch als solche faszinierend. Im Gegensatz zu dem, was bis Ende des 20. Jahrhunderts als allgemeingültiges Wissen galt, steht heute außer Zweifel, dass das Gehirn dynamisch ist und sich bis ins Erwachsenenalter wandelt. Die Veränderungen, die in jungen Jahren stattfinden, setzen sich viel länger fort und haben weitaus größere Auswirkungen, als man früher angenommen hatte. Die Magnetresonanztomographie (MRT) und andere moderne Verfahren zum Scannen des Gehirns haben für unsere Kenntnisse über die physiologischen Vorgänge ein neues Zeitalter eingeleitet, und diese Vorgänge wiederum bilden die Grundlage unseres Gespürs für uns selbst, jenes Gefühl für das Ich, das sich während der Adoleszenz entwickelt. Solche technischen Entwicklungen bauten auf früheren bahnbrechenden mikroskopischen Untersuchungen an Gewebeproben aus dem Gehirn auf. In den nachfolgenden Kapiteln werde ich beschreiben, wie man mit ihrer Hilfe erforscht hat, welche Veränderungen sich im Gehirn von Halbwüchsigen abspielen.

Wir sollten die Adoleszenz nicht dämonisieren – sie ist für unser Ich von grundlegender Bedeutung. Das halbwüchsige Gehirn ist kein funktionsgestörtes oder defektes Erwachsenengehirn. Die Adoleszenz ist eine prägende Lebensphase: Die neuronalen Leitungsbahnen sind formbar, Leidenschaft und Kreativität erleben Höhenflüge. Die Kenntnis der Veränderungen, die sich in dieser Phase im Gehirn abspielen, bietet uns ein Vergrößerungsglas, durch das wir uns selbst ganz neu wahrnehmen können.

Den Entschluss, mein Leben der Erforschung des menschlichen Gehirns zu widmen, fasste ich in dem Augenblick, als ich zum ersten Mal eines in der Hand hatte. Ich studierte an der University of Oxford experimentelle Psychologie. Das erste Studienjahr war aufgeteilt in Kurse in Psychologie und Neurophysiologie – dort erfuhren wir auch etwas über die Anatomie des Gehirns. Dazu gehörte ein neuroanatomisches Praktikum: Wir mussten ein menschliches Gehirn studieren und sezieren. Ich brauchte einen Laborkittel, hatte aber keinen; also borgte ich ihn mir von einem Freund, der Medizin studierte. In dem Bewusstsein, dass der Laborkittel mir eine ganz neue, andere Identität verlieh, marschierte ich forsch in den großen, zentralen Saal des Anatomischen Instituts, in dem Studierende schon seit Jahrhunderten Leichen sezieren. Ein stechender Geruch nach Formaldehyd, der Flüssigkeit, die zur Konservierung und Lagerung von Körperteilen verwendet wird, schlug mir entgegen. Wir saßen auf den Bänken; vor jedem von uns stand ein großer weißer Eimer mit einem Deckel. Darin: ein menschliches Gehirn. Nach einem einführenden Vortrag forderte uns der Dozent auf, Gummihandschuhe anzuziehen und das Gehirn mit beiden Händen aus dem Eimer zu heben. In dem Augenblick, in dem ich das Gehirn eines Fremden in der Hand hatte – ich vermutete, dass es einem älteren Mann gehört hatte, aber einen Anhaltspunkt dafür hatte ich nicht –, gelangte ich zu dem Schluss, dass diese 1,3 Kilo schwere Gewebemasse das faszinierendste, komplizierteste Objekt des Universums sein musste. Vom Verstand her wusste ich bereits, dass es so war, aber jetzt *spürte* ich es auch. Als Erstes fiel mir auf, wie schwer es war, und ich staunte darüber, dass jeder von uns ein solches Gewicht im Kopf mit sich herumträgt. Die Farbe – grau-rosa – fiel mir ebenso auf wie die Oberflächenbeschaffenheit: Sie war glatt und glänzend, aber überall von Furchen durchzogen. Gleichzeitig kam mir die Erkenntnis, dass die Materie, aus der dieses Objekt bestand, gleichbedeutend mit der Person war, zu der sie gehört hatte. Ich hielt jemanden in der Hand. Im Laufe eines Lebens hatte dieses jetzt körperlose Gehirn alle Erinnerungen gespeichert, alle Gefühle und Wünsche erzeugt, eine Persönlichkeit mit ihren Erwartungen und Träumen gebildet. Das alles, unser ganzes Ich, ist in unserem Gehirn enthalten. *Das* war es, was ich in den Händen hielt. Und ich wusste, dass ich – irgendwie – mein ganzes Leben darauf verwenden musste, es zu studieren.

Als Studienanfängerin besaß ich schon gewisse Kenntnisse darüber, welche Folgen es hat, wenn im Gehirn etwas nicht so abläuft, wie es sollte.

In jungen Jahren war mein Freund Jon* ein normales Kind, falls es so etwas gibt. Seine Eltern drückten es so aus: Er hatte viele Freunde und bewegte sich in den gleichen Kreisen wie seine älteren Geschwister. Auch auf der weiterführenden Schule hatte er noch einen kleinen Freundeskreis. Er spielte in einer Band, ging am Wochenende aus, hatte eine Freundin und kam in der Schule gut zurecht.

Als Jon 16 war, brach sein älterer Bruder Ben das Studium noch im ersten Studienjahr ab, weil bei ihm Schizophrenie ausgebrochen war. Er wohnte jetzt wieder bei den Eltern, so dass Jon ihn abends meistens sah. Ben sprach jetzt ständig mit sich selbst und kam kaum noch aus seinem Zimmer. Ein paarmal geriet er außer sich und

* Die Namen in diesem Abschnitt wurden verändert.

wurde gegenüber seinen Eltern gewalttätig. Jon hatte Angst vor ihm und konnte nicht glauben, dass das noch sein Bruder war – früher hatten sie sich sehr nahegestanden.

Jon verließ die Schule mit Abschluss. Dann nahm er sich ein Jahr Auszeit und reiste nach Asien. Die ganze Zeit musste er an Ben denken. Eines Tages, als er in Bangkok in seinem Hotelzimmer saß, hörte er, wie eine Stimme zu ihm sprach. Sie klang völlig klar, als hätte er einen Radiosender eingestellt, den sonst niemand hören konnte.

Als ich zu studieren begann, war die Schizophrenie eines meiner Hauptinteressengebiete. Vielleicht war die Faszination darauf zurückzuführen, dass die Krankheit bei meinem Schulfreund Jon ausgebrochen war, nachdem man die Krankheit nur wenige Jahre zuvor auch bei seinem Bruder Ben diagnostiziert hatte. Schizophrenie ist eine verheerende psychische Störung. Die Patienten verlieren den Kontakt zur Realität. Die Krankheit kommt in manchen Familien gehäuft vor, ist aber nicht ausschließlich genetisch bedingt. Bei Personen, die eine genetische Veranlagung besitzen, kann die Umwelt sie auslösen, aber wie dies geschieht, wissen wir nicht genau.*

Menschen mit Schizophrenie haben häufig akustische Halluzinationen, beispielsweise hören sie Stimmen im eigenen Kopf, in der Regel negative, bedrohliche Stimmen. Außerdem haben sie Wahnvorstellungen, insbesondere Verfolgungswahn: Sie glauben, andere Menschen seien hinter ihnen her. Eine der häufigsten Wahnvorstel-

* Eine Person, bei der ein Geschwister an Schizophrenie erkrankt ist, bekommt die Krankheit zwar häufiger, als wenn kein Geschwister betroffen ist, aber dass zwei Geschwister erkranken, ist dennoch selten (mehr darüber in dem Buch *Schizophrenia Genesis* von Irving I. Gottesman, Basingstoke and New York: W.H. Freemann, 1990). Eine Ausnahme bilden nur eineiige Zwillinge: Sie haben genau die gleichen Gene, und in diesem Fall besteht eine Chance von rund 50 Prozent, dass auch der zweite Zwilling die Krankheit bekommt.

lungen ist, dass ein Geheimdienst jede ihrer Bewegungen verfolge. Am meisten interessierte mich, wie das Gehirn solche, oftmals erschreckenden Erlebnisse erzeugt – was läuft hier schief? Und warum passiert dies nur bei einigen wenigen Menschen, während alle anderen davor geschützt sind? Sind wir überhaupt geschützt? Vielleicht ist »Normalität« ja ein empfindlicher Zustand, der durch Drogen oder besonders belastende Erlebnisse im Leben gestört werden kann. Wenn ich als Kind Fieber hatte, spielte mein Geist mir manchmal Streiche. Ich hatte Halluzinationen und hörte Stimmen. Das war beängstigend, kommt aber recht häufig vor – man spricht vom Fieberdelirium: Das Gehirn heizt sich durch das Fieber auf, und die Nervenzellen geben Impulse ab, die ungewöhnliche, falsche Wahrnehmungen hervorrufen. Wie sich herausgestellt hat, ist das Gehirn ein empfindliches Ökosystem: Geraten die Dinge aus dem Gleichgewicht, kann das ganze System kippen und zu etwas Ungewöhnlichem, Unheilvollem werden. Was treibt es dazu?

Diese Frage – warum erleben manche Menschen Wahnvorstellungen, die meisten aber nicht – war für mich der Anlass, mich für eine Doktorarbeit über Schizophrenie zu bewerben. Was ist in der Funktionsweise unseres Gehirns der Grund dafür, dass die meisten von uns keine Stimmen hören und nicht glauben, der Secret Service sei hinter ihnen her? Während meiner Doktorandenzeit am University College London (UCL) stellten meine Betreuer Chris Frith und Daniel Wolpert mit mir zusammen fest, dass das Gehirn über ein System verfügt, mit dem es selbsterzeugte Empfindungen markieren und von Empfindungen, die außerhalb des Körpers erzeugt werden, unterscheiden kann.[10] Wie sich herausgestellt hat, ist bei Menschen mit Schizophrenie der Mechanismus gestört, der zwischen dem, was in der Welt passiert und was wir selbst tun, unterscheidet. Das ist wahrscheinlich der Grund, warum sie ihre eigenen

Gedanken wie Jon als Stimmen hören oder beispielsweise glauben, ihre Armbewegungen würden von jemand anderem gesteuert. Aber warum hören Menschen mit Schizophrenie so oft negative, kritische Stimmen? Warum erleben sie Verfolgungswahn? Warum sind Menschen mit Schizophrenie oftmals auch depressiv, warum sind Gefühle und Verhalten gedämpft? Für solche Fragen interessierte ich mich.

Während meiner Doktorandenzeit arbeitete ich mit Psychiatern in Edinburgh zusammen und sammelte Daten von Schizophreniepatienten in den psychiatrischen Kliniken der Stadt. Nachdem ich die Doktorarbeit abgeschlossen hatte und als Postdoktorandin tätig war, sammelte ich auch Daten von Patienten aus einem psychiatrischen Krankenhaus in Versailles bei Paris. Als ich mit diesen Menschen arbeitete, machte ich immer wieder die gleiche Beobachtung. Unabhängig von Alter, Rasse oder Geschlecht berichteten alle Patienten, sie hätten die beängstigenden, belastenden Symptome erstmals im Alter zwischen 18 und 25 Jahren erlebt, das heißt in der Zeit, die man allgemein als späte Adoleszenz oder junges Erwachsenenalter bezeichnet.

Die Geschichte war immer die gleiche. Sie waren ganz normale Kinder gewesen, auch als Teenager fielen sie nicht auf – manche brachen zwar die Schule ab oder nahmen Drogen, aber bei weitem nicht alle. Die Krankheit trat in sehr unterschiedlichem Tempo auf – in manchen Fällen setzte sie ganz allmählich ein, in anderen ging es schnell –, aber bei allen Patienten, mit denen ich sprach, machten sich die ersten Symptome in der späten Adoleszenz bemerkbar (siehe Abbildung 3, S. 22). Das ist interessant, denn wir können daraus ablesen, dass Schizophrenie eine entwicklungsbedingte Störung ist, auch wenn sie später auftritt als andere Entwicklungsstörungen wie Autismus oder Aufmerksamkeitsdefizit / Hyperaktivität (ADHS).

Warum ist das Gehirn in der späten Adoleszenz besonders anfällig für krankhafte Wahnvorstellungen und Halluzinationen? Was läuft bei Menschen, die an Schizophrenie erkranken, während der Gehirnentwicklung im Teenageralter anders? Das schienen mir entscheidende Fragen zu sein. Ich suchte die Antworten in der wissenschaftlichen Literatur. Als ich mich aber konzentriert in die verschiedenen Fachzeitschriften vertiefte, stellte ich zu meiner Verwunderung fest, wie wenig man über die Entwicklung des gesunden Teenagergehirns wusste, ganz zu schweigen von dem Gehirn junger Leute, die an Schizophrenie erkrankten. Und das galt nicht nur für Schizophrenie. Also machte ich mich ab 2001 daran, selbst Antworten zu finden.

Für Wissenschaftler war dies gerade eine spannende Zeit. Die meisten Naturwissenschaftler gingen immer noch davon aus, dass sich das menschliche Gehirn nach der mittleren oder späten Kindheit nicht mehr nennenswert verändert. So stand es in den Lehrbüchern. Ende der 1990er Jahre erschien jedoch eine Handvoll Studien, die darauf schließen ließen, dass diese Annahme völlig falsch war und dass das menschliche Gehirn sich auch während der Teenagerjahre, ja sogar noch über das 20. Lebensjahr hinaus, weiterentwickelt.

Nach meinem Forschungsaufenthalt in Frankreich verlagerte ich den Schwerpunkt meiner Arbeit von erwachsenen Schizophreniepatienten auf die Entwicklung des Teenagergehirns. Im Rückblick war es eine riskante Entscheidung. Ich hatte noch keine einzige Entwicklungsstudie durchgeführt, und viele Aspekte der Entwicklungsforschung stehen in Verbindung mit Studien an Kindern und Jugendlichen oder mit Theorien über die Entwicklung des Geistes, über die ich weder Kenntnisse noch Erfahrungen besaß. Auch hatte ich keine Erfahrung mit dem technischen Ablauf bei der Rekrutie-

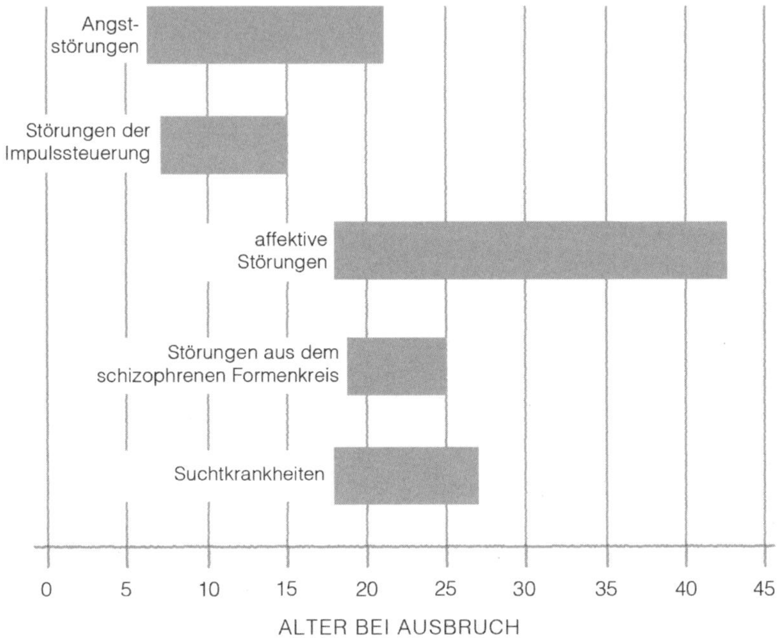

Die durchschnittliche Altersspanne für den Ausbruch mehrerer psychischer Störungen liegt in der Adoleszenz oder im frühen Erwachsenenalter.

rung von Kindern und Jugendlichen. Aber meine Freundin und Mentorin Uta Frith ermutigte mich und gab mir das Selbstvertrauen, den Sprung in das neue Fachgebiet zu wagen. Frith ist Professorin für Psychologie in London und eine weltweit angesehene Expertin für Entwicklungsstörungen wie Autismus und Dyslexie. Ich kannte sie schon seit mehreren Jahren und hatte bereits im Alter von 15 Jahren erste Arbeitserfahrungen in ihrem Labor gesammelt.* Begünstigt wurde meine Hinwendung zur Entwicklung des jugend-

* Mein Doktorvater Chris Frith ist Utas Mann. Uta und Chris sind für mich heute noch Mentoren, an die ich mich wende, wenn ich auf ein Problem stoße und nicht weiterweiß.

lichen Gehirns auch durch ein Forschungsstipendium der Royal Society, das 2004 begann. Seither ist mein Forschungsgebiet das Gehirn von Heranwachsenden.

Einen guten Einblick in die Gedankenwelt von Heranwachsenden vermitteln die Tagebücher von Teenagern. Sehr deutlich wird dies in der Sendung *My Teenage Diary* im Radioprogramm BBC 4: Dort lesen Prominente ihre (oftmals ungeheuer peinlichen) Tagebuchaufzeichnungen aus ihren Teenagerjahren vor.* Kürzlich entdeckte ich auch mein eigenes Tagebuch wieder. Meine Eltern räumten den Dachboden des Hauses auf, in dem sie fast 40 Jahre lang gelebt hatten, und konfrontierten mich mit zahlreichen staubigen Kisten, die alles Mögliche enthielten, von Schulbüchern bis zu Schallplatten. In einer Kiste waren Briefe, die ich als Jugendliche von Freundinnen, Freunden und Brieffreunden bekommen hatte, außerdem meine Tagebücher aus jenen Jahren. Dass ich meine Teenagertagebücher überhaupt aufbewahrt hatte, war mir entfallen, und jetzt spürte ich bei dem Gedanken, sie zu lesen, eine Mischung aus Faszination und Furcht. Wie ich erwartet hatte, ließen sie ein recht normales Teenagermädchen erkennen, mit Vorlieben für Kleidung, Musik, Freundinnen und Jungen, gelegentlich unterbrochen durch von Herzen kommende Anmerkungen über die Schrecken des Krieges (damals fand gerade der erste Golfkrieg statt).

Ich stellte fest, dass ich damals ein typischer Teenager gewesen war. Vielleicht gilt das für die meisten von uns. Manchmal frage ich mich, ob wir unsere eigenen Jugendjahre vergessen haben, wenn wir uns heute Gedanken über das Verhalten von Teenagern machen. Erwachsene sind mit Kritik an jungen Leuten schnell bei der Hand, sei

* Die Sendung wird von meiner guten Freundin Harriet Jaine produziert.

es wegen ihrer launischen Art, ihrer Selbstbezogenheit oder ihrer risikoreichen Entscheidungen – aber wie wir bereits erfahren haben, sind Halbwüchsige schon seit mindestens 2000 Jahren ähnlich: Sokrates und Aristoteles sprachen im alten Griechenland ebenso abschätzig und kritisch über sie wie Eltern oder Lehrer im 21. Jahrhundert. Das typische Verhalten junger Leute – oder zumindest das, was Erwachsene als solches ausmachen – lässt sich weit in die Vergangenheit zurückverfolgen.

Meine Teenagerjahre hatten aber noch eine andere Seite, und darin unterschied ich mich von Gleichaltrigen. Ich dachte zwar viel darüber nach, welche Kleidungsstücke ich im Army Store kaufen sollte und ob ich es mir leisten konnte, am Samstagabend zu einem Konzert zu gehen, von dem meine Freunde schwärmten. Aber im Hintergrund meines Lebens lief noch etwas Ernsteres, Bedrohlicheres ab. Mein Vater Colin Blakemore betrieb medizinische Forschung an Tieren und wurde in Großbritannien zur Zielscheibe von Tierversuchsgegnern – einige Jahre lang war er sogar ihr Hauptziel. Die ständige Gefahr eines Anschlags war in unserem Leben allgegenwärtig. Die Tierschutzaktivisten drohten damit, mich und meine beiden kleinen Schwestern zu entführen, was zur Folge hatte, dass wir alle drei – wir waren damals zwischen sechs und elf Jahre alt – jeden Tag auf dem Weg von der Schule und zurück von Zivilpolizisten in einem unauffälligen Auto begleitet wurden. Diese Phase meines Lebens prägte sich in meinem Geist besonders tief ein. Aus irgendeinem Grund waren die Polizisten in Lederjacken gekleidet, trugen Piercings und fielen in unserem ruhigen, grünen Wohnviertel im Norden von Oxford auf wie bunte Hunde. Meine Schwestern und ich gingen die wenigen Häuserblocks bis zur Schule zu Fuß, die Polizisten folgten uns langsam in ihrem klapprigen Auto. Wir fanden das lustig, aber ich weiß auch noch, dass es mir zutiefst peinlich war – ich hoffte nur, dass es keiner von meinen Freundinnen auffallen würde.

Unser Haus wurde rund um die Uhr bewacht und glich einer Festung mit elektrischen Toren, mehreren Alarmanlagen, Kameras und Alarmknöpfen, mit denen wir unmittelbar die Polizei alarmieren konnten. Jedes Mal, wenn wir irgendwohin fahren wollten, suchten meine Eltern unter dem Auto mit einem Spiegel nach Bomben. In ein Auto zu steigen, das explodieren konnte, sobald die Zündung eingeschaltet wurde, war ein beängstigendes Erlebnis.

Drohungen und Gewalt wurden im Laufe meiner Teenagerjahre immer schlimmer. Samstags traf sich eine große Anzahl von Tierversuchsgegnern in Oxford, oft unmittelbar vor meinem Elternhaus. Die Menschen schrien Vorwürfe durch ein Megaphon und diskutierten lautstark mit meinem Vater, der sich tapfer und in aller Ruhe mit ihnen auseinandersetzte. (Meine achtzigjährige Großmutter, die zu jener Zeit bei uns wohnte, ging mit der Situation deutlich direkter um: Sie sagte den Leuten einfach, sie sollten »abhauen«.)

Manchmal bekam die Polizei vorab Kenntnis von solchen Versammlungen – nicht einfach in einer Zeit ohne Handys und Internet. Dann stand ein Streifenwagen vor dem Haus, und auf der Straße patrouillierten uniformierte Polizisten mit Hunden. Es gab in dieser Zeit ein Jahr, in dem sämtliche Gruppen von Tierversuchsgegnern in ganz Großbritannien unsere Straße für ihren alljährlichen Protesttag wählten. Diese wurde dann von berittener Polizei abgeriegelt, die niemanden hineinließ. Nicht einmal unsere Nachbarn durften zu ihren Häusern fahren. Auch das war für mich als Teenager ungeheuer peinlich. Interessanterweise betrafen meine Sorgen weniger die Gefahren solcher Auseinandersetzungen und die Unannehmlichkeiten für andere, nicht einmal für meine Eltern. Wichtig war mir vor allem, was andere und insbesondere meine Freundinnen von mir denken würden: Mir widerfuhr etwas anderes als allen anderen, und »anders« ist im Leben eines Teenagers oft gleichbedeutend mit »schlecht«.

Irgendwann wurde es ernst. In unserem Haus gingen Fenster zu Bruch – eine Gruppe mit Sturmhauben warf Backsteine. Mehrere Male wurde unser Auto mit Abbeizmittel übergossen, was neben dem kosmetischen Schaden auch Verätzungen an den Pfoten unserer Katze zufolge hatte, die gern auf dem Auto schlief. Mit der Post erhielt mein Vater Briefe voller Rasierklingen.

Den Höhepunkt der Angriffe bildete eine Bombe, die kurz vor Weihnachten 1993 in einem Paket bei uns abgegeben wurde. Ich hatte gerade mit dem Studium begonnen und war nach dem ersten Trimester nach Hause zu meiner Familie gefahren. Am 22. Dezember wurde ein Päckchen abgegeben, das wie eine Plakatrolle aussah. Ich nahm es entgegen und dachte, es sei für mich, aber dann sah ich, dass der Name meines Vaters daraufstand, und ließ es unter einem Tisch in der Nähe der Eingangstür liegen. Er kam erst spät nach Hause, sah das röhrenförmige Päckchen – und erinnerte sich glücklicherweise an die regelmäßigen Warnungen der Polizei vor ungewöhnlichen Postsendungen. Ihm fiel auf, dass die Röhre an einem Ende schwer war, was nicht zu einem Poster passte, und er entschloss sich, sie über Nacht im Kofferraum unseres Autos zu lassen. Am nächsten Morgen nahm die Polizei sie mit. Später sagte man ihm, es sei eine tödliche Bombe gewesen: Sie enthielt ein Viertelkilo Sprengstoff. Hätte ich die Rolle geöffnet, um einen Blick auf den Inhalt zu werfen, ich wäre getötet worden.

Im folgenden Trimester berichtete die Zeitung meiner Universität über den Vorfall, in dem Artikel wurde auch mein Name genannt. Ich war wütend. Dass die Aufmerksamkeit sich auf mich oder das Ereignis richtete, war das Letzte, was ich wollte – es war mir höchst peinlich, und ich war deswegen sehr verunsichert. Ich wollte keinesfalls als diejenige gelten, deren Angehörige die Zielscheibe von Tierversuchsgegnern waren. Hierfür gab es mehrere Gründe. Zum einen wollte ich nicht anders sein als die anderen, und zum anderen fragte ich mich, ob vielleicht auch einige meiner Studienkollegen etwas gegen medizinische Forschung an Tieren hatten und die Arbeit meines Vaters missbilligten und dies stellvertretend auch mir übelnahmen. Der Artikel bildete die Realität deutlich ab, während ich sie zu leugnen versuchte und so tat, als wäre die Situation nicht so beängstigend, wie sie in Wirklichkeit war.

Allmählich besserte sich die Lage: Einerseits sprachen sich jetzt auch andere Wissenschaftler für Tierversuche aus, und andererseits wandten sich die Medien gegen das Vorgehen der Extremisten. Vor allem aber gab es neue Antiterrorgesetze. Wenn ich daran zurückdenke, gaben sich meine Eltern zwar alle Mühe, den Schrecken von meinen Schwestern und mir fernzuhalten, aber ich muss dennoch davon ausgehen, dass die ganze Episode sich prägend auf unsere Entwicklung ausgewirkt hat – schließlich wissen wir, dass Erlebnisse aus der Umwelt die Gehirnentwicklung in der Kindheit und Jugend beeinflussen. Aber natürlich habe ich keine Ahnung, *wie* diese Erlebnisse meine Entwicklung oder die meiner Schwestern beeinflusst haben, denn es gab natürlich kein Kontrollexperiment, in dem wir nicht mit der Bedrohung durch Tierversuchsgegner gelebt hätten.

Ich frage mich heute, inwieweit mein Ich-Gefühl davon geprägt war. Wäre ich ein anderer Mensch geworden, wenn wir nicht die jahrelange Bedrohung durch die Gruppen der Tierversuchsgegner hätten erdulden müssen? In welcher Wechselbeziehung stand diese Erfahrung mit den vielen anderen, eher typischen Erlebnissen meiner Adoleszenz, und welches Wechselspiel fand zwischen meinem genetischen Erbe und den vielen Erfahrungen mit der Umwelt statt? Wäre meine Entwicklung in der Welt von heute, in der ich meine Erlebnisse und Gedanken in sozialen Medien posten kann, anders verlaufen? Das kann man natürlich nicht wissen, aber vielleicht wirkte sich die Gefahr, von der ich so viele Jahre umgeben war, auf die Entwicklung derjenigen Gehirnregionen aus, die an der Wahrnehmung von Gefahren und der Verarbeitung von Furcht mitwirken. Vielleicht habe ich deshalb heute weniger (oder mehr) Angst vor Gefahren, als es sonst der Fall gewesen wäre. Natürlich wären es immer nur geringfügige Auswirkungen gewesen, denn meine Erlebnisse mit der Gefahr waren nur mäßig stark. Viel stärker wäre meine Gehirnentwicklung durch eine schwere, ständige Bedrohung beeinflusst worden wie bei Kindern, die in Kriegsgebieten oder in einem chaotischen, gewalttätigen Haushalt groß werden.

Wenn man wissen will, wie sich Erfahrungen auf das jugendliche Gehirn auswirken, kann man die Entwicklung von Gehirn und Verhalten bei Heranwachsenden in verschiedenen Umfeldern vergleichen – beispielsweise in verschiedenen Kulturkreisen. Unsere Kenntnisse über Gehirn und Verhalten von Jugendlichen stammen zum größten Teil aus Studien in den Vereinigten Staaten und Europa. Über das Gehirn von westlichen Jugendlichen lernen wir also immer mehr, über die Gehirnentwicklung in anderen Kulturkreisen wissen wir immer noch sehr wenig. Wahrscheinlich spielen die verschiedensten umweltbedingten Erlebnisse für die Entwicklung des jugendlichen Gehirns eine prägende Rolle, darunter Gleichaltrige und familiäres Umfeld, Bildung und Lernen, Internetnutzung und Videospiele, Trinken, Rauchen oder Drogenkonsum. Im Einzelnen verstehen wir die Effekte noch nicht, aber die neurowissenschaftliche Forschung beschäftigt sich zunehmend mit der Frage, wie die Kultur und andere Umweltfaktoren sich auf die Gehirnentwicklung auswirken. Auf das Thema werde ich später in diesem Buch zurückkommen.

Vieles wissen wir nicht – *noch nicht*. Bekannt ist aber, dass die Adoleszenz ein längerer, prägender Lebensabschnitt ist, in dem das Ich-Gefühl einen tiefgreifenden Wandel durchmacht. Natürlich haben auch kleinere Kinder ein Ich-Gefühl; in einfacher Form entwickelt es sich schon sehr früh. Aber in der Adoleszenz geht es um die Entwicklung einer eigenen Identität. Das ist weitreichender und umfassender als lediglich die Herausbildung der Vorlieben bei Kleidung, Büchern oder Postern. In der Adoleszenz erlebt das Gespür dafür, wer wir sind – ethische und politische Überzeugungen, Musik- und Modegeschmack, die soziale Gruppe, der wir uns anschließen –, einen tiefgreifenden Wandel. In der Adoleszenz erfinden wir uns selbst.

Kapitel 2
Ein Gefühl für das Ich

Eine sehr treffende Beschreibung des Verhaltens von Heranwachsenden findet sich in einem Brief, den Dinah Hall aus Lustleigh in Devon 2013 an die Zeitung *Guardian* schickte:

> Nichts eignet sich so gut wie Teenagertagebücher, wenn man historische Ereignisse in einen Zusammenhang stellen will. Mein Eintrag vom 20. Juli 1969 lautet:
> *Ich bin (ganz allein) mit gelber Cordhose und Bluse zum Kunstzentrum gegangen. Ian war dort, aber er hat nicht mit mir gesprochen. Habe in meiner Handtasche ein Gedicht von irgendjemandem, der anscheinend auf mich steht. Ich glaube, es ist Nicholas. UGH.*
> *Mensch auf dem Mond gelandet.*[1]

Dinahs Tagebucheintrag macht wunderschön deutlich, was ihr als Teenager zu jenem Zeitpunkt in ihrem Leben wichtig war. Die Tatsache, dass Menschen an jenem Tag zum ersten Mal den Mond betraten, war für sie von geringerer Bedeutung als ihre Kleidung und wen sie mochte oder nicht mochte. In der Adoleszenz achten wir häufig zum ersten Mal genauer darauf, wie unsere Identität sich auf unser Leben und die Sicht anderer auf uns auswirkt. Alles, was wir sind, ändert sich. Wir entwickeln ein komplizierteres Moralgefühl und werden uns der politischen Realitäten in der Gesellschaft um uns herum bewusst. Es entwickelt sich ein Musikgeschmack, der zumindest in manchen Fällen ein Leben lang bestehen bleibt. Auch unser Modegeschmack entwickelt sich, er bleibt aber bei den meisten Menschen nicht so lange konstant. Komplexe soziale Gefüge entstehen, an denen wir teilhaben. Kurz gesagt, konstruieren wir, wer wir sind und wie wir von anderen gesehen werden.

Als ich mit 19 Jahren als Studienanfängerin an die Universität kam, packte ich als Erstes meine Habseligkeiten aus. Ich hängte Poster von Bob Dylan und Jimi Hendrix an die Wände, stellte Souvenirs auf, die ich in den Jahren zuvor aus verschiedenen Ländern mitgenommen hatte, und reihte Bücher, Schallplatten und CDs auf den Regalen auf. Diese Besitztümer sagten über mich, über *mein* Ich etwas aus, das mir wichtig war und zeigte, wie andere Menschen mich sehen sollten. Meine (größtenteils ungelesenen) Exemplare von *Ulysses* und *Krieg und Frieden* wurden an auffälliger Stelle platziert (was zuzugeben mir heute peinlich ist). Wann und wie hatte ich dieses Ich-Gefühl entwickelt?

Ansätze eines Ich-Gefühls entstehen schon sehr früh im Leben. In den 1990er Jahren richteten Philippe Rochat und seine Kollegen im schweizerischen Lausanne in einer Geburtsstation ein Labor ein und führten an neugeborenen Babys mit Einverständnis der Eltern einige einfache Tests durch.[2] In einem eleganten Experiment verglichen sie die Reaktionen der Babys, wenn ihre Wange entweder von einem Wissenschaftler oder von der eigenen Hand berührt wurde (beispielsweise wenn das Baby sich zufällig über die Wange fuhr). Die Berührung war (ungefähr) die gleiche, aber die Quelle war unterschiedlich. Interessanterweise waren die Babys schon 24 Stunden nach der Geburt in der Lage, den Unterschied wahrzunehmen. Wenn ein anderer die Wange des Babys berührte, neigte es dazu, den Kopf stärker in Richtung der Berührung zu wenden als bei spontanen Selbstberührungen. Dieses einfache Experiment offenbart eine tiefgreifende Erkenntnis über Neugeborene: Sie können zwischen sich selbst und anderen unterscheiden.

Menschenbabys werden also mit einem Ich-Gefühl geboren – allerdings einem sehr primitiven. Natürlich ist es ganz anders, wenn wir als Erwachsene spüren, wer wir sind und was andere von uns denken. Das Ich-Gefühl der Babys ist eher ein unbewusstes Spüren der eigenen Physis und der Wahrnehmung des Unterschieds zwischen dem eigenen Körper und dem anderer Menschen. Dennoch ist es wichtig, denn wir müssen zwischen uns selbst und anderen unterscheiden können, um mit anderen Menschen zu interagieren; und Babys lernen durch die Interaktion mit den Menschen in ihrem Umfeld Sprache und Sozialverhalten.

Nach der Geburt entwickelt sich das Ich-Gefühl allmählich weiter. Im Alter von sechs Monaten blicken Säuglinge auf ein Video eines anderen, gleichaltrigen Babys mit derselben Kleidung länger als auf ein Video von sich selbst. Der längere Blick lässt darauf schließen, dass sie nicht nur den Unterschied zwischen sich selbst und anderen Säuglingen wahrnehmen, sondern dass sie sich auch für das Bild des anderen Kindes stärker interessieren. Das ist bemerkenswert, denn mit einem halben Jahr hat ein Säugling sich selbst vermutlich noch nicht oft betrachtet – weder im Spiegel noch in einer Videoaufnahme. Vielleicht verfügt ein Baby mit sechs Monaten über eine grundlegende Wahrnehmung seiner eigenen Bewegungen, so dass ein Video, auf dem es zu sehen ist, eine gewisse Vertrautheit herstellt und deshalb weniger interessant ist als die Aufnahme eines fremden Säuglings, der sich hin und her bewegt.[3]

Im zweiten Lebensjahr wird die Selbstwahrnehmung ausgeprägter: Mit 18 Monaten entwickeln Säuglinge fortgeschrittene Anzeichen für das Wissen, dass sie als Individuen existieren und von anderen Menschen getrennt sind. Ein klassischer Nachweis ist der Spiegel-Selbsterkennungstest.[4] In einer Reihe bahnbrechender Experimente brachten Wissenschaftler mit einem weichen Pinsel auf der Stirn einiger Babys einen farbigen Fleck an. Bei anderen wurde die Stirn mit demselben Pinsel berührt, ohne dass aber Farbe aufgetragen wurde. Was tun Babys dieser beiden Gruppen, wenn man ihnen ihr Bild im Spiegel zeigt? Im Alter von weniger als 18 Monaten schenkten die Kinder beider Gruppen dem Spiegelbild kaum Aufmerksamkeit. Ungefähr mit eineinhalb Jahren jedoch betrachteten die Babys, die eine Markierung auf der Stirn trugen (im Gegensatz zu denen ohne Markierung), den Fleck und versuchten häufig, ihn selbst wegzuwischen. Mit 18 Monaten haben Babys also offensichtlich ein Gefühl dafür erworben, dass ihr Körper und Gesicht zu ihnen gehört, und anscheinend verstehen sie auch, dass dieses Ich im Spiegel wiedergegeben wird. Mit zwei bis drei Jahren zeigen Kinder ein Verständnis dafür, dass andere Menschen sich ihrer selbst genauso bewusst sind wie sie selbst, und differenzieren nun auch beim Sprechen zwischen sich und anderen.[5] Das Ich-Gefühl entwickelt sich während der gesamten Kindheit weiter.

Wie werden wir zum Individuum? Bis zu einem gewissen Grade bestimmt unser genetisches, von unseren Eltern ererbtes Material darüber, wer wir werden. Charakter, Intelligenz, Vorlieben und kognitive Stärken sind in einem gewissen Umfang erblich – sie werden mit den Genen von Generation zu Generation weitergegeben. Zusätzlich und durch die Wechselwirkungen mit unseren Genen bestimmt auch die Umwelt mit darüber, was für Menschen wir werden. Unsere vielen Kindheitserlebnisse, Erziehung, Bildung, zwischenmenschliche Beziehungen, Hobbys und anderes fließen allmählich zusammen und lassen gemeinsam das Gefühl entstehen, wer wir sind.

Dieses Gefühl wird während der Adoleszenz besonders wichtig. Mit 19 Jahren, während meiner ersten Wochen an der Universität, war ich erpicht darauf, mich der Studentinnengruppe anzuschließen. Frauenthemen waren für mich in dem Jahr zwischen Schule und Universität besonders wichtig geworden. Ich hatte drei Monate in neurowissenschaftlichen Labors in Kalifornien gearbeitet und war dort zum ersten Mal mit dem gesellschaftlichen Klischee in Kontakt gekommen, dass es für eine Frau ungewöhnlich ist, Wissenschaftlerin zu werden. An meiner weiterführenden Mädchenschule war das kein Thema gewesen – keiner meiner Lehrer hat dieses Vorurteil geäußert, viele Schülerinnen hatten Naturwissenschaften für den Schulabschluss gewählt und beschäftigten sich auch später an der Universität mit wissenschaftlichen Themen.

Aber in Kalifornien, wo ich zum ersten Mal selbständig lebte, wurde mir bewusst, dass viele Menschen vorgefasste Meinungen darüber hatten, wie das Leben von Frauen auszusehen hatte, und danach galt die Karriere, die ich mir vorgenommen hatte, nicht als besonders »weiblich«. Wissenschaftler waren doch Männer mit weißem Kittel und ungekämmten Haaren, die Tag und Nacht im Labor schufteten, oder? In Kalifornien kam ich mit Menschen zusammen, die sich lautstark für die Gleichberechtigung der Frauen einsetzten. Diese Menschen lernte ich in den wissenschaftlichen Labors kennen, in denen ich arbeitete. Sie wurden für mich zu beruflichen Wegbereitern. Einen besonders starken Eindruck auf mich machte Elaine Andersen, eine Professorin für Psychologie an der University of Southern California, die für mich noch heute Freundin und Mentorin ist. Sie war überzeugt, dass nicht nur Männer Wissenschaft betreiben können oder sollten, und ich teilte ihre Ansicht.

Nach den drei Monaten in Kalifornien unterrichtete ich ein halbes Jahr Englisch an einer Schule nicht weit entfernt von Kathmandu in

Nepal. Ich brachte Kindern zwischen drei und 18 Jahren (ich selbst war damals erst 18!) die Sprache bei und lebte bei einer nepalesischen Familie. Dieser Aufenthalt öffnete mir die Augen für eine vollkommen andere Lebensweise und für die gewaltigen kulturellen Unterschiede zwischen der nepalesischen Gesellschaft und meiner britischen Heimat. Wenn ich nicht unterrichtete, verbrachte ich viele Stunden allein oder in der Gesellschaft meiner Lehrerkollegin (und heutigen engen Freundin) Camilla in unserem kleinen, einfachen Zimmer, wo wir lasen, Briefe schrieben und über unsere Erlebnisse an der Schule sprachen.

Ein Thema, über das wir häufig diskutierten, waren die unterschiedlichen gesellschaftlichen Erwartungen an Männer und Frauen in Nepal. An der Hindu-Schule, an der ich unterrichtete, waren in der Grundstufe bis zum Alter von rund elf Jahren ungefähr gleich viele Jungen und Mädchen, aber danach kamen die Mädchen nicht mehr zur Schule. Alle Kinder über 13 Jahre, die ich unterrichtete, waren Jungen. Man ging davon aus, dass Mädchen nach der Kindheit keine Ausbildung mehr brauchten. Es wurde von ihnen erwartet, dass sie ungefähr im Alter der Pubertät die Schule aufgaben und häusliche Pflichten übernahmen oder sich sogar schon auf die Ehe vorbereiteten. Diese Tatsache hinterließ bei mir mit meinen 18 Jahren einen tiefen Eindruck. Durch meine Erfahrungen in Kalifornien und Kathmandu hatte ich gegen Ende meines Jahres zwischen Schule und Universität ein starkes Bewusstsein für die Gleichberechtigung von Frauen entwickelt. Dies war zum Teil meiner Identität geworden. Also übernahm ich an der Universität in meinem College die Rolle der Frauensprecherin und setzte mich für die Sorgen und Rechte der Studienanfängerinnen ein. Meine Aktivitäten stießen überraschenderweise auch auf heftige Kritik: Irgendwann wurde das schwarze Brett für Frauen von Leuten, nach deren Ansicht der Feminismus dort keinen Platz hatte, in Brand gesteckt. Die Erlebnisse in dem Jahr zwischen Schule und Universität hatten mein entstehendes Ich-Gefühl geprägt. Wer weiß, zu was für einem Mensch ich mich entwickelt hätte, wenn ich anderswohin gereist oder nach der Schule sofort zur Universität gegangen wäre?

Unser soziales Ich, die Art, wie andere Menschen uns sehen, ist in der Adoleszenz von entscheidender Bedeutung. Nach meinem Jahr zwischen Schule und Universität war ich erpicht darauf, mein neuentstehendes Ich auch für meine neuen Kommilitonen sichtbar zu machen, und sie selbst taten das Gleiche: Sie hängten Poster an die Wände, hörten ihre Lieblingsmusik und traten den Universitätsclubs bei – ob für Rugby, Tennis, Croquet oder Weinproben. Sie brachten zum Ausdruck, wer sie waren. Die Selbstidentität entwickelt sich zwar während des gesamten Lebens weiter, kurz vor dem 20. Lebensjahr hat sich aber bei den meisten Menschen ein Gespür dafür gebildet, wer sie sind und wie sie von anderen Menschen gesehen werden – oder gern gesehen würden.

Das Ich-Gefühl, das entsteht, wenn wir darüber nachdenken, wie wir von anderen gesehen werden, wird manchmal auch als »Spiegel-Ich« bezeichnet.[6] Wir malen uns aus, wie wir auf andere wirken und wie sie uns beurteilen, und das kann Gefühle von Zufriedenheit, Peinlichkeit, Stolz, Scham oder Schuld auslösen. Komplizierter wird das Ganze dadurch, dass wir auf verschiedene Menschen unterschiedlich wirken – auf Familienmitglieder, die uns vertraut sind, machen wir beispielsweise einen anderen Eindruck als auf Kollegen, die uns weniger gut oder aus anderen Lebenszusammenhängen kennen.[7]

Jugendliche vergleichen sich häufiger als kleinere Kinder mit anderen und verstehen eher, dass andere sie vergleichen oder beurteilen; gleichzeitig messen sie diesen Urteilen einen höheren Wert bei.

Mit anderen Worten: In der Adoleszenz spielt das Spiegel-Ich eine größere Rolle für die Entwicklung des Ich – wir werden uns zunehmend der Meinungen anderer über uns bewusst und nehmen sie wichtiger.[8]

Einer meiner Freunde mit Töchtern im Teenageralter erzählte mir, die auffälligste Veränderung im Laufe der Pubertät sei das Niveau der Peinlichkeiten gewesen, insbesondere derjenigen, die von den Eltern verursacht wurden. Wenn die Töchter sich im Supermarkt schlecht benahmen, musste er vor ihrer Pubertät nur versprechen, ihnen zur Belohnung ihr Lieblingslied vorzusingen, dann besserte sich ihr Verhalten sofort. Nach der Pubertät wurde das gleiche Versprechen zu einer Drohung: Sie konnten sich nichts Schlimmeres vorstellen, als dass ihr Papa in der Öffentlichkeit sang.

Wie sich 2013 in einer Studie unter Leitung von Leah Somerville von der Harvard University an Scans des Gehirns zeigte, hat das Gefühl der Peinlichkeit auf den Körper und das Gehirn von Jugendlichen auffällige Auswirkungen.[9] Alle Studienteilnehmer – Kinder, Jugendliche und Erwachsene – lagen im Scanner, und man sagte ihnen, sie würden zu bestimmten Zeitpunkten während der Aufnahme von einem Gleichaltrigen mit einer Kamera beobachtet. Diese Augenblicke der Beobachtung würden durch ein rotes Blinklicht angezeigt. Die Teilnehmer brauchten im Scanner nichts zu tun – sie mussten keine Aufgaben lösen und nicht auf Reize achten; vielmehr sagte man ihnen, sie sollten nur daran denken, dass ihr Gesicht von jemand anderem beobachtet würde, wenn das rote Licht blinkte. Was die Versuchspersonen nicht wussten: In Wirklichkeit gab es keinen Beobachter. Aber wenn sie *glaubten*, sie würden beobachtet, oder wenn sie auch nur darauf warteten, berichteten Heranwachsende über ein höheres Maß an Peinlichkeit als Kinder oder Erwachsene. Auch war die Leitfähigkeit der Haut – die Schweißmenge, die von der Haut produziert wird und ein Maß für Stress und Erregung ist – bei Jugendlichen, die glaubten, sie würden beobachtet, oder damit rechneten, stärker erhöht als bei Kindern oder Erwachsenen. Und schließlich war der Gedanke, sie würden beobachtet, bei den Heranwachsenden mit einer größeren Aktivität im mittleren präfrontalen Cortex assoziiert, einer Schlüsselregion des »sozialen Gehirns«, jenes Netzwerks von Gehirnregionen, das am Verstehen anderer Menschen mitwirkt und an der Selbstreflexion beteiligt ist. Solche physiologischen Effekte im Gehirn und an anderen Körperstellen legen die Vermutung nahe, dass der Gedanke, man werde im Augenblick oder in Kürze von einem Gleichaltrigen beobachtet, zu größerer Unsicherheit der Person führen. Diese Effekte sind bei Heranwachsenden stärker ausgeprägt als in anderen Altersgruppen.

Erinnern Sie sich noch daran, wie Sie im Teenageralter waren? Vielleicht haben Sie damals eine Phase starker Unsicherheit durchgemacht, in der Sie glaubten, andere Menschen würden Sie ständig bewerten oder über Sie reden. Das kommt in der frühen Adoleszenz (ungefähr im Alter von elf bis 14 Jahren) sehr häufig vor: Junge Menschen werden sich zunehmend bewusst, dass andere in der Lage sind, sie zu beurteilen, und deshalb überschätzen sie, in welchem Ausmaß dies tatsächlich geschieht.[10] Wenn sie sich fragen, wer sie sind und wie sie mit anderen Menschen harmonieren, werden junge Heranwachsende zunehmend unsicher; das kann so weit gehen, dass sie sich ein Publikum vorstellen, selbst wenn es nicht existiert. Den Begriff »imaginäres Publikum« prägte der Psychologe David Elkind in den 1960er Jahren.[11] Er bezeichnete damit das Phänomen, dass Heranwachsende denken, andere würden sie ständig beobachten und beurteilen, obwohl dies nicht der Fall ist. Stellen wir uns einmal ein vierzehnjähriges Mädchen vor, das mit seinen Eltern und Geschwistern keine Brettspiele spielen will, weil sie weiß, dass ihre

Freunde das für uncool halten – und das, obwohl niemand ihr zusieht und wahrscheinlich auch niemand davon erfahren wird.

Viele soziale Medien wurden so gestaltet, dass sie den Wunsch junger Menschen, Informationen über sich selbst mitzuteilen, von anderen beurteilt zu werden und einen Blick auf das Leben anderer Menschen werfen zu können, ansprechen – gute Beispiele sind Facebook, Snapchat und Instagram. Studien aus jüngerer Zeit legen allerdings die Vermutung nahe, dass unser Gespür für das imaginäre Publikum zwar zwischen Kindheit und Adoleszenz zunimmt, aber auch im Erwachsenenalter noch recht stark bleibt.[12] Vielleicht machen wir uns alle in einem gewissen Umfang übermäßige Sorgen darum, was andere von uns denken. Obwohl beispielsweise Facebook von jungen Menschen aufgebaut wurde und auf sie als Nutzer zielt, ist es zunehmend auch bei älteren Menschen populär geworden. Anscheinend interessieren wir uns alle dafür, wie andere uns sehen, und soziale Medien verstärken dieses Interesse und bieten uns die Möglichkeit, häufiger vor Publikum zu agieren als in der Vergangenheit.

Selbst nach der Adoleszenz und während des gesamten Erwachsenenalters entwickelt sich unser Gefühl dafür, wer wir sind, ständig weiter. Unser Ich-Gefühl hängt nicht ausschließlich von unserem Spiegel-Ich ab, also davon, wie andere uns sehen. Teilweise entspringt es auch unserer eigenen Einschätzung darüber, wie wir sind. Sie bildet sich auf der Grundlage unserer eigenen Reaktionen auf frühere und gegenwärtige Ereignisse. Meine Erlebnisse in Kalifornien und Kathmandu trugen dazu bei, mein Ich-Gefühl zu prägen, und das hatte unmittelbare Auswirkungen darauf, wie ich mich an der Universität gab. Ein ähnliches Phänomen, »Introspektion« oder »Metakognition« genannt, besteht in der Überprüfung und Erkennung unserer eigenen Emotionen und Denkprozesse. Was fühle ich gerade jetzt? Fühle ich mich vielleicht nervös oder ängstlich? Zufrieden oder aufgeregt? Solche Emotionen veranlassen uns, in ganz bestimmter Weise zu handeln und uns zu verhalten; vielleicht haben wir dabei Einblick in die Emotionen, die hinter unserem Verhalten stehen – vielleicht aber auch nicht. Die Neigung, uns zu befragen, warum wir etwas Bestimmtes fühlen, und dann eine Erklärung für unsere Emotionen zu suchen, ist eine Form der Introspektion.

Ein anderer Aspekt der Introspektion ist die Beschäftigung mit der Frage, wie sicher wir uns unserer Entscheidungen und Handlungen sind. Wenn wir eine Frage beantworten, gehen wir in der Regel davon aus, dass wir die richtige Antwort geben. Aber so ist es nicht immer: Manchmal wissen wir, dass wir recht haben, bei anderen Gelegenheiten treffen wir eine Entscheidung oder handeln, ohne dass wir eigentlich wissen, warum und ob es richtig ist. Stellen wir uns einmal vor, wir hätten gerade ein Sudoku gelöst oder in einem allgemeinen Wissensquiz eine schwierige Frage beantwortet. Wie sicher sind wir, dass wir es richtig gemacht haben? Menschen wissen unterschiedlich gut über ihr eigenes Verhalten und ihre Reaktionen Bescheid. Manche treffen Entscheidungen, ohne eine genauere Vorstellung davon zu haben, warum sie sich so entschieden haben oder ob eine bestimmte Reaktion richtig war – hier spricht man von geringer Introspektionsfähigkeit. Andere wissen genau, was sie wissen, und sind sich darüber im Klaren, ob eine Antwort richtig oder nur eine Vermutung war. Solche Menschen verfügen über eine gute Introspektionsfähigkeit.*

Wie entwickelt sich die Introspektionsfähigkeit während der

* Die eigene Selbstsicherheit, was die Leistung bei kognitiven Aufgaben oder Entscheidungen angeht, steht nicht zwangsläufig im Zusammenhang mit der wirklichen Leistung oder der Richtigkeit von Entscheidungen. Manche Menschen haben ein großes Selbstbewusstsein und setzen zu großes Vertrauen in ihre eigenen Urteile.

Adoleszenz? Diese Frage untersuchte Leonora Weil 2012 in einer Studie an meinem Institut.[13] Versuchspersonen zwischen elf und 41 Jahren sollten eine teuflisch schwierige Wahrnehmungsaufgabe lösen, die darin bestand, sich auf einem Computerbildschirm nacheinander zwei Bilder anzusehen. Jedes Bild enthielt sechs gleiche Formen, aber in einem Bild war eine der Formen ein wenig heller als die anderen. Die Versuchspersonen sollten angeben, welches der beiden Bilder die hellere Form enthielt, und dann einstufen, wie sicher sie sich mit ihrer Entscheidung waren. Erschwert wurde die Aufgabe dadurch, dass die Bilder jeweils nur für einen Sekundenbruchteil zu sehen waren – die Versuchspersonen berichteten, sie hätten das Gefühl, geraten zu haben, obwohl die Antworten in ihrer Mehrzahl richtig waren. Es ist ein wenig wie beim Optiker, wo man Buchstaben lesen soll, die man kaum sehen kann: Oft fühlt es sich an, als würde man raten.

Wie wir in unserem Experiment feststellten, war die Leistung in der Wahrnehmungsaufgabe zwar in allen Altersgruppen ähnlich, aber ältere Heranwachsende und Erwachsene wussten besser, ob sie das richtige Bild ausgewählt hatten oder nicht. Mit anderen Worten: Die Fähigkeit der Menschen, ihre eigene Leistung einzuschätzen – ihre *Introspektionsfähigkeit* –, nahm im Laufe der Adoleszenz zu und erreichte im Erwachsenenalter ihr endgültiges Niveau.

Das Ich-Gefühl versetzt uns aber nicht nur in die Lage, darüber nachzudenken, wie andere uns sehen, und unsere eigenen Reaktionen auf Fragen und Herausforderungen zu reflektieren, sondern es umfasst auch die Fähigkeit, zu überlegen, was wir in einer bestimmten Situation tun würden – welche Alternativen es für unser Handeln gibt. Vielleicht habe ich am Morgen den Wecker nicht gehört und verschlafen. Ich werde den Zug verpassen, das heißt, ich komme zu einer wichtigen Besprechung zu spät. Was ist zu tun? Vielleicht rufe ich die Kollegen an und teile ihnen mit, dass ich das Meeting verpassen werde, und dann bitte ich jemand anderes, mich zu vertreten. Ich könnte auch einen Blick auf den Busfahrplan werfen, ein Taxi rufen oder einen Freund bitten, mich hinzufahren. Wie ich auch reagiere, meine Absichten – in diesem Fall an der Besprechung teilzunehmen – treiben mich zu bestimmten Entscheidungen und Handlungen.

Mit der damaligen Doktorandin Suparna Choudhury, Hanneke den Ouden und anderen Kolleginnen erforschte ich die Entwicklung der Fähigkeit, darüber nachzudenken, was wir in einer bestimmten Situation tun könnten.[14] Wir bezeichneten sie als »intentionale Kausalität«, denn wir interessierten uns für die Frage, wie unsere Handlungen mittels unserer Absichten gelenkt werden. Versuchspersonen sollten darüber nachdenken, wie sie handeln würden, wenn sie eine bestimmte Absicht haben (zum Beispiel »Sie sind im Kino und haben Schwierigkeiten, die Leinwand zu sehen. Wechseln Sie auf einen anderen Sitz?«) Da unser besonderes Interesse der Entwicklung in der Adoleszenz galt, nahmen wir in die Gruppe unserer Versuchspersonen sowohl Jugendliche im Alter zwischen zwölf und 18 Jahren als auch Erwachsene zwischen 22 und 37 Jahren auf. Während die Versuchspersonen die Fragen nach ihrem Handeln angesichts einer bestimmten Absicht beantworteten, wurden Aufnahmen ihres Gehirns angefertigt. In einer Vergleichsaufgabe wurden die Teilnehmer gefragt, was angesichts eines physischen Ereignisses geschehen würde (Zum Beispiel: »In einem Wald stürzt plötzlich ein großer Baum um. Macht das ein lautes Geräusch?«). Die Aufgaben waren ähnlich – sie hatten mit Ursachen und Wirkungen zu tun –, aber im ersten Fall ging es um die eigenen Absichten, im zweiten um physische Ereignisse, die nicht von der Versuchsperson verursacht wurden und Reaktionen nötig machten.

Dabei entdeckten wir zwischen den Gruppen der Jugendlichen und Erwachsenen interessante Aktivitätsunterschiede im Netzwerk des »sozialen Gehirns«. Dieses Netzwerk wirkt mit, wenn wir die Absichten und Gefühle anderer Menschen verstehen wollen, und es umfasst Gehirnregionen, die am Nachdenken über das Ich beteiligt sind. Wenn wir den Versuchspersonen Fragen nach ihren eigenen Absichten stellten – im Gegensatz zu Fragen nach physischen Ereignissen –, war ein Teil dieses Gehirnnetzwerks, nämlich der mittlere präfrontale Cortex, bei den Jugendlichen aktiver als bei den Erwachsenen. Erinnern wir uns noch einmal: Die gleiche Region wurde auch nach der Studie von Leah Somerville bei Heranwachsenden aktiviert, wenn sie glaubten, sie würden im Scanner von einem Gleichaltrigen beobachtet, und daraufhin unsicher wurden. Die Erwachsenen nutzten dagegen einen anderen Teil des sozialen Gehirns, nämlich die temporoparietale Verbindung, mehr als die Jugendlichen. Mit der Studie war gezeigt, dass sich das Gehirnaktivitätsmuster, das mit der Selbstreflexion zusammenhängt, zwischen der Adoleszenz und dem Erwachsenenalter ändert.

Warum das geschieht, lässt sich nur schwer feststellen, aber eine mögliche Erklärung lautet: Jugendliche und Erwachsene bedienen sich zur Lösung der Aufgaben unterschiedlicher kognitiver Strategien. Mit anderen Worten: Der mentale Ansatz zum Nachdenken über das Ich dürfte sich mit dem Alter verändern, und das spiegelt sich in den unterschiedlichen Aktivitätsmustern des Gehirns wider. Jugendliche, so scheint es, reflektieren bewusster über das Ich, wenn sie sich selbst betrachten. Für Erwachsene ist die Selbstreflexion vielleicht ein eher automatischer Vorgang geworden, der weniger anstrengendes, bewusstes Denken erfordert; Erwachsene verfügen über einen größeren Vorrat an gespeicherten Erinnerungen und Erfahrungen, und wenn sie in zwischenmenschlichen Situationen reagieren müssen, können sie auf diese Ressourcen zurückgreifen, statt bewusst über sich selbst zu reflektieren. Vielleicht verschafft das erwachsene Gehirn uns Zugang zu unseren Erinnerungen und Erfahrungen, so dass wir Urteile über uns selbst auf eine Weise treffen können, zu der das jugendliche Gehirn noch nicht im gleichen Umfang in der Lage ist.

Wie wir in den weiteren Kapiteln des Buches noch genauer erfahren werden, wurde diese Erklärung häufig für die unterschiedliche Gehirnaktivität von Jugendlichen und Erwachsenen herangezogen. Es gibt aber einen Vorbehalt: Eigentlich kann man auf der Grundlage von Gehirnaktivitätsmustern keine stichhaltigen Schlüsse über psychologische Vorgänge ziehen. Es besteht nämlich kein Eins-zu-eins-Zusammenhang zwischen einzelnen Gehirnregionen und bestimmten psychologischen Vorgängen – jeder Gehirnteil ist an vielen derartigen Prozessen beteiligt. Um ein Beispiel zu nennen: Die temporoparietale Verbindung ist bei der Aufmerksamkeit ebenso beteiligt wie beim Reflektieren über die Gedanken anderer. Wenn man also einen »Umkehrschluss« von der aktivierten Gehirnregion auf den psychologischen Vorgang zieht, zieht man möglicherweise die falschen Schlüsse. Was Menschen auf psychischer oder Wahrnehmungsebene erleben, können wir nicht aus den aktivierten Gehirnteilen ableiten. Wir können nur spekulieren und Voraussagen machen, die sich mit weiteren Experimenten überprüfen lassen.

Durch die Schädigung einzelner Gehirnregionen kann sich das Ich-Gefühl verändern. Soweit wir wissen, kann eine Schädigung einer einzelnen Gehirnregion es jedoch nicht vollkommen ausschalten. Das ist auch plausibel: Dass etwas so Komplexes wie das Ich-Gefühl in einer einzigen Gehirnregion angesiedelt ist, ist unwahrscheinlich. Vielmehr hat das Ich viele verschiedene Aspekte – darunter die Fähigkeit, zwischen sich selbst und anderen zu unterscheiden, das

Spiegel-Ich, die Fähigkeit zur Introspektion und unsere gesammelten Vorräte an Erinnerungen und Erfahrungen. Wahrscheinlich entsteht jeder dieser Vorgänge durch die Aktivität mehrerer unterschiedlicher neuronaler Systeme. Diese interagieren und erzeugen so die komplexen Verhaltensweisen, Wahrnehmungen, Neigungen und Charaktereigenschaften, die das (ganze) Ich ausmachen. Für viele Menschen hat ein tiefes, komplexes Ich-Gefühl und insbesondere das Gefühl für unser soziales Ich seinen Ursprung in der Adoleszenz. Bei der Entwicklung dieses sozialen Ichs ist eine Menschengruppe von außerordentlich großer Bedeutung: unsere Freunde; andere Heranwachsende; Menschen wie wir.

Kapitel 3
Sich einfügen

Denken wir einmal an unsere Teenagerjahre und die Zeit nach dem 20. Geburtstag zurück: Was fällt uns ein? Vielleicht haben wir lebhafte Erinnerungen an Schule und Ferien, an Dinge, die wir zum ersten Mal entdeckt und erfahren haben, an Prüfungen, Partys und Liebe. Für viele Menschen konzentrieren sich die meisten Erinnerungen an diese Jahre auf Freunde und das zwischenmenschliche Umfeld. Es können gute Erinnerungen sein – Erinnerungen an enge Freundschaften, Feiern, Begegnungen, die Verbindung zu Menschen. Manche Erinnerungen sind vielleicht auch schlecht – wir wurden aus einer Gruppe ausgeschlossen, verspottet und gehänselt, haben uns von einer Freundin oder einem Freund getrennt. Ob positiv oder negativ, in den Erinnerungen an unsere Adoleszenz kommen häufig die Gleichaltrigen vor.

Für Heranwachsende sind Freunde wichtig. Schon seit Jahrzehnten stellt sich in immer neuen Studien heraus, dass Freunde für uns in der Jugendzeit wichtiger sind als in jeder anderen Lebensphase. Und besonders bedeutsam ist es für Heranwachsende, dass sie in ihrer Gruppe von Gleichaltrigen akzeptiert werden. Dies hat viele Folgen, unter anderem eine besonders starke Anfälligkeit für den Einfluss anderer, was wiederum entscheidende Auswirkungen auf die Risikobereitschaft und Entscheidungsfindung von Jugendlichen hat.

Zu der Klischeevorstellung von Heranwachsenden gehört ein Hang zu riskanten, auf Neues ausgerichteten Verhaltensweisen: Rauchen, Drogen- und Alkoholkonsum, gefährliche Fahrweise. Natürlich sind nicht alle Heranwachsenden risikobereit, aber die Befunde sprechen dafür, dass riskantes Verhalten in der Adoleszenz seinen Höhepunkt erreicht. Hinter dem Klischee steckt allerdings ein komplizierteres Bild. Um die Risikobereitschaft von Jugendlichen zu verstehen, muss man beachten, unter welchen Umständen Heranwachsende in der Regel Risiken eingehen. Meist geschieht das nicht, wenn sie allein sind; wenn Jugendliche risikoreich handeln, tun sie es in der Mehrzahl der Fälle, wenn Freunde dabei sind.

Welchen Einfluss Gleichaltrige auf die Risikobereitschaft haben, zeigte sich Mitte der 2000er Jahre sehr deutlich in einer Reihe von Experimenten, die Laurence Steinberg und seine Kollegen durchführten. Sie konstruierten ein Fahrer-Videospiel, das die Versuchspersonen im Labor spielen sollten.[1] In dem Computerspiel namens *Stoplight Task* steuert jeder Teilnehmer ein Auto auf einem Rundkurs mit dem Ziel, das Ende der Strecke so schnell wie möglich zu erreichen. Hin und wieder leuchten Ampeln auf, und wenn sie Gelb zeigen, muss der Teilnehmer eine Entscheidung treffen. Er kann warten, bis die Ampel grün wird, was Zeit kostet, oder er kann das Risiko eingehen und bei Gelb weiterfahren. Manchmal zahlt sich das Risiko aus: Das Licht bleibt gelb, und der Teilnehmer bringt die Strecke schneller hinter sich, was ihm mehr Punkte einbringt. Bei anderen Gelegenheiten jedoch wird die Ampel rot. Dies führt zu einem Unfall; die Folge ist, dass der Teilnehmer Zeit und Punkte verliert.

Die Versuchspersonen spielten das Spiel zweimal – einmal allein und einmal mit Freunden gleichen Alters. An der Studie beteiligten sich insgesamt 306 Personen aus den Altersgruppen der Jugendlichen (13 bis 16 Jahre), der jungen Erwachsenen (17 bis 24 Jahre) und der Erwachsenen (über 25 Jahre).

Wenn sie allein spielten, gingen die Teilnehmer aller Altersgruppen ungefähr gleich hohe Risiken ein. In der zweiten Spielrunde baten die Wissenschaftler alle Teilnehmer, einige Freunde mit ins Labor zu bringen. Diese standen während des Spiels hinter der Versuchsperson. Den Freunden hatte man vorher gesagt, sie könnten Ratschläge geben, ob das Auto weiterfahren oder anhalten sollte. Der Spieler erhielt die Anweisung, selbst zu entscheiden, ob er dem Ratschlag seiner Freunde folgen wollte.

Die Versuchspersonen spielten also genau das gleiche Autofahrerspiel wie zuvor, und doch gab es zwischen den beiden Spielrunden eklatante Unterschiede. In Gegenwart ihrer Freunde nahmen Jugendliche nahezu dreimal so häufig Risiken auf sich als bei Spielrunden ohne Publikum. Bei jungen Erwachsenen war die Risikobereitschaft fast doppelt so hoch wie zuvor. Bei Erwachsenen hingegen hatte die Gegenwart von Gleichaltrigen keinen Einfluss auf ihre Entscheidungen im Spiel.

Aus dieser Studie konnte man zwei wichtige Erkenntnisse ableiten. Erstens zeigt sie, dass Jugendliche sowie junge und ältere Erwachsene – wenn optimale Bedingungen herrschen und wenn sie nicht abgelenkt werden – ungefähr die gleichen Risiken eingehen, als wenn sie allein sind. Das festzuhalten ist wichtig, denn es bedeutet, dass Jugendliche entgegen der allgemeinen Klischeevorstellung nicht immer risikobereiter sind. Zweitens zeigt die Studie, dass die Gegenwart von Gleichaltrigen bei Jugendlichen, und bis zu einem gewissen Grade auch bei jungen Erwachsenen, entscheidenden Einfluss auf die Risikobereitschaft hat, während dies bei Erwachsenen von 25 Jahren und mehr nicht der Fall ist.

Bestätigt wird der Laborbefund durch Beobachtungen aus der

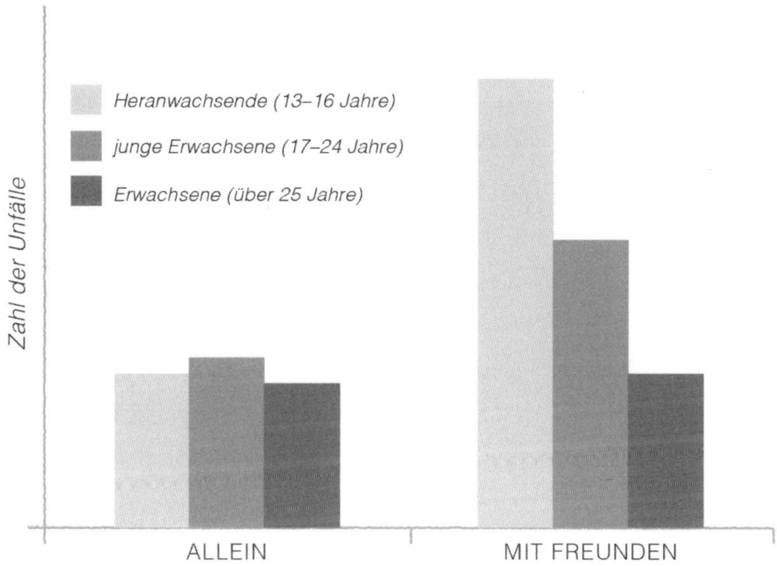

Risikobereitschaft in der Verkehrsampel-Aufgabe. Wenn Heranwachsende, junge und ältere Erwachsene allein sind, gehen sie ungefähr die gleichen Risiken ein. Heranwachsende und junge Erwachsene sind aber risikobereiter, wenn sie von Freunden beobachtet werden.

Praxis, so beispielsweise durch die Unfallstatistiken von Autoversicherungen. Wer schon einmal einen Autounfall hatte und Ansprüche an die Versicherung gestellt hat, der weiß, dass man genau mitteilen muss, unter welchen Umständen der Unfall stattgefunden hat. Was manch einer nicht weiß: Versicherungen geben solche Details häufig anonymisiert in eine Datenbank ein. Durch Analyse dieses Datenbestandes kann man dann herausfinden, unter welchen Bedingungen Unfälle am wahrscheinlichsten sind. Wissenschaftler gelangten mit Hilfe dieses Materials zu zwei wichtigen Befunden. Erstens haben Autofahrer im Alter von 16 bis 25 Jahren mehr Unfälle als ältere Personen.[2] Das erklärt auch, warum die Versicherungsprämien für junge Leute höher sind. Heutzutage bieten die Versicherungen besondere Tarife an, bei denen in den Autos »Telematiksysteme« zum Einsatz kommen, die sowohl die Geschwindigkeit als auch Brems- und Beschleunigungsvorgänge aufzeichnen – bei vorsichtiger Fahrweise fallen die Prämien dann entsprechend niedriger aus.[3] Und zweitens zeigen die Daten, dass junge Leute häufiger in Unfälle verwickelt sind, wenn ein Beifahrer mit im Wagen sitzt. Bei Personen über 26 Jahre dagegen ist die zweite Person ein Schutzfaktor: Sie haben seltener Unfälle, wenn sie *nicht* allein im Auto sind.

Warum führt die Gegenwart von Gleichaltrigen dazu, dass heranwachsende Autofahrer häufiger Unfälle haben? Zunächst liegt die Vermutung nahe, dass junge Leute sich durch Beifahrer stärker ablenken lassen als Erwachsene. Durch die Unterhaltung mit ihren Beifahrern wird es wahrscheinlich schwieriger, sich zu konzentrieren. Es wäre aber auch denkbar, dass Risikobereitschaft – beispielsweise durch zu schnelles Fahren – in dieser Altersgruppe als cool und als positives Verhalten gilt und junge Leute hier sozialem Druck unterliegen. Viele Experten, unter ihnen Kate Mills, Anne-Lise Goddings und ich, haben die Vermutung geäußert, dass ein solches Bedürfnis nach sozialer Anerkennung für viele Entscheidungsprozesse bei Heranwachsenden eine entscheidende Rolle spielt.[4]

Die Erforschung der Rolle von Gleichaltrigen in der Adoleszenz hat in der Sozialpsychologie eine lange Geschichte. In einer Reihe von Studien, die in den 1990er Jahren erschienen, statteten US-amerikanische Forscher Kinder im Alter zwischen acht und 15 Jahren mit einem Pager aus.[5] Eine Woche lang wurden die Kinder jeden Tag zu unterschiedlichen Zeiten angepiepst und gefragt, wo sie waren, was sie gerade taten, wer bei ihnen war und wie ihre augenblicklichen Stimmungen und Gefühle aussahen. Einige Jahre später wurden dieselben Kinder noch einmal getestet. Die Wissenschaftler analysierten die riesigen Datenmengen und gingen der Frage nach, wie sich die Reaktionen mit dem Alter veränderten. In den Studien zeigte sich bei amerikanischen Jugendlichen und insbesondere bei Mädchen ein Trend, immer mehr Zeit mit Freunden und weniger mit den Eltern und anderen Familienmitgliedern zu verbringen.

Auch zwischen den Geschlechtern gab es Unterschiede. Heranwachsende Mädchen berichteten, sie würden im Vergleich zur Kindheit mehr Zeit mit Gleichaltrigen und weniger mit den Eltern verbringen, während sich die Zeit, in der sie allein waren, nicht nennenswert änderte.[6] Jungen im gleichen Alter waren nach ihren eigenen Angaben häufiger allein, die Zeit mit den Freunden blieb gleich und die Zeit mit den Eltern nahm ab. Der Unterschied ist interessant, man sollte aber berücksichtigen, dass es sich um Durchschnittswerte handelt, die nicht für alle Jungen und Mädchen gleichermaßen gelten. Auch sollte bedacht werden, dass die Umfrage erstmals 1991 durchgeführt wurde – eine Wiederholung in der heutigen Zeit würde vermutlich andere Ergebnisse zeigen. Im Jahr 1991 gab es keine sozialen Medien, weniger interaktive Videospiele und weitaus weniger Mobiltelefone. Heutzutage verwenden Heranwachsende viel Zeit darauf, sich mit ihren Freunden über das Internet und mittels Textnachrichten auszutauschen. Wie würde man diese Tatsachen bei Untersuchungen einordnen? Als soziale Interaktion, aber vermutlich deutlich unterschieden vom unmittelbaren persönlichen Kontakt. In jüngerer Zeit zeigten Umfragen auch deutliche kulturelle Unterschiede: In Japan, Korea und Indien zum Beispiel verbringen Heranwachsende ebenso viel Zeit mit ihrer Familie wie im Kindesalter.[7] Man muss die jeweilige Kultur unbedingt berücksichtigen, wenn man sich mit der Entwicklung von Heranwachsenden beschäftigt. Verschiedene Kulturkreise üben auf Heranwachsende unterschiedlich starken Druck aus. Bestimmte Verhaltensweisen sind in der einen Kultur für Jugendliche vielleicht zulässig, in einer anderen aber nicht.

Dass Heranwachsende sich in vielen westlichen Kulturkreisen entschließen, mit ihren Freunden mehr Zeit zu verbringen als in ihrer Kindheit (wobei dies natürlich auch mit zunehmender Selbständigkeit zu tun hat), ist nicht das einzig Bedeutsame. Der soziale Druck, der von den Gleichaltrigen ausgeht, ist in diesem Alter besonders wichtig; dazu gehört, dass die Meinungen Gleichaltriger für Heranwachsende entscheidender werden als die ihrer Angehörigen.[8]

Die Erklärung für diesen Sachverhalt liefert eine Studie Ende der 1980er Jahre. Als Kinder zwischen zehn und 13 Jahren zu diesem Thema befragt wurden, gaben sie an, Freunde böten Kameradschaft, Anregung und Unterstützung. Sie hatten aber nicht das Gefühl, dass die Anerkennung durch Gleichaltrige Einfluss auf ihre Selbsteinschätzung, ihr Selbstwertgefühl hatte.[9] Jugendliche zwischen 13 und 17 Jahren dagegen berichteten, die Beurteilung durch ihre Freunde habe Einfluss auf das Gefühl des sozialen oder persönlichen Wertes als Person: Wenn sie von Gleichaltrigen abgelehnt würden, sei dies ein Zeichen für ihre Wertlosigkeit als Individuen.

Mit dem Übergang von der Kindheit zur Adoleszenz kümmern sich junge Menschen mehr darum, was ihre Freunde von ihnen halten, das wirkt sich auf ihr Selbstwertgefühl aus. Welche Triebkraft steht hinter dieser erhöhten Empfindlichkeit gegenüber den Meinungen und Urteilen von Freunden? Wenn Jugendliche im späteren Leben zurechtkommen wollen, ist es wichtig, dass sie von ihren Eltern unabhängig werden. Aus Gründen, die wir im weiteren Verlauf dieses Kapitels genauer betrachten werden, ist es aber auch unabdingbar, dass sie sich in die Gruppe der Gleichaltrigen integrieren. Kate Mills, Anne-Lise Goddings und ich haben die Vermutung geäußert, dass Heranwachsende eine besonders große Furcht davor haben, von Gleichaltrigen abgelehnt zu werden, und dass sie folglich den starken Wunsch spüren, zu ihrer sozialen Gruppe zu gehören.[10]

Dies kann zur Folge haben, dass Heranwachsende besonders empfindlich auf das reagieren, was ihre Freunde über sie denken; vielleicht können sie nur so diese Informationen in ihr Selbstbild einfügen und sich an die Erwartungen und sozialen Normen ihrer Freunde anpassen. Dies steigert dann ihre Chancen, in der sozialen Gruppe anerkannt zu werden.

Vor einigen Jahren gingen Catherine Sebastian und ich in einer Studie der Frage nach, ob es sich auf Heranwachsende besonders negativ auswirkt, wenn sie sozial ausgeschlossen werden.[11] Im Laborexperiment simulierten wir die soziale Ablehnung mit einem Computerspiel namens *Cyberball*, das Kip Williams ursprünglich vor über 20 Jahren an der Purdue University in den Vereinigten Staaten entwickelt hatte.[12] Es handelt sich um ein Online-Ballwurfspiel: Der Teilnehmer spielt mit zwei anderen Spielern, die aber nicht anwesend sind, sondern durch Cartoon-Icons auf dem Bildschirm dargestellt werden. Zu Beginn des Spiels wird der virtuelle Ball dem Teilnehmer von einem der beiden anderen Spieler zugeworfen. Anschließend kann der Teilnehmer wählen, zu welchem der beiden anderen Spieler er den Ball zurückwirft, indem er mit der Computermaus auf diesen Spieler klickt. Der angespielte Spieler gibt den Ball entweder an den Teilnehmer zurück oder wirft ihn dem anderen virtuellen Spieler zu. So geht es mehrere Minuten weiter.

Das Spiel ist so programmiert, dass der Teilnehmer in manchen Spielrunden – den »Einschlussrunden« – in das Ballspiel einbezogen wird und ungefähr jedes dritte Mal den Ball zugespielt bekommt. In den »Ausschlussrunden« werfen die beiden anderen Spieler den Ball anfangs zum Teilnehmer zurück, tun das aber später nicht mehr. Im weiteren Verlauf dieser Runden spielen die beiden anderen Spieler den Ball ausnahmslos einander zu, schließen den Teilnehmer somit aus ihrem Spiel aus.

Das Spiel wurde in vielen Experimenten mit Erwachsenen benutzt. Dabei zeigte sich, dass die Stimmung des Teilnehmers selbst in diesem einfachen, kurzen Online-Spiel nach »Ausschlussrunden« sinkt und seine Angst wächst. Niemand wird gern ausgeschlossen, selbst dann nicht, wenn es sich nur um ein Online-Ballspiel handelt und man die Mitspieler nie kennengelernt hat. Catherine Sebastian und ich wollten wissen, was geschieht, wenn wir Heranwachsende *Cyberball* spielen lassen. Unsere Hypothese war, dass ihr Stimmungs- und Angstniveau durch den sozialen Ausschluss aus dem Spiel durch die virtuellen Spieler noch stärker beeinflusst wird als bei Erwachsenen.

Wir studierten junge Heranwachsende (elf bis 13 Jahre), Heranwachsende im mittleren Alter (14 bis 16 Jahre) und Erwachsene (22 bis 47 Jahre). Die Versuchspersonen kamen in das Londoner Labor, und wir sagten ihnen, sie würden das Ballspiel online mit echten Menschen ihres Alters spielen, was natürlich nicht der Realität entsprach. In Wirklichkeit hatten wir das Spiel selbst programmiert, und die anderen Spieler existierten nur virtuell. Auf diese Weise konnten wir genau steuern, was im Verlauf eines Spiels geschah. Indem wir unsere Versuchspersonen hinterher befragten, überprüften wir, ob sie tatsächlich geglaubt hatten, sie würden online mit echten Menschen spielen – was für unsere Studie wichtig war.

In der Gruppe der Erwachsenen sank die Stimmung, und ihre Angst vergrößerte sich, nachdem sie von den anderen Spielern ausgeschlossen worden waren – das gleiche Ergebnis, zu dem Kip Williams und seine Kollegen zuvor schon gelangt waren. Bei beiden Gruppen von Heranwachsenden zeigte sich die gleiche Gesetzmäßigkeit wie bei Erwachsenen, sie berichteten aber nach dem Ausschluss über eine signifikant schlechtere Stimmungslage als die Erwachsenen. Auch die Angst war bei jungen Heranwachsenden stärker. Es scheint also zu stimmen, dass Heranwachsende *überempfindlich* gegen sozialen Ausschluss sind. Diese Studie liefert Indizien dafür, dass Jugendliche besonders sensibel sind, wenn es darum geht, wie sie in ihr soziales Umfeld passen – in diesem Fall, ob sie von anderen Menschen in einem Spiel einbezogen werden.

Die gleiche erhöhte Sensibilität hat man auch bei jugendlichen Nagetieren beobachtet. Wenn Ratten in den 20 oder 30 Tagen der »Adoleszenz« zwischen dem Beginn der Pubertät und dem ausgewachsenen Alter unter Stress – auch sozialen Stress (beispielsweise durch Isolation) – gesetzt werden, halten einige negative Wirkungen länger an und unterscheiden sich auch qualitativ von den Stressauswirkungen in anderen Lebensphasen.

Setzt man die Ratten beispielsweise sozialer Isolation aus, indem man sie allein und ohne Kontakt mit Artgenossen unterbringt, steigt während der Adoleszenz die Wahrscheinlichkeit depressiver Verhaltensweisen. Im ausgewachsenen Alter kann man dann Strukturveränderungen im präfrontalen Cortex beobachten. Soziale Isolation wirkt sich also auf die Gehirnentwicklung bei heranwachsenden Ratten stärker aus als bei ausgewachsenen Tieren.[13] Heranwachsende Rattenmännchen,* die sozialer Instabilität ausgesetzt sind,[14] weil sie jeden Tag eine Stunde lang isoliert werden und ansonsten wechselnde Käfiggenossen erleben, zeigen ebenfalls Veränderungen in Verhalten und Hormonproduktion.[15] Im Vergleich zu Ratten, die während ihrer Adoleszenz ein stabiles soziales Umfeld hatten, sind sie ängstlicher und sozial weniger interaktiv, wenn sie das Erwachsenenalter erreichen, und zeigen anormale sexuelle Verhaltensweisen.[16]

* Die meisten Studien an Nagetieren wurden mit Männchen durchgeführt. Der Grund: Weibliche Tiere zu studieren ist wegen der Hormonschwankungen schwieriger. Deshalb weiß man über das Gehirn und das Verhalten weiblicher Nagetiere nur wenig.

Solche Studien lassen darauf schließen, dass soziale Isolation und sozialer Stress während der Adoleszenz zumindest bei männlichen Ratten weitreichende Auswirkungen auf Gehirnstruktur, Hormonspiegel und das Verhalten im Erwachsenenalter hat. Können wir analoge Effekte auch in Studien an Menschen beobachten? Dieses Versuchsszenario ist heikel, denn wir können heranwachsende Menschen nicht absichtlich in ein wirklich belastendes soziales Umfeld bringen und dann ihre Reaktionen messen – ganz zu Recht würde keine Ethikkommission an einer Universität so etwas erlauben. *Cyberball* ist das eine – einen Jugendlichen längere Zeit zu isolieren wäre ganz etwas anderes. Deshalb beobachten Wissenschaftler stattdessen Menschen, die bedauerlicherweise in ihrem Leben ohnehin bereits einem hohen Niveau an sozialem Stress ausgesetzt sind.

Wie wir aus solchen Studien wissen, hat sozialer Stress bei Menschen, die ihn als Heranwachsende erleben, im Erwachsenenalter genau wie bei Ratten Folgen für das Verhalten. Jugendliche, die in einem sehr instabilen sozialen Umfeld heranwachsen – beispielsweise weil sie zwischen Pflegefamilien und Kinderheimen wechseln und dabei unter Umständen auch Gewalt und massive Unsicherheit erleben –, sind meist körperlich und seelisch in einem schlechteren gesundheitlichen Zustand als solche, deren soziale Welt relativ einheitlich und stabil ist.[17] Instabilität in der Adoleszenz kann bei Ratten wie auch bei Menschen so verheerende Folgen haben, dass man Mechanismen und Verhaltensweisen, die der Anerkennung durch Gleichaltrige dienen, als Anpassung betrachten kann. Das heißt, es dürfte für Heranwachsende evolutionär von Vorteil sein, wenn sie sich alle Mühe geben, von der Gruppe der Gleichaltrigen akzeptiert zu werden und so die soziale Isolation zu vermeiden.

Damit bin ich bei dem Gedanken, dass die Angst vor sozialer Ausgrenzung viele Entscheidungen von Heranwachsenden beeinflusst.

So werde ich beispielsweise häufig von Eltern und Lehrern gefragt, warum vernünftige, wohlerzogene junge Leute, die über die gesundheitlichen Risiken des Rauchens Bescheid wissen, dennoch damit anfangen. Manchmal wird behauptet, es liege daran, dass sie die Gefahren nicht genau verstehen oder sich für unverwundbar halten, aber für beides gibt es kaum Anhaltspunkte. Bittet man Heranwachsende in einem Laborumfeld, die mutmaßlichen negativen Folgen riskanter Verhaltensweisen einzuschätzen, neigen sie manchmal sogar dazu, die Risiken zu überschätzen.[18] Außerdem spricht kaum etwas dafür, dass Heranwachsende sich unverwundbar fühlen und sich von Gefahren nicht beeinflussen lassen.

Wenn wir verstehen wollen, warum Heranwachsende Risiken eingehen, müssen wir uns ansehen, in welchem Zusammenhang das riskante Verhalten stattfindet. Jugendliche treffen häufiger als Kinder oder Erwachsene riskante Entscheidungen in »heißen« Situationen, beispielsweise wenn sie mit ihren Freunden zusammen sind oder wenn die Gefühle hochkochen.[19]

Kürzlich fuhr ich im Sommer von einem Abendessen im Haus meiner Eltern in Oxford nach Hause. Die Strecke führt über stille Landstraßen. Es war ungefähr ein Uhr nachts, und mir fiel eine junge Frau auf, die allein an der Straße entlangging. Es gab keinen Bürgersteig, es war dunkel, und das nächste Dorf war mehrere Kilometer entfernt. Ich hielt an und fragte, ob ich sie irgendwohin mitnehmen sollte. Sie nahm das Angebot an. Auf der Fahrt zum Haus ihrer Eltern erzählte sie mir, sie sei auf einer Party in einem Pub in der einige Kilometer entfernten Kleinstadt gewesen. Sie hätte früher gehen und den letzten Bus nehmen können, aber sie hatte so viel Spaß mit ihren Freunden, dass sie sich entschloss, noch zu bleiben – eine klassische »heiße« Situation! Für ein Taxi hatte sie kein

Geld, Nachtbusse gab es nicht, und der Akku ihres Handys war leer, so dass sie niemanden anrufen konnte. Also hatte sie sich entschlossen, mitten in der Nacht die zwölf Kilometer nach Hause zu Fuß zu gehen.

Im kalten Tageslicht ist es leicht, ein Urteil zu fällen, aber ähnliche Entscheidungen traf auch ich in diesem Alter (meine Beifahrerin sagte mir, sie sei noch nicht ganz 20). Wir waren als Teenager in Frankreich im Urlaub, und dort trampten meine Freunde und ich regelmäßig Tag und Nacht überall hin, ohne auch nur einen Gedanken an potentielle Gefahren zu verschwenden. Heute würde ich nicht im Traum daran denken, so etwas zu tun.

Vielleicht bin ich als Erwachsene auch zu risikoscheu geworden. Risiken einzugehen ist nicht immer etwas Schlechtes: Es kann dazu führen, dass man neue Erfahrungen macht, etwas lernt und sich persönlich weiterentwickelt, und es kann auch Spaß machen. Manche riskanten Entscheidungen sind während des Erwachsenwerdens und eigentlich während des ganzen Lebens notwendig. Auch im akademischen Umfeld kann Risikobereitschaft nützlich sein. Im Seminar die Hand zu heben, in einem Test die Antwort zu raten, vor Publikum zu sprechen und zu diskutieren – all das beinhaltet Risiken, die zu neuen Erkenntnissen und einem Zugewinn an Selbstvertrauen führen können. Manche Risiken, beispielsweise wenn man mit Freunden lange in der Kneipe bleibt und den letzten Bus nach Hause verpasst wie meine Beifahrerin, führen unter Umständen zu besserer Akzeptanz bei den Gleichaltrigen. Meine Beifahrerin hatte sich länger bei ihren Freunden aufgehalten – und kam dennoch sicher nach Hause: Hier hatte das Risiko sich ausgezahlt.

Kate Mills, Anne-Lise Goddings und ich entwarfen ein »Schaukelmodell«, mit dem wir zeigen wollten, wie soziale Faktoren sich auf riskante Entscheidungen auswirken können.[20] Jedes Mal, wenn wir eine Entscheidung treffen, wägen wir potentiell gute und schlechte Folgen gegeneinander ab. Wenn wir beispielsweise entscheiden, ob wir beim Autofahren das Handy verwenden wollen, gibt es eindeutige Gründe, es nicht zu tun: Es verstößt gegen das Gesetz und könnte einen Unfall verursachen. Eine Reihe sozialer Faktoren sorgt aber dafür, dass wir mit größerer oder geringerer Wahrscheinlichkeit das Handy benutzen, obwohl wir die Gefahr negativer Folgen kennen. Was werden andere Menschen im Auto (oder auf der Straße) von uns denken, wenn wir telefonieren? Und wie sieht es aus, wenn wir unbedingt jemanden anrufen wollen? Vielleicht müssen wir jemandem mitteilen, dass wir zu spät kommen, oder wir möchten eine spannende Neuigkeit weitergeben. Solche sozialen Faktoren wirken sich bei Heranwachsenden stärker auf die Entscheidungsprozesse aus als in anderen Altersgruppen.

Wir treffen jeden Tag viele Entscheidungen – meistens kleinere, manchmal größere, manche risikobehaftet, andere nicht. Jedes Mal, wenn wir uns entscheiden, wägen wir Pro und Kontra gegeneinander ab. Ein anderes Beispiel ähnelt der Entscheidung, ob wir das Handy beim Autofahren benutzen oder nicht: die Geschwindigkeitsüberschreitung. Angenommen, wir sind bei der Arbeit und wollen zum Abendessen mit der Familie schnell nach Hause kommen, aber es wird spät. Überschreiten wir die Geschwindigkeitsbegrenzung, um noch rechtzeitig zu Hause zu sein? In einen solchen Entscheidungsprozess fließen mehrere Faktoren ein: die potentiellen Vorteile der Geschwindigkeitsüberschreitung, darunter die Befriedigung, rechtzeitig nach Hause zu kommen, und das Gefühl der Freude, das man beim Fahren erleben kann (manche Menschen fahren gern schnell), aber auch die potentiellen Nachteile, darunter die Möglichkeit, einen Unfall zu verursachen (Gesundheit) oder von einer Radarfalle oder der Polizei erwischt zu werden (Gesetz).

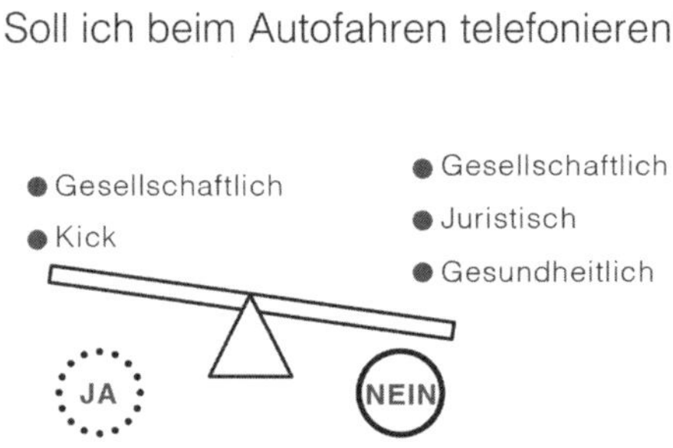

Das Auf und Ab bei der Entscheidungsfindung. Beim Autofahren zu telefonieren ist eindeutig gefährlich. Dennoch entscheiden sich manche Menschen dafür, weil sie unter dem Druck stehen, auf Nachrichten zu antworten.

Neben solchen Pros und Kontras fließt aber in den Entscheidungsprozess potentiell noch ein weiteres Element ein: der soziale Faktor. Die Familie wird sich freuen, wenn wir zum Abendessen zu Hause sind, und ist verärgert, wenn wir zu spät kommen. Aber was werden unsere Freunde denken, wenn wir beim zu schnellen Fahren erwischt werden? Dies könnte auch am Arbeitsplatz peinlich werden. Wie sieht es aus, wenn ein paar Freunde mit uns im Auto sitzen, die uns ermutigen, aufs Gas zu drücken? Vielleicht wollen wir sie beeindrucken?

Natürlich lassen sich nicht nur Heranwachsende von anderen beeinflussen. Wir alle verhalten uns in der Gruppe anders, als wenn wir alleine sind. In der Sozialpsychologie wurde das Fachgebiet des Gruppenverhaltens begründet, weil Wissenschaftler wissen wollten, warum ansonsten wohlerzogene Erwachsene sich manchmal völlig anders verhalten, wenn sie in der Masse im Fußballstadion sind – das Klischee vom *Fußball-Hooligan.* In die Erforschung dieses Phänomens sind mittlerweile jahrzehntelange Arbeiten eingeflossen. Aber es geht hier nicht nur um entfesselte Fußballfans. Die meisten Menschen verhalten sich in der Masse anders, insbesondere wenn Gefühle im Spiel sind. Vielleicht liegt es daran, dass wir uns für unser Verhalten weniger persönlich verantwortlich fühlen, wenn wir in einer Gruppe sind, in der viele Menschen das Gleiche tun.[21]

Auch bei kognitiven Aufgaben erbringen Menschen unterschiedliche Leistungen, je nachdem, ob sie von einem anderen beobachtet werden oder die Aufgabe unbeobachtet ausführen. Dies bezeichnet man als *Publikumseffekt*. Ein Publikum macht schwierige Aufgaben noch schwieriger, und dann erbringen Menschen schlechtere Leistungen, weil andere ihnen zusehen. Stellen wir uns nur vor, wir müssten rückwärts einparken, während der Fahrer eines anderen Autos darauf wartet, dass wir den Weg freimachen – häufig geraten Menschen in einer solchen Situation unter starken Druck, obwohl die eigentliche Aufgabe nicht anders ist, wenn sie alleine wären. Im Gegensatz dazu schneiden Menschen bei einfachen oder gut eingeübten Aufgaben besser ab, wenn sie beobachtet werden. Beide Fälle dürften mit dem verstärkten Stress zu tun haben, der durch ein Publikum entsteht: Ein geringes Maß an Stress verbessert die Leistung bei einfachen Aufgaben, aber der kombinierte Stress, der durch eine schwierige Aufgabe in Verbindung mit dem Beobachtetwerden entsteht, behindert die Leistungsfähigkeit.

Wir alle werden von anderen Menschen beeinflusst. Ich möchte nur deutlich machen, dass Heranwachsende für soziale Einflüsse *besonders* empfänglich sind. Im Hinblick auf die Entscheidungsschaukel bedeutet das, dass soziale Faktoren für Heranwachsende ein besonders großes Gewicht haben; die Entscheidungsfindung wird bei ihnen viel stärker durch das Bedürfnis vorangetrieben, von Gleichaltrigen anerkannt zu werden und der sozialen Ausgrenzung zu entgehen. Deshalb gehen Heranwachsende in Gegenwart ihrer Freunde manchmal Risiken ein, die sie allein nicht auf sich nehmen würden.

Ein gutes Beispiel sind Experimente mit Drogen. Stellen wir uns ein Mädchen von 15 Jahren vor: Sie ist gut in der Schule, hat ein enges Verhältnis zu ihrer Familie und ist bei ihren Klassenkameraden beliebt. An einem Samstagabend trifft sie in der Stadt eine Gruppe ihrer Freunde. Alle haben Ecstasy genommen und bieten ihr auch etwas an. Sie weiß, dass Ecstasy gefährlich sein kann. Außerdem macht sie sich Sorgen, dass sie erwischt wird und Schwierigkeiten bekommt. Aber trotz alledem nimmt sie die Pille.

Auch wenn Heranwachsende über die gesundheitlichen Risiken von Drogenexperimenten Bescheid wissen, ziehen sie darüber hinaus das *soziale Risiko* in Betracht: Eine Droge abzulehnen, wenn alle Freunde sie nehmen, und daraufhin möglicherweise von der Gruppe ausgegrenzt zu werden ist in der Wahrnehmung unter Umständen gefährlicher, als die Tablette anzunehmen.[22] Für diese Form des sozialen Drucks sind Heranwachsende besonders empfänglich, weil es für sie von überragender Bedeutung ist, von der Gruppe der Gleichaltrigen nicht abgelehnt zu werden.

Der Einfluss der Gleichaltrigen führt allerdings nicht immer zur Risikobereitschaft. In manchen Situationen kann der Wunsch, die Ablehnung zu vermeiden, Heranwachsende auch zur Vermeidung von Risiken veranlassen. Wenn ich mich mit Lehrern unterhalte, beklagen sie häufig, dass intelligente, kenntnisreiche Schüler im Unterricht kein Risiko eingehen. Die gleiche Heranwachsende, die eine Droge von ihren Freunden annimmt, hebt in der Klasse vielleicht nicht die Hand, um eine Frage zu beantworten, weil sie Angst hat, vor ihren Freunden dumm (oder zu klug!) zu wirken. Auf diese Weise kann sozialer Druck nicht nur zur Risikobereitschaft, sondern auch zur Risikovermeidung führen.

Bei alledem gilt allerdings die wichtige, naheliegende Einschränkung, dass es im Verhalten von Heranwachsenden große individuelle Unterschiede gibt. Manche Jugendliche gehen kaum Risiken ein und machen sich offensichtlich auch keine großen Sorgen darum, was Gleichaltrige von ihnen halten. Über die Ursachen und Folgen solcher individuellen Unterschiede weiß man kaum etwas. Ist es nützlich, sich von Gleichaltrigen beeinflussen zu lassen und sich so in die Gruppe einzufügen? Wird man auf diese Weise sozial oder beruflich zu einem erfolgreicheren Erwachsenen?

Einige interessante Studien legen die Vermutung nahe, dass Risikobereitschaft in der Adoleszenz mit bestimmten Formen des Erfolges im Erwachsenenalter assoziiert sein könnte. In einer Studie, die 1965 begann, wurden 1000 schwedische Kinder seit ihrem zehnten Lebensjahr mehr als drei Jahrzehnte lang beobachtet.[23] In einer Analyse war frühzeitige Übertretung von Regeln in der Adoleszenz – beispielsweise ohne Erlaubnis zu spät nach Hause zu kommen, in Prüfungen zu schummeln, sich zu betrinken oder Ladendiebstähle zu begehen – bei erwachsenen Männern (aber nicht bei Frauen) mit einer Unternehmerkarriere verbunden. Vielleicht genießen risikobereite Heranwachsende also einen Anpassungsvorteil.

Vor einigen Jahren plante ich zusammen mit Lisa Knoll, einer Postdoktorandin in meinem Institut, ein Experiment zur Erforschung sozialer Einflüsse auf die Risikowahrnehmung.[24] Wir erhielten die Genehmigung, den Versuch im Londoner Wissenschaftsmuseum durchzuführen, und stellten dort in einem Zimmer an der Rückseite eines Ausstellungssaals drei Laptops auf. Anschließend machten Lisa und ein Team aus mehreren Studierenden und Praktikanten sich in das Museum auf, wo sie gut drei Wochen lang das Experiment durchführten. In dieser Zeit gelang es ihnen, mit der von uns konstruierten Computeraufgabe mehr als 660 Museumsbesucher im Alter zwischen acht und 59 Jahren zu testen. Eine beeindruckende Zahl!

Im Rahmen der Aufgabe wurde eine Reihe riskanter Szenarien gezeigt, wie zum Beispiel das Überqueren einer Straße bei Rot, Radfahren ohne Helm oder ein Gang durch eine dunkle Gasse. Die Versuchspersonen sollten beurteilen, welches Risikoniveau sie mit den einzelnen Szenarien verbanden. Diese waren so gewählt, dass sie ein geringes bis mittleres Maß an Risiken beinhalteten – und das Entscheidende: Die Einschätzung dieser Risiken ist subjektiv. Verschiedene Menschen nehmen die gleiche Situation als unterschiedlich riskant wahr. Das war entscheidend, denn wir interessierten uns dafür, wie die Risikowahrnehmung der Menschen sich verändert, wenn man ihnen sagt, für wie riskant andere Menschen die Situation halten – wir interessierten uns für den Effekt des *sozialen Einflusses*.

Nachdem die Versuchspersonen ihre eigenen Risikoeinschätzungen abgegeben hatten, zeigten wir ihnen, für wie riskant andere Menschen die gleichen Szenarien hielten. Das Programm sagte ihnen, diese Beurteilungen seien von anderen Personen – Erwachsenen oder Teenagern – abgegeben worden, die an dem Experiment teilgenommen hätten, das entsprach aber nicht den Tatsachen: In Wirklichkeit wurden die Risikobewertungen von einem Computer nach dem Zufallsprinzip erzeugt. Anschließend sollten die Versuchspersonen den Risikogehalt der einzelnen Szenarien ein zweites Mal bewerten. Wir gingen damit der Frage nach, wie viele Versuchspersonen ihre Einschätzung änderten, nachdem sie die Urteile anderer Menschen kannten.

Aus dieser Studie ergaben sich drei wichtige Erkenntnisse. Erstens unterscheidet sich die Risikowahrnehmung, wie sie sich in der ersten Beurteilung widerspiegelt, bei den verschiedenen Altersgruppen. Kinder im Alter von acht bis elf Jahren schätzten die Situationen als riskanter ein als andere Altersgruppen. Interessanterweise gab es keinen Hinweis darauf, dass junge Heranwachsende von zwölf bis 14 Jahren oder Heranwachsende im mittleren Alter (15 bis 18 Jahre) die Situation als weniger riskant wahrnahmen als Erwachsene. Das spricht für den Gedanken, dass Heranwachsende das Risiko verstehen, und es lässt vermuten, dass sie sich selbst auch nicht für unverwundbar halten.

Zweitens konnte man aus der Studie ableiten, dass der soziale Einfluss in allen Altersgruppen eine Wirkung hat: Immer veränderte sich die Risikowahrnehmung in Richtung der Einschätzung anderer Menschen. Dieser soziale Einfluss war bei Kindern am stärksten und bei Erwachsenen über 26 Jahren am geringsten. Aber selbst sie änderten ihre Risikobeurteilung, um stärker im Einklang mit den angeblichen Einschätzungen anderer Menschen zu stehen. Das spricht für den Gedanken, dass wir uns alle von anderen Menschen beeinflussen lassen.

Am interessantesten war der dritte Befund. In unserem Experiment wurde den Versuchspersonen gesagt, die (in Wirklichkeit fiktiven) Risikobewertungen anderer Menschen stammten entweder von allen Erwachsenen, die an der Studie teilgenommen hatten, oder von allen teilnehmenden Teenagern. Auf diese Weise konnten wir überprüfen, ob die Versuchspersonen sich von den Ansichten der Erwachsenen oder der Teenager stärker beeinflussen ließen. Wie das Diagramm auf S. 66 zeigt, ließen sich Kinder (acht bis elf Jahre) und Erwachsene (19 bis 59 Jahre) stärker von den Meinungen der *Erwachsenen* über Risiken beeinflussen, junge Heranwachsende (zwölf bis 14 Jahre) wurden stärker durch die Meinungen von *Teenagern* beeinflusst. Heranwachsende im mittleren Alter (15 bis 18 Jahre) ließen sich durch die Meinungen von Erwachsenen und Teenagern über Risiken ähnlich stark beeinflussen (der kleine, in dem Diagramm erkennbare Unterschied war statistisch nicht signifikant).

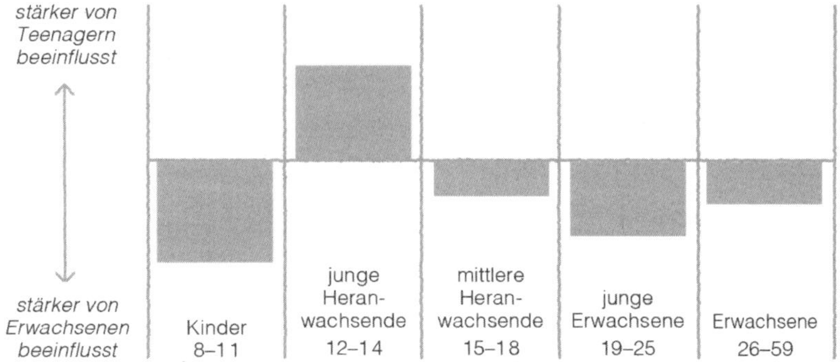

Der Effekt des zwischenmenschlichen Einflusses auf die Risikowahrnehmung

Demnach liegt die Vermutung nahe, dass es sich hier um ein Übergangsstadium in der Entwicklung handelt.

Die Effekte konnten wir kürzlich in einer vollkommen neuen Studie nachvollziehen, an der eine andere Gruppe von 590 Versuchspersonen im Alter zwischen acht und 59 Jahren teilnahm.[25] In der Wissenschaft ist es von entscheidender Bedeutung, dass Effekte sich reproduzieren lassen. Die Ergebnisse beider Studien sprechen für die Hypothese, dass die frühe Adoleszenz eine entscheidende Phase ist, in der der Einzelne Autorität und Erfahrung von Erwachsenen in Frage stellt und den Meinungen anderer Teenager einen höheren Wert beimisst als denen der Erwachsenen. Außerdem lässt sich daraus ableiten, dass gesundheitliche Aufklärung, die auf junge Leute abzielt, sich weniger auf die Gefahren des Rauchens, Komasaufens und der Drogeneinnahme konzentrieren sollte. Vielleicht wäre es besser, stattdessen soziale Normen und den Einfluss von Gleichaltrigen in den Mittelpunkt zu stellen. Wirklich von Bedeutung ist in diesem Alter, was Freunde und Gleichaltrige denken.

Wie sich der Einfluss der Gleichaltrigen in der Praxis auswirkt, zeigte eine 2016 erschienene Studie von Wissenschaftlern der Universitäten Yale und Princeton.[26] Darin ging es um die Auswirkungen sozialer Normen auf Verhalten bei Mobbing und Konflikten an Schulen. Untersucht wurden 56 Mittelschulen (mit Schülern im Alter von elf bis 16 Jahren) im US-Bundesstaat New Jersey, von denen die Hälfte nach dem Zufallsprinzip in ein Antimobbingprogramm aufgenommen wurde. Im Rahmen dieses Programms wurden Gruppen von 20 bis 32 Schülerinnen und Schülern aus den einzelnen Jahrgangsgruppen eingeladen, an einem Konfliktlösungsworkshop teilzunehmen, um unter Anleitung eines Wissenschaftlers die negativen Auswirkungen des Mobbings besser zu verstehen. Im Rahmen des Programms wurden die Schüler ermutigt, an ihren Schulen in Eigeninitiative Antimobbingkampagnen zu starten und als Einzelne zum öffentlichen Gesicht der Kampagne gegen Mobbing zu werden. In einer Übung wurden die Teilnehmer aufgefordert, Poster und Slogans für ihre Antimobbingkampagnen zu gestalten. Name und Foto der einzelnen Schüler wurden neben den von ihnen formulierten Slogans gezeigt. Die Poster wurden in den Schulen ausgestellt. Das Ziel war, eine Verbindung zwischen dem Antimobbingslogan und der Person herzustellen, die ihn sich ausgedacht hatte. In einer anderen Übung verteilten die Teilnehmer des Programms orangefarbene Armbänder an Mitschüler, bei denen sie freundliche Verhaltensweisen beobachtet hatten. Die Armbänder dienten als sichtbare Belohnung für das Eintreten gegen Mobbing. Im Laufe der Studie wurden mehr als 2500 Armbänder verteilt und das Verhalten der Träger weiterverfolgt.

Konfliktverhalten und Mobbing wurden an allen 56 Schulen während des gesamten Schuljahres gemessen. Die Ergebnisse waren bemerkenswert. Im Gegensatz zu den Vergleichsschulen, die keine besonderen Antimobbingprogramme eingeführt hatten, waren Konflikte zwischen Schülern in den Schulen, die das von Schülern geleitete Antimobbingprogramm umgesetzt hatten, um 30 Prozent gesunken. Durch die Aktionen, bei denen sich eine kleine Zahl von Schülern offen gegen Mobbing positioniert hatte, verbreitete sich die Antimobbingstimmung erfolgreich in der ganzen Schule. Wissenschaftler evaluierten auch die Sozialkontakte innerhalb der einzelnen Schulen. Sie ließen alle Schüler und Schülerinnen berichten, mit welchen Teilnehmern des Programms sie in den letzten Wochen ihre Zeit verbracht hatten. So konnte die Beliebtheit der einzelnen, an dem Programm beteiligten Schüler und Schülerinnen gemessen werden. Die Analyse ergab, dass die Teilnehmer stark vernetzt waren. Die Ergebnisse machten deutlich, dass das Antimobbingprogramm einen stärkeren Effekt hatte, wenn diese besonders vernetzten jungen Leute an der Kampagne mitwirkten. Mit anderen Worten: Wenn die Antimobbingkampagne von den beliebteren Schülerinnen und Schülern getragen wurde, die viele Sozialkontakte pflegten, hatte sie einen positiveren Effekt auf das Verhalten der anderen. Anscheinend haben beliebte Schüler auf die sozialen Normen und damit auf das Verhalten in Schulen größeren Einfluss als andere. Die Studie zeigt, wie stark der Einfluss von Gleichaltrigen bei der Veränderung sozialer Normen in Schulen ist.

Wenn junge Erwachsene die Adoleszenz abgeschlossen haben, müssen sie in der Lage sein, sich in ihrem komplexen sozialen Umfeld zurechtzufinden. Entsprechend haben Anthropologen die Vermutung geäußert, die Adoleszenz sei vielleicht eine Zeit der besonderen kulturellen Empfindsamkeit, das heißt, Heranwachsende greifen mit größerer Wahrscheinlichkeit als andere Altersgruppen kulturelle Normen auf und verhalten sich entsprechend den lokalen kulturellen Regeln und Erwartungen. Nach Ansicht von Suparna Choudhury, die in meinem Institut promovierte und später von der Neurowissenschaft in die Anthropologie wechselte, dürfte sich das

Gehirn von Heranwachsenden als Reaktion auf die Ausbildung »kultureller Nischen« verändern.[27]

Stellen wir uns einmal einen jungen Menschen vor, der im Teenageralter von einem Land ins andere umzieht oder auch nur die Schule wechselt. In solchen Fällen ist es sozial wichtig, sich an die neuen Altersgenossen anzupassen, und zu diesem Zweck müssen die jungen Leute die kulturellen Normen ihrer Altersgruppe aufgreifen. Einem viel jüngeren Kind dagegen helfen die Eltern sich anzupassen, und es wird mit größerer Wahrscheinlichkeit nach ihrem Vorbild handeln. Bei Erwachsenen hingegen ist die Herkunftskultur meist stärker verwurzelt, so dass sie sich langsamer auf ein neues Umfeld einstellen.

Das Streben nach sozialer Anerkennung spielt im Bereich des Risikoverhaltens von Heranwachsenden eine entscheidende Rolle, es ist aber nicht der einzige Motor der Entwicklung. Jugendliche haben in mehrfacher Hinsicht ein anderes soziales Umfeld als Kinder und Erwachsene. In vielen Schulsystemen erfolgt der Übergang von der Primar- zur Sekundarschule ungefähr zu Beginn der Pubertät. Die Kinder kommen in ein neues Umfeld, das häufig mit einer anderen, größeren Gruppe von Gleichaltrigen und anderen Lernstrukturen verbunden ist. Die Kinder sind nun nicht mehr die Ältesten in ihrer Schule, sondern die Jüngsten. Sie sind häufiger neuartigen Situationen ausgesetzt – Heranwachsende verbringen mehr Zeit allein oder mit Freunden, gehen unbegleitet zur Schule, entscheiden selbst, mit wem sie ihre Freizeit verbringen, welche Schulfächer sie wählen und so weiter. Vielleicht zum ersten Mal treffen sie in viel größerem Maße unabhängig von Eltern oder Lehrern eigene Entscheidungen. Sie haben mehr Gelegenheiten, zu experimentieren und Neues zu erkunden. Diese neu erworbene Freiheit versetzt Heranwachsende in die Lage, mehr Risiken einzugehen als früher.

Zusammengefasst ist eines klar: Wenn man das »typische« Verhalten von Heranwachsenden erklären will, muss man viele biologische und umweltbedingte Faktoren in Rechnung stellen. Außerdem wird durch die neuere Forschung zunehmend deutlich, dass die Vorgänge im Gehirn von Jugendlichen komplizierter und anders sind, als man noch bis vor kurzer Zeit angenommen hatte. Es ist an der Zeit, sich genauer anzusehen, was in diesen Jahren des Ausprobierens, Aufsteigens und Einfügens im Gehirn vorgeht.

Kapitel 4

Im Inneren des Schädels

Meine Söhne versetzen mich manchmal in Erstaunen. Letztes Jahr, 2017, sind sie zwölf und zehn Jahre alt geworden und steuern damit rapide auf die unscharfe Grenze zwischen Kindheit und Adoleszenz zu. Man hat den Eindruck, als wären zwei winzige Babys in Windeseile zu denkenden, fühlenden und komplizierten Menschen geworden, Menschen mit einer individuellen Persönlichkeit, Eigenarten, eigener Intelligenz inklusive schlagfertiger Antworten. Wie es dazu kam, weiß ich im Einzelnen nicht mehr: Es war ein ganz allmählicher, schwer greifbarer Prozess. Und in den nächsten zehn Jahren werden sich viele noch tiefer gehende Veränderungen einstellen.

Bei Menschen ist die Veränderung, die sie von der Geburt bis zum Erwachsenenalter durchmachen, wahrhaft erstaunlich. Wie entwickelt sich ein Neugeborenes, das mit so wenig Verständnis, Fähigkeiten oder Selbständigkeit das Licht der Welt erblickt, am Ende zu einem eigenständigen, kompetenten Erwachsenen, der zum Überleben nicht mehr auf Betreuung angewiesen ist? Der körperliche wie auch mentale Wandel erscheint unfassbar gewaltig. Schon seit Jahrhunderten versuchen Wissenschaftler zu verstehen, wie sich der menschliche Geist – und das menschliche Gehirn – entwickelt. Zum besseren Verständnis werde ich an dieser Stelle erklären, wie dieses außergewöhnliche Organ aufgebaut ist. Am besten komme ich dazu

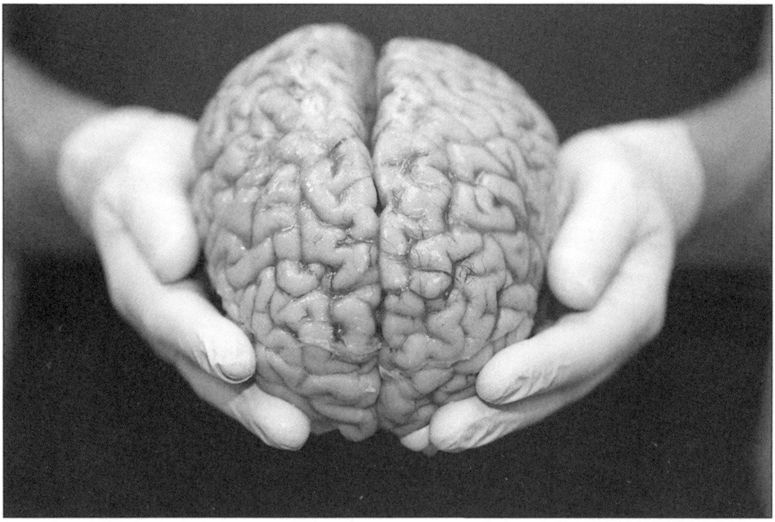

Das Gehirn des Menschen

noch einmal auf mein eingangs geschildertes Erlebnis zurück, als ich zum ersten Mal ein menschliches Gehirn in Händen hielt:

Nach den Anweisungen des Dozenten sezierte ich das Gehirn mit einem Skalpell und legte seine innere Struktur frei. Die Furchen, die man an der Oberfläche als Linien erkennt, reichen weit nach innen und ziehen sich wellenförmig über die gesamte Außenschicht des Gehirns, die Großhirnrinde oder Cortex. Der Cortex besteht aus vier »Lappen«, die durch tiefe Furchen oder *Sulci* getrennt sind. Glaubt man den traditionellen Lehrbüchern, ist jeder Lappen für eine andere Kategorie von Verhaltensweisen oder psychologischen Prozessen zuständig. In Wirklichkeit ist dieses Bild zu stark vereinfacht. Jeder Lappen enthält viele Regionen oder Areale, die jeweils bei vielen verschiedenen Verhaltensweisen mitwirken. Die Schläfenlappen zum Beispiel, die sich auf beiden Seiten des Gehirns von den Schläfen nach oben und bis hinter die Ohren erstrecken, enthalten neben anderen Arealen die Hörrinde, die akustische Informationen verarbeitet, außerdem Areale, die am Sprachverständnis beteiligt sind, und den *Sulcus temporalis superior*, der Gesichter erkennt und andere soziale Informationen verarbeitet.

Jedes Areal ist mit allen anderen durch ein unglaublich komplexes Netzwerk verbunden, und die verschiedenen Teile des Gehirns kommunizieren ständig miteinander. In Los Angeles gibt es ein Autobahnnetz aus Dutzenden von gewaltigen Straßen, die einander kreuzen und miteinander verbunden sind. Jedes Mal, wenn ich dort mit dem Auto gefahren bin, musste ich an das Netz der Verknüpfungen im Gehirn denken – nur dass das Gehirn unendlich viel komplizierter aufgebaut ist.

Als ich beim Sezieren mit weiteren Schnitten tiefer zum Zentrum des Gehirns vordrang, entdeckte ich die subkortikalen Regionen. Von ihnen hatte ich in Lehrbüchern und Fachartikeln bereits gelesen: Die Amygdala verarbeitet Gefühle; der Hippocampus speichert Erinnerungen; die Basalganglien, eine Reihe kleiner Strukturen, steuern Bewegungen und Lernprozesse. Was sich mir aus den Lehrbüchern und Artikeln nicht erschlossen hatte, war der sichtbare Unterschied zwischen diesen subkortikalen Regionen und dem Cortex. Der Cortex ist recht einheitlich, riesengroß und gefaltet. Die subkortikalen Regionen sind eigene kleine, abgegrenzte Strukturen und ein wenig dunkler als der Cortex. Die Amygdala, nach dem griechischen Wort *amygdale* (Mandel) auch Mandelkern genannt, sieht wirklich wie eine Mandel aus. Der Hippocampus – das Wort stammt vom griechischen *Hippos* (Pferd) und *kampos* (Seeungeheuer) – hat die Form eines winzigen Seepferdchens. Komplizierter aufgebaut sind die Basalganglien: Sie bestehen aus einer Reihe winziger, untereinander verbundener Formen. Diese drei kleinen, raffinierten Strukturen versetzen uns in die Lage, Gefühle zu empfinden und zu erkennen, Erinnerungen zu speichern und unsere Bewegungen zu steuern. Wenn die Amygdala eines Menschen nicht normal arbeitet, fällt es ihm schwer, die sich durch die Mimik mitteilenden Gefühle in den Gesichtern anderer Menschen zu erkennen. Ohne Hippocampus ist es unmöglich, neue Erinnerungen zu bilden und zu speichern. Für Menschen, bei denen diese Region geschädigt ist, scheint die Welt alle paar Minuten von vorn zu beginnen. Funktionieren die Basalganglien nicht, wird es schwierig, kontrollierte Tätigkeiten auszuführen, fortlaufende Bewegungen zu steuern und neue Bewegungsfolgen zu erlernen.

Unter den subkortikalen Strukturen, ganz an der Unterseite des Gehirns, liegt das Kleinhirn oder Cerebellum. Wie sein Name schon sagt, sieht es aus wie ein Gehirn im Kleinformat (das lateinische Wort ist die Verkleinerungsform von *cerebrum*). Das Kleinhirn ist faszinierend, weil es zwar viel kleiner ist als der Cortex, aber viel mehr Zellen enthält. Insgesamt gibt es im Gehirn ungefähr 86 Milliarden Nervenzellen (Neuronen), und 50 Milliarden davon liegen im Kleinhirn.[1] Warum das so ist, wissen wir nicht. Bekannt ist nur, dass das Kleinhirn uns in die Lage versetzt, einerseits Bewegungsabläufe auszuführen und andererseits Gleichgewicht und Körperhaltung zu steuern. Ohne Kleinhirn können wir beispielsweise weder die Hand bewegen, ohne zu zittern, noch die eigene Nase mit dem Finger berühren.

Als ich dieses wunderschön komplizierte Organ in den Händen hielt, wurde mir klar, wie wenig wir über uns selbst wissen – und wie viel Denken, Fühlen und Tun der Menschen wir auf diese winzigen, komplexen Formen und Regionen zurückführen müssen.

Der Cortex und die subkortikalen Strukturen bilden zusammen die graue Gehirnsubstanz, eine Mischung aus den Zellkörpern von Neuronen, Blutgefäßen, Verknüpfungen zwischen Neuronen

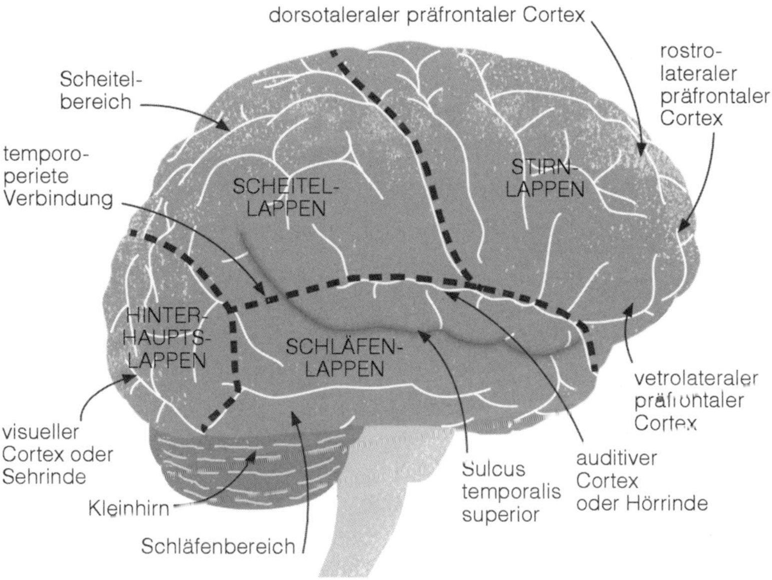

Die Seitenfläche des Gehirns

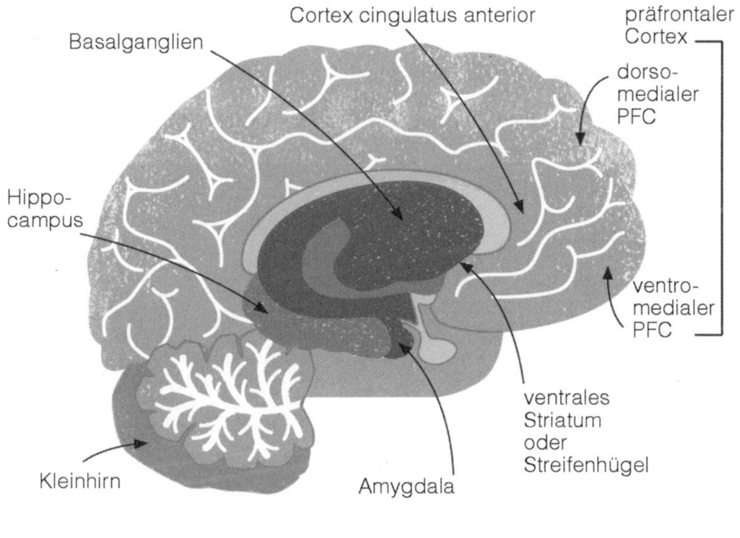

Die mittlere Oberfläche des Gehirns

(Synapsen), nicht myelinisierten Axonen und kleinen sogenannten Gliazellen, deren Aufgabe es ist, die Neuronen zu schützen und zu unterstützen. In dieser ersten Sezierstunde lernte ich – *sah* ich –, dass die subkortikalen Strukturen untereinander und mit dem Cortex verknüpft sind. Die Verbindungen zum Cortex bestehen aus großen Abschnitten der weißen Gehirnsubstanz: Es sind sichtbare Verbindungswege, die gewaltige Informationsmengen aus den subkortikalen Regionen, wo Gefühle, Erinnerungen und Bewegungen verarbeitet werden, aufwärts – beispielsweise zum präfrontalen Cortex – transportieren, der die Informationen in anstehende Entscheidungen und Zukunftspläne einfließen lässt.

Der präfrontale Cortex liegt auf der Vorderseite des Gehirns unmittelbar hinter der Stirn. Als ich dieses große Gewebestück in der Hand hielt, wusste ich, dass dieses Areal – so kann man mit Fug und Recht behaupten – uns mehr als jedes andere zu Menschen macht. Der präfrontale Cortex ist (im Verhältnis zur Körpergröße) beim Menschen größer als bei allen anderen Tierarten, und seine Zellen sehen bei Menschen auch anders aus. Wie wir aus jahrzehntelangen Forschungsarbeiten wissen, ist der präfrontale Cortex der Ort, an dem Entscheidungen getroffen, Versuchungen unterdrückt und Selbsteinschätzungen erzeugt werden.

Gemeinsam bilden diese Strukturen, die das Gehirn ausmachen, die komplexe Person, das Ich. Das Ganze ist auch hier unendlich viel mehr als nur die Summe seiner Teile.

Wenn wir heute das Gehirn untersuchen, müssen wir uns nicht darauf beschränken, Gehirne von Toten im Labor zu sezieren. Wir können auch während der Entwicklung des menschlichen Gehirns in sein lebendes Inneres blicken; dazu bedienen wir uns der Methodik der Gehirnscan-Technologie, die der Neurowissenschaft beispiellose neue Möglichkeiten eröffnet hat. Auf solche Gehirnscans werde ich im nächsten Kapitel zurückkommen.

Eine der ersten Methoden, um etwas über die Gehirnentwicklung in Erfahrung zu bringen, bestand darin, Gehirne von Toten in Tausende von dünnen Scheiben zu zerschneiden und unter dem Mikroskop zu studieren. Ich selbst habe nie auf diese Weise mit menschlichem Gehirngewebe gearbeitet, aber ich arbeite mit Kollegen zusammen, die solche Forschung betreiben, und habe zugesehen, wie sie sich über ihre Mikroskope beugten. Es ist eine knifflige, langwierige Tätigkeit, die ein hohes Maß an Geschicklichkeit und viel Geduld erfordert.

Zu den ersten Wissenschaftlern, die sich mit der Entwicklung des menschlichen Gehirns beschäftigten, gehörte Peter Huttenlocher (1931–2013). Er war Kinderneurologe und arbeitete seit den 1960er Jahren an der Yale University und der University of Chicago. Mehrere Jahrzehnte lang ging er der Frage nach, wie das Gehirn unterschiedlich alter Kinder aussieht. Dabei untersuchte er das Gehirngewebe gesunder Kinder und Kinder mit geistigen Behinderungen.

Neben vielem anderen interessierte sich Huttenlocher für die Frage, wie das Gehirngewebe von Kindern, die an epileptischen Anfällen leiden, unter dem Mikroskop aussieht. (Eine Krankheit, bei der solche Anfälle auftreten, wurde später nach ihm und einem seiner Kollegen als Alpers-Huttenlocher-Syndrom bezeichnet.) Ein weiteres seiner Interessengebiete war ein Krankheitsbild, das er als tuberöse Sklerose bezeichnete, ein seltenes Leiden, bei dem am ganzen Körper und im Gehirn vorwiegend gutartige (nicht krebsartige) Tumore wachsen. Huttenlocher gründete in den Vereinigten Staaten die erste Kinderklinik, die sich auf die tuberöse Sklerose spezialisierte. Die Krankheit führt manchmal zu Entwicklungs- und Lernstörungen, und Huttenlocher erforschte die Ursachen hierfür.

Er wollte wissen, wie sich das Gehirn von Kindern mit diesen und anderen Entwicklungsbeeinträchtigungen von dem normal entwickelter Kinder unterscheidet. Um herauszufinden, was sich bei solchen Krankheiten abspielt, musste Huttenlocher dünne Gewebeschnitte der Gehirne von Toten im Mikroskop untersuchen. Um an Untersuchungsmaterial zu kommen, musste er warten, bis die Krankenhäuser aus seiner Gegend ihm Gehirne von Menschen lieferten, die gestorben waren – Säuglinge, Kleinkinder und zum Vergleich auch einige Erwachsene, erst dann konnte er ihr Gehirngewebe studieren.

Jedes Gehirn wurde in einem Behälter mit Konservierungsflüssigkeit angeliefert. Er hob dann das Organ vorsichtig auf seinen Labortisch. Mit einem scharfen Messer zerlegte er das Gehirn in große Abschnitte, er zertrennte die vier Lappen der Hirnrinde und die subkortikalen Regionen – die kleinen Strukturen tief im Inneren des Gehirns. Sein besonderes Interesse galt der Frage, wie sich die Zellen im präfrontalen Cortex entwickeln, jenem Gehirnteil, der an Entscheidungsprozessen, Handlungsplanungen und Selbstbeherrschung beteiligt ist, und wie er im Vergleich zu sensorischen Arealen aussieht, darunter die Sehrinde an der Rückseite des Gehirns und die Hörrinde an den Seiten.

Man wusste bereits, dass Schäden im Frontallappen stärkere Auswirkungen auf Persönlichkeit und Intelligenz haben als Schäden in anderen Teilen des Gehirns. Ein berühmter Fall geht auf die Mitte des 19. Jahrhunderts zurück, ungefähr 100 Jahre, bevor Huttenlocher mit seinen Arbeiten begann. Der Fall des Patienten Phineas Gage kommt in der medizinischen Literatur jener Zeit immer wieder vor und wird noch heute in Lehrbüchern zitiert.[2] Gage war Eisenbahnarbeiter im US-Bundesstaat Vermont und hatte die Aufgabe, den Erdboden für die Verlegung neuer Schienen vorzubereiten. Am 13. September 1848 stopfte er mit einer Eisenstange Sprengstoff in

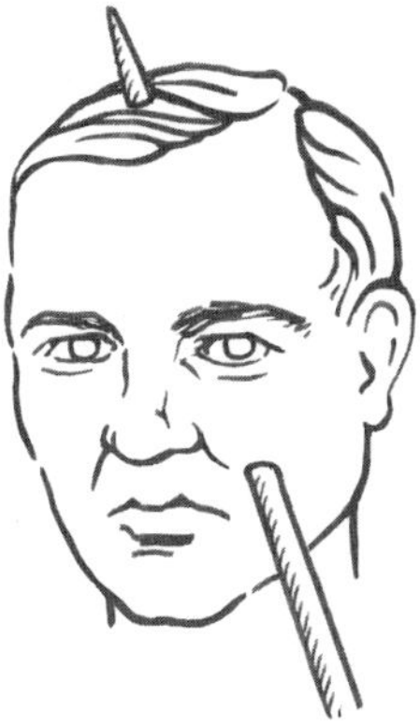

Phineas Gage mit der Eisenstange im Schädel

ein tiefes Gesteinsloch. Der Sprengstoff fing Feuer, explodierte und katapultierte die gesamte, mehr als einen Meter lange Stange in Gages Schädel. Sie trat unter der linken Augenhöhle in den Kopf ein, drang durch den vorderen Teil des Gehirns und kam oben am Schädel wieder heraus.

Wie durch ein Wunder lebte Gage nach dem Unfall noch zwölf Jahre, aber seine Persönlichkeit und sein Verhalten hatten sich nach Angaben seiner Bekannten drastisch verändert. War er zuvor offensichtlich ein stiller, allgemein beliebter Mensch gewesen, so beschrieb ihn sein Arzt John Harlow danach als widerspenstig und launisch. Harlow schrieb über ihn, während Gage in seiner Obhut war (die Arbeit wurde 1868 nach Gages Tod veröffentlicht):

> Das Gleichgewicht oder sozusagen die Balance zwischen seinen intellektuellen Fähigkeiten und seinen animalischen Neigungen scheint zerstört zu sein. Er ist jähzornig, respektlos und bedient sich gelegentlich der gröbsten Vulgarität (was früher nicht seine Art war), bringt nur wenig Achtung gegenüber seinen Mitmenschen zum Ausdruck,

> ist ungeduldig gegenüber Beschränkungen oder Ratschlägen, wenn sie mit seinen Wünschen in Konflikt geraten, legt manchmal eine hartnäckige Widerspenstigkeit an den Tag, ist aber auch launisch und wankelmütig. Er entwickelt viele Pläne für zukünftige Handlungen, die aber ebenso schnell, wie sie geschmiedet wurden, auch wieder aufgegeben und durch andere ersetzt werden, die praktikabler erscheinen. Ist er in seinen intellektuellen Fähigkeiten und Ausdrucksformen ein Kind, so hat er andererseits die animalischen Leidenschaften eines starken Mannes. Vor seiner Verletzung besaß er, obgleich nicht durch die Schule ausgebildet, einen ausgeglichenen Geist und wurde von denen, die ihn kannten, als gewitzter, schlauer Geschäftsmann betrachtet, sehr energisch und hartnäckig in der Ausführung all seiner Handlungspläne. In dieser Hinsicht wurde sein Geist radikal verändert, so dass seine Freunde und Bekannten entschieden sagten, er sei »nicht mehr Gage«.[3]

Der Fall Gage veranlasste damals und später viele Ärzte zu der Schlussfolgerung, der Frontallappen sei der Sitz von Persönlichkeit, Planung und Selbstbeherrschung: Gage hatte den linken Frontallappen verloren, und infolgedessen hatten diese Aspekte seines Charakters sich radikal und irreversibel verändert. In jüngerer Zeit wurde dieses Forschungsergebnis, das sich auf einen einzigen Fall stützte, in Frage gestellt, insbesondere weil es keine verlässlichen Beschreibungen von Gage vor seinem Unfall gab. Ohne diese aber kann man unmöglich wissen, wie stark er sich nach dem Unfall tatsächlich verändert hatte und welcher Anteil der Veränderung auf die Schädigung des fraglichen Gehirnteils zurückzuführen war.

In der ersten Hälfte des 20. Jahrhunderts und insbesondere während der beiden Weltkriege wurde über viele weitere Fälle von Frontallappenschäden berichtet. Die Untersuchungen wiesen alle darauf hin, dass eine Schädigung dieser Gehirnregion die Selbstbeherrschung beeinträchtigt und zu offensichtlich dramatischen Persönlichkeitsveränderungen führt.

In den 1960er und 1970er Jahren hatten Huttenlocher und andere Wissenschaftler aus dem Fall Gage und anderen Fällen die Vermutung abgeleitet, dass die Frontallappen an dem Gefühl für das Ich und kognitiven Fähigkeiten höherer Ordnung wie Intelligenz, Mitgefühl, Planung und Selbstbeherrschung beteiligt sein müssen. Huttenlocher konzentrierte sich daher auch in seiner Forschung am Kindergehirn auf den präfrontalen Cortex: Er vermutete, dass er dort bei Kindern mit geistiger Behinderung Abweichungen finden würde.

Nachdem Huttenlocher das Gehirn in kleine Abschnitte zerlegt hatte, schnitt er langsam und geduldig aus jeder Gehirnregion winzige Gewebescheiben ab. Dazu bediente er sich eines Kryostaten – eines extrem scharfen Schneideinstruments, das im Inneren einer Kammer bei sehr niedriger Temperatur (ungefähr minus 20 Grad) arbeitete, damit das Gewebe während des Schneidens konserviert werden konnte. Die einzelnen Scheiben, die nicht dicker als eine Zellophanfolie waren, wurden dann sorgfältig zwischen zwei dünnen Glasscheiben fixiert. Wochenlanges akribisches Arbeiten lieferte schließlich aus jeder Gehirnregion Tausende von Gewebeproben, die man nun unter dem Mikroskop studieren konnte.

Besonders interessierte sich Huttenlocher für die *Synapsen*, winzige Verbindungen zwischen den Gehirnzellen (Neuronen), durch die solche Zellen miteinander kommunizieren (siehe Abbildung auf S. 82). Über die Synapsen gibt jedes Neuron Informationen an Tausende anderer Neuronen weiter. (Von Synapsen wird in Kapitel 6 noch ausführlicher die Rede sein.) Huttenlocher wollte Genaueres über die Anzahl der Synapsen in verschiedenen Gehirnregionen erfahren. Zu diesem Zweck zählte er sie in jedem einzelnen Gehirngewebe-Dünnschnitt, den er unter dem Mikroskop untersuchte. In

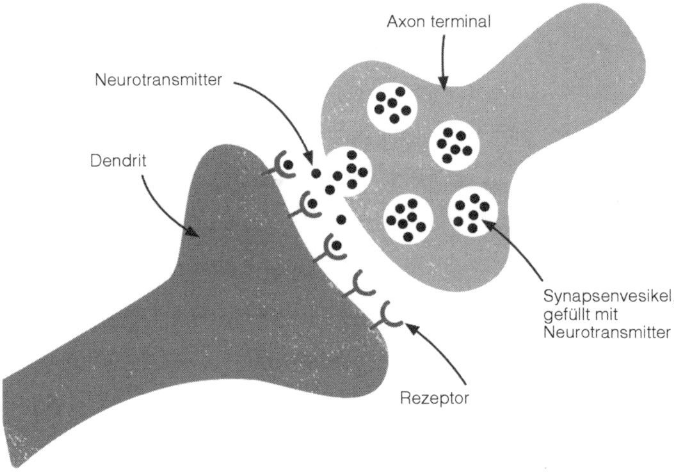

Eine Synapse aus der Nähe

den 1960er und 1970er Jahren gab es hierfür noch keine automatisierten Verfahren. Es war eine schwierige, langwierige Arbeit, die über große Zeiträume hinweg starke Konzentration erforderte. Viele Monate zählte Huttenlocher sowohl an seinem Arbeitsplatz als auch zu Hause Millionen von Synapsen. Seine Tochter erinnerte sich nach seinem Tod: »Er hatte alle diese Bilder von Synapsen bei uns zu Hause.«[4]

Huttenlochers Ziel war die Klärung der Frage, wie sich das Gehirn von Kindern mit geistigen Behinderungen von dem normal entwickelter Kinder unterschied. Später bemerkte er dazu einmal: »In unseren ersten Studien waren die Befunde bei der Normalbevölkerung paradoxerweise interessanter als die bei den anormalen Gruppen.«[5] Das war eigentlich eine Untertreibung: Huttenlochers

Befunde waren für ihn selbst und andere Wissenschaftler seiner Zeit höchst erstaunlich und aufschlussreich.

Wie sich Synapsen entwickeln, wusste man bereits aus Untersuchungen an den Gehirnen von Tieren. Schon vor der Geburt, im Frühstadium der Gehirnentwicklung, beginnt die Vermehrung der Verzweigungen (der *Dendriten*), die vom Zellkörper der einzelnen Neuronen ausgehen, und der mit jedem Neuron verbundenen Synapsen. Dieser Prozess, *Synaptogenese* genannt, setzt sich über viele Monate oder sogar Jahre fort – im Einzelnen hängt der Zeitraum von Gehirnareal und der Tierart ab –, und dabei entstehen ungeheuer viele Synapsen; und zwar viel mehr, als nötig sind. Das Gehirn junger Tiere oder auch kleiner Kinder enthält weitaus mehr Synapsen als das vollständig ausgereifte Gehirn von Erwachsenen.

Eine solche Überproduktion von Verknüpfungen ist als Entwicklungsprozess allgemein verbreitet – soweit wir wissen, spielt sie sich in allen Gehirnarealen und bei allen Tierarten ab. Was aber geschieht später mit den überzähligen Synapsen des jungen Gehirns? Im Erwachsenenalter sind sie ja wieder verschwunden. Ihr Rückgang ist auf einen Prozess namens *Ausdünnung der Synapsen* zurückzuführen. Welche Synapsen erhalten bleiben und welche beseitigt werden, hängt zumindest teilweise von umweltbedingten Erfahrungen ab. Synapsen, die in einer bestimmten Umwelt genutzt werden, bleiben bestehen und werden gestärkt; nicht genutzte Synapsen dagegen werden »ausgedünnt«.

Das Ausdünnen von Synapsen ist mit dem Auslichten eines Rosenstrauches vergleichbar: Schwächere Äste werden herausgeschnitten, damit die verbliebenen Äste kräftiger werden können. Als Analogie bietet sich hier das Bild einer Unternehmensstruktur an. Die meisten Firmen stellen zu Beginn eine begrenzte Zahl von Personen mit den benötigten Fähigkeiten ein. Dies ist ökonomisch sinnvoll, aber es gibt noch eine andere Möglichkeit. Bei Unternehmensgründung könnte man zunächst eine sehr große Zahl von Menschen mit unterschiedlichen Fähigkeiten beschäftigen. Anschließend wartet man ab, welche Fähigkeiten sich im jeweiligen Geschäftsklima als besonders nützlich erweisen, und behält dann nur den kleinen Teil an Personen, die über eben diese Fähigkeiten verfügen, während die restlichen Mitarbeiter entlassen werden. Im Geschäftsleben wäre dieses Verfahren eine ineffiziente und, wie man sicher behaupten kann, unethische Weise, um eine optimale Leistung zu erzielen, und deshalb wird es auch nicht oft angewandt. Aber das Beispiel demonstriert die Entwicklung der Verknüpfungen im menschlichen Gehirn. Zu Beginn erzeugt es viel mehr Synapsen, als es letztlich braucht, und dann werden die überflüssigen Synapsen nach und nach »entlassen«. Damit ist sichergestellt, dass alle notwendigen Verknüpfungen hergestellt und in der Folge beibehalten werden.

Der Verlust der Fähigkeit, in der Sprache zwischen bestimmten Lauten zu unterscheiden, ist ein Beispiel für einen Prozess, den man auf das Ausdünnen von Synapsen zurückführt. Welches Spektrum solcher Laute eine Person auseinanderhalten kann, hängt davon ab, welche Laute im Umfeld dieser Person während der ersten zwölf Lebensmonate zu hören waren. Am Ende des ersten Lebensjahres verlieren Babys die Fähigkeit, zwischen Lauten zu unterscheiden, denen sie zuvor nicht ausgesetzt waren.

In vielen Sprachen gibt es Laute, die sich von denen in unserer eigenen unterscheiden, und wenn wir ihnen früh im Leben nicht ausgesetzt waren, können wir sie nicht auseinanderhalten. Ein kluges Experiment machten Janet Werker, Renée Desjardins und ihre Kollegen in Kanada: Sie boten kleinen Babys, Kindern und Erwachsenen zwei verschiedene Laute an (zum Beispiel »da« und »ba«). Die

Versuchspersonen sollten angeben, wann sie einen Unterschied zwischen den Lauten erkannten.[6] Die Babys, die über solche Unterschiede natürlich nicht berichten konnten, wurden stattdessen dazu animiert, den Kopf zu drehen, wenn sie einen abweichenden Laut hörten. Wie nicht anders zu erwarten, konnten Versuchspersonen aller Altersgruppen den Unterschied zwischen »da« und »ba« heraushören. Präsentierten die Wissenschaftler denselben Versuchspersonen aber stattdessen zwei sehr einfache Laute aus dem phonetischen Repertoire des Hindi, erkannten die Kinder und Erwachsenen keinen Unterschied – beide Laute klangen gleich. Faszinierenderweise nahmen Babys unter einem Jahr den Unterschied jedoch wahr. Demnach ist es in der Regel schwierig, eine zweite Sprache, die andere Laute enthält als die erste, akzentfrei sprechen zu lernen, wenn man sie erst nach dem ersten Lebensjahr hört. Das erste Lebensjahr ist somit ein Beispiel für eine *sensible Phase* – in diesem Fall für die Einordnung von Lauten.

Können wir Laute, die während des ersten Lebensjahres in unserer Umwelt nicht vorkamen, auch nach Ablauf der sensiblen Phase noch neu lernen? Anscheinend ist das der Fall – es gelingt in einigen Fällen, ist aber mühsam, und nicht alle Menschen schaffen es gleich gut. Faszinierenderweise verändert sich die Gehirnaktivität auch in Verbindung mit sehr geringfügigen Unterschieden zwischen unbekannten Lauten, obwohl Erwachsene sich ihrer nicht bewusst sind. Das Gehirn nimmt offenbar Unterschiede zwischen Lauten auch dann wahr, wenn wir sie nicht hören können. Diese Entdeckung verdanken wir der herausragenden Pionierin der Entwicklungspsychologie Annette Karmiloff-Smith (1938–2016) und ihren Kollegen an der University of London.[7] Ihre Befunde lassen darauf schließen, dass das Gehirn die Fähigkeit, geringfügige Unterschiede zwischen Lauten wahrzunehmen, im Lauf des Lebens behält; dagegen geht die Fähigkeit, lautliche Unterschiede als bedeutsam einzustufen, verloren. Deshalb räumen wir den Lauten, die uns am häufigsten begegnen, eine Vorrangstellung im Gehirn ein, während andere, weniger bedeutsame Laute herausgefiltert werden.

Damit wir nach der sensiblen Phase noch neue Laute erlernen können, sind soziale Interaktionen mit anderen Menschen unentbehrlich. Wie Patricia Kuhl von der University of Washington in Seattle in einer Studie zeigen konnte, lernen neun Monate alte Babys neue Sprachlaute, mit denen sie nie zuvor in Berührung gekommen sind, vorausgesetzt, die neuen Laute kommen von einer echten Person, die mit den Babys in Wechselbeziehung tritt.[8] Dagegen fand in diesem Alter so gut wie kein Lernprozess statt, wenn dieselbe Person über den gleichen Zeitraum hinweg dieselben Laute in Audio- oder Filmaufnahmen sprach. Der Schlüssel zum Lernen war die Interaktion mit einem körperlich anwesenden Menschen.

Die im ersten Lebensjahr eintretenden Veränderungen der Fähigkeit, Laute wahrzunehmen, haben also nach heutiger Kenntnis ihre Ursache im Ausdünnen von Synapsen. Geräuschverarbeitungssynapsen, die nicht stimuliert werden, weil die Sprache in der natürlichen Umgebung des Babys bestimmte Laute nicht beinhaltet, werden entfernt. Durch das Ausdünnen der Synapsen wird das Gehirngewebe so strukturiert, dass es möglichst gut an genau die Umwelt angepasst ist, in der das einzelne Kind aufwächst.

Bis zu Huttenlochers Arbeiten hatte man in der Wissenschaft allgemein angenommen, im Gehirn finde nach der Kindheit kaum noch weitere Entwicklung statt. In allen drei Arealen des menschlichen Gehirns, die Huttenlocher studierte – Sehrinde, Hörrinde und präfrontaler Cortex –, besitzt jedes Neuron bei der Geburt mehr als 2500 Synapsen. Die Zahl dieser Verknüpfungen nimmt dann in den ersten Lebensmonaten rapide zu. In der Sehrinde, einem großen

Areal auf der Rückseite des Gehirns, das visuelle Reize verarbeitet und uns in die Lage versetzt, die Welt zu sehen, erreicht die Zahl der Synapsen ungefähr im Alter von acht bis zwölf Monaten ihren Höhepunkt, geht dann wieder zurück und pendelt sich mit ungefähr zwölf Jahren auf einen konstanten Wert ein.[9] In der Hörrinde, dem Areal, das für die Verarbeitung von Lauten und das Hören gesprochener Sprache zuständig ist, wird der Spitzenwert ungefähr mit drei Monaten erreicht und geht dann ebenfalls bis zum zwölften Lebensjahr wieder zurück. Demnach ändert sich die Zahl der Synapsen in den genannten sensorischen Regionen nach dem zwölften Lebensjahr kaum noch – in diesem Alter hat sie bereits das gleiche Niveau erreicht wie bei Erwachsenen.

Huttenlochers Beobachtungen am präfrontalen Cortex kamen hingegen zu anderen Ergebnissen. In diesem Areal steigt die Zahl der Synapsen während der gesamten frühen Kindheit weiter an und erreicht ihren Höhepunkt erst im Alter von drei Jahren – später als in der Seh- oder Hörrinde. Danach nimmt die Zahl der Synapsen wieder ab, allerdings nur langsam; der Rückgang setzt sich während des gesamten Teenageralters fort, und die Zahl stabilisiert sich erst irgendwann vor dem 20. Geburtstag.

Huttenlochers Befunde deuteten zum ersten Mal darauf hin, dass die Entwicklung mancher Gehirnteile entgegen früheren Annahmen nicht in der frühen Kindheit endet, sondern *sich während der gesamten Kindheit und Adoleszenz fortsetzt*. Außerdem ließ sich aus seinen Beobachtungen schließen, dass lautliche Erfahrungen aus der Umwelt einen wichtigen Beitrag dazu leisten können, den präfrontalen Cortex des Menschen in der Adoleszenz zu formen. Er wies nach, dass Synapsen in diesem Gehirnareal auch in der Adoleszenz noch ausgedünnt werden, und wir wissen, dass das Ausdünnen der Synapsen zum Teil von der Umwelt des Betreffenden abhängt.

Synapsen, die zur Verarbeitung bestimmter Reize aus der Umwelt erforderlich sind, werden beibehalten und gestärkt, und solche, die nicht gebraucht werden, verschwinden. Daraus ergab sich, dass die Umwelt eines Heranwachsenden – Kultur, Erziehung, häusliches und soziales Umfald, Hobbys, Ernährung und körperliche Betätigung – dazu beitragen dürfte, das Gehirn zu formen. Das war eine verblüffend neue Vorstellung.

Vor Huttenlocher hatten sämtliche Befunde der Neurowissenschaft darauf hingedeutet, dass der allergrößte Teil der Gehirnentwicklung sehr früh im Leben stattfindet. Die Arbeiten hatten sich meist auf sensorische Bereiche (Hör- und Sehareale) des Gehirns von Tieren konzentriert, die sich in der Tat relativ frühzeitig entwickeln. Die Konsequenzen der Huttenlocher'schen Forschungsergebnisse kann man gar nicht hoch genug einschätzen. Anfangs jedoch standen die Wissenschaftler seinen Beobachtungen skeptisch gegenüber. Huttenlocher konnte insgesamt nur 21 Gehirne verstorbener Kinder und Erwachsener untersuchen, die sich normal entwickelt hatten. Zu seiner Zeit spendeten nur wenige Menschen ihr Gehirn der Wissenschaft. Es war ihm daher nicht möglich, weiteres Untersuchungsmaterial zu beschaffen. Folglich fehlten in seinen Arbeiten viele Daten. Huttenlocher konnte sehen, wie viele Synapsen sich im präfrontalen Cortex eines Gehirns von ungefähr sechs und 16 Jahren befanden, aber er besaß keine Gehirne aus den Lebensaltern zwischen diesen Stufen. Die Daten fehlten einfach; ihm blieb nur übrig, zwischen den beiden Messwerten eine imaginäre Linie zu ziehen und Vermutungen darüber anzustellen, was in der Zwischenzeit geschieht.

Wenn ich die wissenschaftlichen Artikel lese, in denen Huttenlocher die Entwicklung des menschlichen Gehirns beschreibt, überfällt mich häufig ein Gefühl von Trauer und Schmerz. Aus seinen Arbeiten haben wir so viel über das Gehirn gelernt: Sie legten zum ersten Mal die Vermutung nahe, dass die Entwicklung mancher Areale sich auch noch über die Kindheit hinaus fortsetzt. Möglich gemacht wurden sie jedoch durch den Tod alter und junger Menschen. Ich stelle mir vor, dass es für ihn ein bittersüßes Gefühl gewesen sein muss, wenn ein junges Gehirn in sein Labor geliefert wurde. Er war verzweifelt auf der Suche nach den Gehirnen verstorbener Kinder und junger Menschen, mit denen er sein so akribisch zusammengestelltes Bild der Gehirnentwicklung weiter vervollständigen konnte, aber gleichzeitig muss das Wissen, dass er das Gehirn eines Kindes in den Händen hatte, ihm auch Kummer bereitet haben. Die wissenschaftlichen Kenntnisse über die Gehirnentwicklung haben wir diesen verstorbenen Menschen und der Großzügigkeit, mit der sie oder ihre Angehörigen die Gehirne der Forschung spendeten, zu verdanken.

Huttenlochers Entdeckungen ebneten den Weg für ein ganzes Wissenschaftsgebiet: die Erforschung des menschlichen Gehirns während seiner Entwicklung. Bis vor relativ kurzer Zeit bestanden nur begrenzte Möglichkeiten, diesen Bereich weiter zu untersuchen. Gelegenheiten, Dünnschnitte des Gehirngewebes Verstorbener zu studieren, ergaben sich, wie wir gerade erfahren haben, nur selten. Wenn man also verstehen wollte, welche Gehirnteile an welchen kognitiven Prozessen – beispielsweise Erinnerungsvermögen, Aufmerksamkeit, Sprache oder Gefühle – beteiligt sind, studierte man häufig lebende Patienten, die nach einer Kopfverletzung oder einem Schlaganfall dauerhafte Gehirnschäden davongetragen hatten. Der Wissenschaftler wusste dann, welcher Gehirnteil geschädigt war, und konnte auf dieser Grundlage die beeinträchtigten kognitiven Fähigkeiten oder Sinnesprozesse identifizieren. Daraus konnte man folgern, dass ein bestimmtes Gehirnareal für den jeweiligen kognitiven Prozess verantwortlich war.

Man kennt viele Fälle von Patienten mit Gehirnschäden. Wissenschaftler haben so eine Menge über die Funktionsweise des Gehirns gelernt, ausgezeichnet beschrieben beispielsweise in Büchern von Oliver Sacks[10] und in jüngerer Zeit von Paul Broks.[11]

Ein berühmter früher Fall aus den Vereinigten Staaten war der von Henry Gustav Molaison (1926–2008).[12] Gegenstand mehrerer hundert Fachartikel, war und ist er in der medizinischen und psychologischen Literatur mit seinen Initialen HM bekannt. HM litt an schwerer Epilepsie, die auf keine Behandlung ansprach. Sein Arzt hatte den Verdacht, dass die epileptischen Anfälle ihren Ursprung in den mittleren Schläfenlappen und den umgebenden Arealen hatten, zu denen auch der Hippocampus gehört, jene winzige Region tief im Inneren des Gehirns. Deshalb entschloss sich sein Arzt, einen großen Teil der mittleren Schläfenlappen zu entfernen – was Mitte des 20. Jahrhunderts gängige medizinische Praxis war – und damit die Epilepsie zu heilen. Im Jahr 1953, mit 27 Jahren, unterzog sich HM einer Gehirnoperation, bei der große Teile des Hippocampus und andere, benachbarte Gehirnareale entfernt oder geschädigt wurden.

Durch die Operation schien sich die Epilepsie tatsächlich zu bessern: HM hatte jetzt viel weniger Anfälle. Sehr schnell fielen seinen Ärzten aber auch seine nun auftretenden starken Gedächtnisstörungen auf. HM konnte keine neuen Erinnerungen mehr bilden, ein Zustand, den man *anterograde* Amnesie nennt. Außerdem hatte er eine mäßig ausgeprägte *retrograde* Amnesie: Er konnte sich an die meisten Ereignisse aus den letzten zwei Jahren vor dem Eingriff nicht erinnern, genauso wenig wie an Ereignisse, die elf Jahre oder mehr zurücklagen. Besonders interessant war zu jener Zeit für die Psychologen, dass HM keine neuen Erinnerungen an Menschen, Tatsachen oder Ereignisse bilden konnte, gleichzeitig aber in der

Lage war, neue motorische Fähigkeiten zu erlernen, das heißt, das sogenannte *prozedurale* Gedächtnis war erhalten geblieben. Am prozeduralen Gedächtnis, das zum Beispiel beim Erlernen und Abrufen motorischer Fähigkeiten wie Fahrradfahren, Fußballspielen oder Klavierspielen genutzt wird, sind andere Gehirnregionen beteiligt, nämlich die Basalganglien und das Kleinhirn, die bei HM durch den chirurgischen Eingriff nicht geschädigt worden waren.

Der Fall von HM wurde von mehreren hundert Neurologen und Psychologen untersucht, nachdem 1957 der erste Fachartikel über seine Gedächtnisstörungen erschienen war. Der Aufsatz stammte von der Psychologin Brenda Milner, die sich jahrzehntelang mit HM beschäftigte, und von dem Neurochirurgen William Beecher Scoville, der HM operiert hatte.[13] Der Fall brachte unsere Kenntnisse über das Gedächtnis beträchtlich voran, war er doch die erste detaillierte Fallstudie der Amnesie. Auch wussten die Ärzte in diesem Fall genau, welche Gehirnteile durch den chirurgischen Eingriff entfernt oder beschädigt worden waren; die Untersuchungen legten nahe, dass bestimmte Areale des Gehirns für einzelne psychologische Funktionen verantwortlich waren. Man gelangte zu dem Schluss, dass ein intakter Hippocampus für bestimmte Formen von Erinnerungen unentbehrlich ist. Und die Tatsache, dass HM noch über einige ältere Erinnerungen verfügte, Wörter behalten hatte und neue motorische Fähigkeiten erlernen konnte, legte die Vermutung nahe, dass diese verschiedenen Formen des Gedächtnisses in unterschiedlichen Gehirnregionen angesiedelt sind.

Die wissenschaftlichen Diskussionen über den Fall HM drehten sich zu einem großen Teil um die Genauigkeit der Operation: In den 1990er Jahren konnte man durch Gehirnscans feststellen, dass ein größerer Teil von HMs Gehirn geschädigt war, als man bis dahin angenommen hatte. Dennoch sollte man die Erkenntnisse, zu denen uns der Fall HMs auf dem Fachgebiet der Neuropsychologie verholfen hat, nicht unterschätzen. Nachdem HM 2008 gestorben war, wurde sein Gehirn der Wissenschaft gespendet; seither hat es ein Team an der University of California in San Diego in Tausende von Dünnschnitten zerlegt und ebenfalls eine dreidimensionale Rekonstruktion erstellt.

Durch die Untersuchung von Patienten mit einem geschädigten Hippocampus haben die Neuropsychologen gelernt, dass dieses Gehirnareal entscheidend dazu beiträgt, Erlebnisse vom Kurzzeit- ins Langzeitgedächtnis zu übertragen. Stellen wir uns einmal vor, wir wären nicht in der Lage, neue Erinnerungen zu bilden: Wir machen jeden Tag neue Erfahrungen, aber keine davon wird im Gedächtnis festgehalten oder zu einem Teil unserer Persönlichkeit: Alle neuen Erlebnisse, Begegnungen mit neuen Menschen, neue Tatsachen und persönliche Ereignisse würden verschwinden. Wir könnten keine autobiographischen Erinnerungen aufbauen und hätten weder ein Gespür für die Orte, an denen wir uns aufgehalten haben, noch für die Menschen, die uns begegnet sind, oder für unsere zufälligen, alltäglichen Erlebnisse. Und wie wir in Kapitel 2 bereits erfahren haben, sind Erinnerungen unabdingbar für die Entstehung des Gefühls dafür, wer wir sind, des Ich-Gefühls.

Seit der Zeit Phineas Gages haben wir die Auswirkungen von Gehirnschäden auf kognitive Funktionen studiert und damit viel über das menschliche Gehirn in Erfahrung gebracht. Ebenso haben wir festgestellt, dass das Bild kompliziert ist: Häufig sind mehrere Gehirnregionen von Schäden betroffen, so dass wir nicht genau sagen können, welche davon für welche Funktion verantwortlich ist. Umgekehrt beeinträchtigt die Schädigung eines Areals oft mehrere kognitive Funktionen; wir testen vielleicht nur eine davon, können aber nicht die Möglichkeit ausschließen, dass auch andere betroffen sind. Auch machen weitere Aspekte derartige Forschungsarbeiten heikel. Der Patient hat vielleicht Schmerzen, ist müde oder kooperiert nicht, so dass man kaum sagen kann, ob der Gehirnschaden die Ursache der schlechten kognitiven Leistungen ist. Auch ein gewisses Maß an Glück spielt mit – Neuropsychologen müssen warten, bis Patienten ins Krankenhaus kommen, und dann jeden studieren, der zufällig eine so genau lokalisierbare Schädigung aufweist, dass man sie erforschen kann.

Um herauszufinden, welche Gehirnteile an welchen kognitiven Prozessen beteiligt sind, war also ein einfacherer Weg notwendig: die Forschung am gesunden, nicht geschädigten Gehirn. An dieser Stelle kommt die Magnetresonanztomographie (MRT) ins Spiel, eine Methode, um Aufnahmen des Gehirns anzufertigen. Erstmals wurde das menschliche Gehirn gegen Ende der 1980er Jahre mit der MRT studiert; das Verfahren verschaffte uns beispiellosen Zugang zu Informationen über unser komplexestes Organ. Da wir mit seiner Hilfe das lebende, arbeitende Gehirn gesunder Menschen jedes Alters studieren können, eröffnet es ein weites Forschungsgebiet, das früheren Wissenschaftlern, so engagiert sie auch waren, verschlossen geblieben war. Für die moderne Neurowissenschaft bedeuteten MRT-Scans eine bahnbrechende Neuerung. Mit ihrer Hilfe konnten wir erstmals exakt der Frage nachgehen, was sich zwischen Huttenlochers Sechsjährigem und Sechzehnjährigem abspielt – wir konnten die Entwicklung des lebenden, heranwachsenden Gehirns verfolgen.

Kapitel 5
Im Inneren des lebenden Gehirns

Die erste Aufnahme meines Gehirns wurde 1997 angefertigt. Ich war damals in London, promovierte am dortigen University College und hatte mich als Versuchsperson für die Studie eines Kollegen gemeldet. Als wir den Raum mit dem Scanner betraten, war mein erster Gedanke: »Was? Ich soll in diese Maschine *hinein*?«

Ein MRT-Scanner ist im Wesentlichen eine lange, enge Röhre. Für mich sah sie bedrohlich eng aus. Ich musste mich auf einen Tisch legen, mit dem ich dann rückwärts in den Scanner gefahren wurde. Mein Kollege Geraint Rees und der Radiologe sicherten meinen Kopf mit Schaumstoffkissen, damit ich ihn nicht versehentlich bewegte, während ich im Scanner war. Mit Ohrstöpseln schützten sie meine Ohren vor dem Lärm, der, wie man mir sagte, im Inneren der Maschine wie Technomusik klingen würde.

Nachdem ich auf dem Tisch langsam in den Scanner geschoben worden war, schalteten die Wissenschaftler das Deckenlicht aus, verließen den Raum und schlossen die schwere Tür hinter sich. Sehr schnell fühlte ich mich eindeutig unwohl. Wenn jetzt etwas schiefginge? Käme ich aus der engen Röhre alleine heraus, wenn es nötig wäre? Würde ich Kontakt zu den Wissenschaftlern im Nebenzimmer aufnehmen können? Was wäre, wenn der Rufsummer nicht mehr funktionierte?

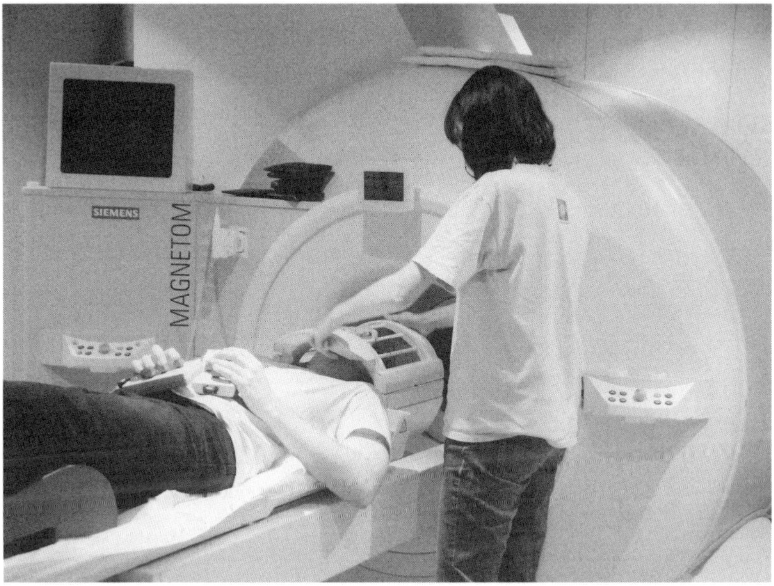

Ein MRT-Scanner

Bevor ich überhaupt Zeit hatte, über solche Fragen nachzugrübeln, ging es los. Der Scanner vibrierte, die Technoklänge setzten ein, und auf einem Computerbildschirm vor meinen Augen blitzten Wörter und Bilder auf. In dem Experiment ging es um die Frage, wie das Gehirn uns in die Lage versetzt, manchen Dingen, die um uns herum vorgehen, Aufmerksamkeit zu schenken, anderen aber nicht. Dazu musste ich Fragen nach einem Wort in der Mitte des Bildschirms beantworten und sollte gleichzeitig ablenkende Bilder, die am Rand erschienen, nicht beachten. Während ich mich bemühte, die Anweisungen zu befolgen, nahm der Scanner alle drei Sekunden ein dreidimensionales Bild meines gesamten Gehirns auf und verfolgte meine Gehirnaktivität. Es war eine ziemlich schwierige Aufgabe, und als ich mich darauf konzentrierte, eine Frage nach der anderen zu beantworten, vergaß ich 45 Minuten lang meine beengte

Umgebung; danach war die funktionelle MRT-Aufnahme (kurz fMRT) vorüber.

Anschließend wurde eine Strukturaufnahme angefertigt (das heißt, ein einfacher, unbewegter Schnappschuss meines Gehirns); dabei lag ich unbeweglich mit geschlossenen Augen auf dem Rücken, während der MRT-Scanner vibrierte und einen Lärm machte, der sich wie eine weitere Spielart von Technomusik anhörte. Zu diesem Zeitpunkt war ich erleichtert, dass die funktionelle Aufnahme vorüber war und ich zehn Minuten einfach ruhig liegen konnte, ohne etwas zu tun. Statt mein Gehirn während seiner Tätigkeit zu beobachten, nahm der Scanner jetzt ein detailliertes Foto vom dreidimensionalen Aufbau meines Gehirns auf.

Nachdem der Scanner alles aufgezeichnet hatte und ich wieder aus der Röhre gekommen war, zeigte mir Geraint die Aufnahme des Struktur-MRT auf einem großen Bildschirm. Mit der Computermaus zoomte er quer durch das Innere meines Gehirns. Ich war von den detaillierten, scharfen Bildern begeistert. Man erkannte darauf die gefalteten Schichten an der Oberfläche des Cortex, das Kleinhirn, subkortikale Regionen wie die Amygdala – und, was mich mehr überraschte: meine Zunge, meine Nase und die Augäpfel. In einer senkrechten Schichtaufnahme konnte ich mich sogar selbst erkennen, denn dort war mein Profil festgehalten.

Seit jener Zeit habe ich mich zu Forschungszwecken für Dutzende von MRT-Aufnahmen zur Verfügung gestellt, außerdem wurden wegen meiner Kopfschmerzen medizinische MRT-Aufnahmen angefertigt. Rund eine Stunde im Scanner zu liegen ist für mich heute zur zweiten Natur geworden. Die Angst, die ich beim ersten Mal hatte, ist lange verschwunden, und nachdem ich seit über 20 Jahren auf dem Fachgebiet arbeite, habe ich Vertrauen in die Ungefährlichkeit des Verfahrens. Gefährlich wird es nur dann, wenn man mit Metallgegenständen im Körper oder an der Kleidung in den Scanner geschoben wird. Eine Münze oder eine Haarklammer ist magnetisch, und der Scanner ist letztlich nichts anderes als ein riesiger Magnet. Wer Metall im Körper hat – beispielsweise ein chirurgisches Implantat oder einen Herzschrittmacher – darf nicht in den Scanner. Selbst Zahnklammern und Zahnfüllungen können in den Bildern des Gehirns zu Verzerrungen führen. Ein loses Metallobjekt beeinträchtigt nicht nur die Qualität der Gehirnaufnahmen, sondern es wird auch vom Magneten angezogen und kann zu Schäden am Scanner führen – oder, noch schlimmer, an der Person, die darin liegt.

Bei der MRT werden mit Hilfe eines Magnetfeldes hochwertige, dreidimensionale Bilder von Gehirn und Körper angefertigt.[1] Ein großer, zylinderförmiger Magnet erzeugt ein Magnetfeld rund um den Kopf der Person, und durch dieses Feld läuft ein magnetischer Puls. Die einzelnen Strukturen innerhalb des Gehirns, beispielsweise weiße und graue Gehirnsubstanz, Blutgefäße, Flüssigkeit und Knochen haben unterschiedliche magnetische Eigenschaften und sehen deshalb im MRT-Bild verschieden aus. Sensoren im Scanner zeichnen die Signale der verschiedenen Gehirnstrukturen auf. Mit dieser Information konstruiert der Computer das dreidimensionale Bild, indem er viele zweidimensionale Aufnahmen übereinanderlegt. Mit der MRT können Wissenschaftler ein Bild der Oberfläche und der Tiefenstrukturen des Gehirns mit vielen anatomischen Einzelheiten erzeugen. Eigentlich sehen MRT-Aufnahmen ein wenig wie dreidimensionale Röntgenbilder des Gehirns aus. Ein so erzeugtes Bild enthält viele hunderttausend kleine (in der Regel einen Kubikmillimeter große) Würfel, die man *Voxel* nennt (und die man sich als dreidimensionale Version der Pixel vorstellen kann, mit denen die Auflösung eines Digitalfotos oder Computerbildschirms angegeben wird); jedes davon wird vom Computer entweder als weiße oder als graue Gehirnsubstanz eingeordnet.

Mittlerweile hat man Methoden entwickelt, mit denen Wissenschaftler die MRT nicht nur nutzen können, um eine Rekonstruktion des Gehirns zu erstellen, sondern auch um das Gehirn bei seiner Tätigkeit zu beobachten. Diese sogenannte funktionelle MRT oder fMRT wurde in der Studie verwendet, die ich zu Beginn dieses Kapitels geschildert habe. Stellen wir uns vor, wir würden mit einer Bekannten reden. Dabei werden Milliarden Neuronen im Gehirn aktiviert – sie versetzen uns in die Lage, die Identität der Bekannten zu erkennen und ihre Mimik zu deuten, ihren Worten zu lauschen, über unsere eigene Reaktion nachzudenken, zu sprechen und zu lachen und so weiter. Solche aktiven Neuronen brauchen Energie. Sie wird mit dem Blut in Form eines ständigen Nachschubs an Glucose und Sauerstoff zur Verfügung gestellt. Unser Gehirn verbraucht ein Fünftel aller Energie des Gesamtorganismus – 20 Prozent der Kalorien, die wir zu uns nehmen, dienen ihm als Brennstoff. Der fMRT-Scanner nimmt die Sauerstoffmenge im Blut wahr, denn Sauerstoff hat magnetische Eigenschaften. Indem das fMRT misst, welche Mengen an sauerstoffhaltigem Blut in die einzelnen Gehirnregionen fließen, kann es »Filme« von Veränderungen der Gehirnaktivität aufzeichnen, wenn die Versuchsperson eine Aufgabe ausführt und beispielsweise Wörter liest, sich Bilder ansieht oder Töne hört.

In den letzten 20 Jahren haben wir herausgefunden, welche Gehirnteile an praktisch allen nur vorstellbaren kognitiven und emotionalen Prozessen beteiligt sind – zumindest allen, die innerhalb der Begrenzungen eines MRT-Scanners sichtbar gemacht werden können. Wir wissen, welche Gehirnareale an grundlegenden Sinnesvorgängen mitwirken, so am Sehen von Gegenständen, am Hören von Geräuschen, an der Empfindung von Berührungen und an Bewegungen. Ebenso wissen wir, welche Regionen an komplexeren Sinnesprozessen beteiligt sind, beispielsweise wenn wir das Gesicht eines Schauspielers oder die Stimme unseres Partners erkennen, Gefühle wie Furcht und Wut wahrnehmen, unsere Unterschrift schreiben oder uns vorstellen, wir würden Klavier spielen. Und es ist sogar bekannt, welche Areale für sehr komplexe kognitive Prozesse von Bedeutung sind, wie beispielsweise für Empathie, das Nachdenken über die Gedanken anderer, die Empfindung komplizierter Gefühle wie Schuld, Peinlichkeit oder Verliebtheit.

Daneben haben MRT-Aufnahmen auch viele Aufschlüsse über die Entwicklung des Gehirns geliefert. Genau wie Huttenlocher es bereits mit seiner eingehenden Untersuchung von Gewebeschnitten aus den Gehirnen von Toten entdeckt hatte, so haben auch strukturelle MRT-Aufnahmen gezeigt, dass der präfrontale Cortex eine der Gehirnregionen ist, die während der Adoleszenz und des frühen Erwachsenenalters die auffälligsten und am längsten andauernden Veränderungen durchmacht. Erinnern wir uns noch einmal: Dieses Gehirnareal liegt ganz vorn, ist bei Menschen im Verhältnis größer als bei Tieren und wirkt an einem breiten Spektrum höherer kognitiver und exekutiver Funktionen mit, darunter Entscheidungsfindung, Planung, Unterdrückung unangemessenen oder riskanten Verhaltens, soziale Wechselbeziehungen – das Verstehen anderer Menschen – und Selbstwahrnehmung.

Auch andere Areale des Cortex machen in der Adoleszenz eine längere Entwicklung durch, so die Schläfenlappen, die an Sprache, Gedächtnis und sozialem Verständnis mitwirken, und der Scheitellappen, der sich an der Planung von Bewegungen, der räumlichen Orientierung und der gleichzeitigen Verarbeitung mehrerer Sinneseindrücke beteiligt. Insgesamt lautet die wichtige Erkenntnis: Das

Gehirn von Heranwachsenden unterscheidet sich physisch von dem kleinerer Kinder und erwachsener Menschen. Was die Gehirnentwicklung angeht, ist die Adoleszenz ein eigenes Stadium.

In Kapitel 2 habe ich eine Studie erwähnt, in der wir uns in meinem Institut mit der Introspektion beschäftigten – unserer Fähigkeit, unsere eigene Leistung bei einer Aufgabe zu beurteilen. Steve Fleming, der bei dem Projekt mit uns zusammenarbeitete, hatte zuvor bereits den Gehirnteil identifiziert, der bei Erwachsenen mit der Introspektionsfähigkeit in Zusammenhang steht.[2] In seiner Studie führte eine Gruppe von Erwachsenen die gleiche Introspektionsaufgabe aus, die auch wir angewandt hatten, und es wurde wiederum eine Struktur-MRT-Aufnahme erstellt. Anschließend beschäftigten sich Steve und seine Kollegen mit der Beziehung zwischen der Introspektionsfähigkeit und dem Volumen der grauen Substanz im gesamten Gehirn. Wie sich durch ihre Beobachtungen zeigte, steht die Introspektionsfähigkeit im Zusammenhang mit der Größe des rechten rostrolateralen präfrontalen Cortex: Je besser jemand zur Introspektion in der Lage ist, desto größer ist dieses Gehirnareal. Es ist eine Region ganz vorn im Gehirn auf der rechten Seite. Ihre Größe – die Menge der in ihr enthaltenen grauen Gehirnsubstanz – hatte nichts damit zu tun, wie gut Menschen zwischen zwei Bildern unterscheiden können, wohl aber mit ihrer Fähigkeit, die Genauigkeit dieser Leistung einzuschätzen. Personen, die in diesem Areal mehr graue Gehirnsubstanz besaßen, konnten in der Regel auch ihre eigene Leistung besser beurteilen.

Warum das so ist, wissen wir nicht. Möglicherweise bestimmt das Volumen der grauen Gehirnsubstanz in diesem Areal über die Introspektionsfähigkeit. Es gibt aber auch eine andere, ebenso plausible Erklärung: Danach steigt die Größe des rechten rostrolateralen präfrontalen Cortex, wenn man Introspektion übt. Die meisten Studien mit bildgebenden Verfahren zeigen einfach nur Korrelationen, Zusammenhänge zwischen der Größe oder Aktivität eines bestimmten Gehirnareals und etwas anderem – einem Geisteszustand, einer Charaktereigenschaft der betreffenden Person oder Ähnlichem. Was Ursache und was Wirkung ist, ist nicht feststellbar. Die Größe eines Gehirnareals kann die Ursache sein, warum man etwas besser kann – in diesem Beispiel die Introspektion –, oder die Übung in diesem Etwas steigert die Größe eines bestimmten Gehirnareals. Möglicherweise stimmt auch beides.

Eines aber wissen wir: Wenn man eine Aufgabe übt, verändert sich die Gehirnstruktur. Ein berühmtes Beispiel sind die Londoner Taxifahrer. Um diesen Beruf ausüben zu können, muss man eine Prüfung namens The Knowledge ablegen; dazu gehört, dass man sich die Straßenkarte von London einschließlich seiner rund 25 000 Straßen und Tausenden von Orientierungspunkten einprägt – eine Aufgabe, die in der Regel zwei bis drei Jahre in Anspruch nimmt. Eleanor Maguire und ihre Kollegen am Wellcome Trust Centre for Neuroimaging in London machten Scans vom Gehirn altgedienter Taxifahrer und verglichen sie mit dem Gehirn von Männern gleichen Alters, die anderen Berufen nachgingen.[3] Dabei interessierten sich die Wissenschaftler vor allem für ein Gehirnareal: den Hippocampus. Von dieser kleinen, seepferdchenförmigen Struktur in der Mitte des Gehirns war in Kapitel 4 im Zusammenhang mit dem Gedächtnis und dem Fall HM bereits die Rede. Der Hippocampus speichert nicht nur »episodische« Erinnerungen an frühere Ereignisse und legt auch neue derartige Erinnerungen an, sondern er wirkt außerdem an der räumlichen Orientierung mit – mit ihm erinnern wir uns daran, wie man von A nach B kommt.

In Maguires Studien zeigten sich faszinierende Unterschiede in der Größe des Hippocampus bei Londoner Taxifahrern und anderen Männern: Der posteriore (hintere) Teil des Hippocampus war bei den Taxifahrern deutlich größer. Und was dabei besonders wichtig war: Je länger jemand bereits Taxi fuhr, desto stärker war dieser Teil des Hippocampus vergrößert. Dieser Befund – dass das Volumen des Hippocampus im Zusammenhang mit dem Zeitraum stand, seit die betreffende Person Taxi fuhr – weist darauf hin, dass die Größe des Hippocampus davon abhängt, in welchem Umfang jemand sein räumliches Gedächtnis genutzt hat, und nicht andersherum. Mit anderen Worten: Er lässt darauf schließen, dass nicht Männer mit einem größeren hinteren Hippocampus ein besseres räumliches Orientierungsvermögen haben und deshalb mit größerer Wahrscheinlichkeit Taxifahrer werden, sondern die Studienergebnisse legen eher die Vermutung nahe, dass der hintere Hippocampus umso größer wird, je häufiger man das räumliche Orientierungsvermögen nutzt.

Möglicherweise vergrößert sich also auch der rostrolaterale präfrontale Cortex, wenn wir die Introspektion üben – eine Fähigkeit, die, wie wir in Kapitel 2 erfahren haben, in der Adoleszenz besser wird.

Ein anderer Teil des präfrontalen Cortex, der für das Ich-Gefühl eine Schlüsselrolle spielt, ist der untere Teil des dorsomedialen präfrontalen Cortex (dmPFC). In Experimenten mit bildgebenden Verfahren wird diese Region aktiv, wenn die Versuchspersonen darüber nachdenken, welche Eigenschaften und sonstigen Merkmale für sie selbst charakteristisch sind. Eines der ersten derartigen Experimente zum Ich-Gefühl leitete Kevin Ochsner an der New Yorker Columbia University. Nach den Forschungsergebnissen von Ochsner und seinen Kollegen wird der dmPFC dann aktiv, wenn Versuchspersonen darüber nachdenken sollen, inwieweit Persönlichkeitsattribute wie »vertrauenswürdig« oder »schüchtern« auf sie selbst zutreffen, und dann vergleichen, wie stark die gleichen Wörter für andere, ihnen nahestehende Personen (beispielsweise die Mutter oder den Partner) oder den Durchschnittsbürger gelten.[4] Man könnte beispielsweise im Rahmen einer solchen Aufgabe darüber nachdenken, wie man sich selbst mit verschiedenen Adjektiven im Vergleich mit anderen, beispielsweise der eigenen Mutter, beschreiben würde. Wie *zuverlässig* bin ich im Vergleich zu meiner Mutter? Wie *durchsetzungsfähig*? Wie *ängstlich*?

Wie alle Gehirnareale, so hat auch der dmPFC nicht nur eine Funktion; er ist an vielen verschiedenen Aspekten der kognitiven Verarbeitung beteiligt.* Für uns ist aber insbesondere interessant, dass er mitwirkt, wenn wir über uns selbst nachdenken, denn wie bereits erwähnt wurde, macht der präfrontale Cortex während der Adoleszenz eine beträchtliche Entwicklung durch.

In Entwicklungsuntersuchungen, die man während der letzten rund zehn Jahre mit bildgebenden Verfahren durchgeführt hat, wurde die Funktionsweise der Selbstreflexion in verschiedenen Altersgruppen verglichen. Eine der ersten derartigen Untersuchungen zum Ich-Gefühl wurde 2007 von Jennifer Pfeifer und ihren Kollegen an der University of California in Los Angeles veröffentlicht.[5] Es wurden bei Kindern im Alter zwischen neun und elf Jahren sowie bei Erwachsenen zwischen 23 und 32 Jahren Scans angefertigt, während sie beurteilen sollten, ob Formulierungen wie »ich lese gern

---

* Sensorische Areale des Gehirns haben mehrere Funktionen. Die Sehrinde, die visuellen Informationen einen Sinn gibt und uns in die Lage versetzt, die Welt um uns herum zu sehen, reagiert beispielsweise bei blinden Menschen auch auf Berührungen. Wie sich in Studien gezeigt hat, spricht die Sehrinde auch bei Menschen, die sehen können, auf Geräusche an, wenn man ein bestimmtes Geräusch viele Male in Verbindung mit einem bestimmten visuellen Reiz wahrnimmt. Ebenso wird die Sehrinde aktiviert, wenn wir nur an visuelle Objekte denken und uns beispielsweise eine Ananas vorstellen.

nur aus Spaß« eher auf sie selbst oder auf Harry Potter zutrafen (Harry wurde ausgewählt, weil er eine allgemein bekannte, aber fiktive Person war).

Wie Pfeifer und ihre Kollegen feststellten, wurde der dmPFC bei Kindern, wenn sie über sich selbst nachdachten, stärker aktiviert als wenn sie über Harry nachdachten. Für Erwachsene galt das nicht. Interessanterweise wurde bei ihnen ein anderes Areal – der laterale temporale Cortex – stärker als bei Kindern aktiviert, wenn sie über sich selbst nachdachten. Der laterale temporale Cortex spielt eine Rolle für den Abruf von Erinnerungen; deshalb äußerten die Wissenschaftler die Vermutung, Erwachsene könnten gespeicherte Kenntnisse über sich selbst stärker als Kinder abrufen, wenn sie die Aufgabe ausführen, während Kinder weniger auf gespeicherte Erkenntnisse zurückgreifen und stärker mit Hilfe des dmPFC über sich selbst reflektieren.

Alle diese Vermutungen erinnern an die in Kapitel 2 erörterten Thesen über entwicklungsbedingte Veränderungen des Aktivitätsmusters während des Nachdenkens über Absichten. Hier soll noch einmal wiederholt werden, dass wir im Hinblick auf die Ursache nicht sicher sein können – die fraglichen Gehirnareale wirken auch an anderen Prozessen mit, und mit bildgebenden Verfahren kann man keine sicheren Aussagen darüber machen, welcher psychologische Prozess für die Aktivierung einer bestimmten Gehirnregion sorgt. Ebenso wenig können wir Rückschlüsse daraus ziehen, was im Gehirn von Heranwachsenden während dieser Aufgabe vor sich geht, denn Angehörige dieser Altersgruppe wurden in die Studie nicht einbezogen. Dennoch legen die Ergebnisse die Vermutung nahe, dass Kinder und Erwachsene sich unterschiedlicher mentaler Ansätze bedienen, wenn sie Urteile über ihre eigenen Charaktereigenschaften fällen sollen.

Als man das Gehirn von Menschen zum ersten Mal mit der MRT untersuchte, waren an allen Studien nur erwachsene Probanden beteiligt. In den letzten 20 Jahren jedoch haben Neurowissenschaftler begonnen, das lebende menschliche Gehirn bei allen Altersgruppen zu studieren, um so die entwicklungsbedingten Veränderungen in seinem Aufbau und seine Funktion während des gesamten Lebens zu verfolgen. Solche Forschungen gibt es in vielen Instituten auf der ganzen Welt, und heute verfügen wir über ein reichhaltiges, detailliertes Bild darüber, wie sich das lebende menschliche Gehirn entwickelt. Dieses Bild hat unsere Vorstellungen von der Gehirnentwicklung drastisch verändert: Es hat gezeigt, dass die Entwicklung in der Kindheit nicht zum Stillstand kommt, sondern sich während der gesamten Adoleszenz und bis ins Erwachsenenalter hinein fortsetzt. Huttenlocher hatte recht, und das nicht nur im Hinblick auf den präfrontalen Cortex: Wie sich mittlerweile herausgestellt hat, verändern sich viele Areale unseres Gehirns auch noch lange nach der Kindheit.

Die MRT-Scans bestätigen aber bei weitem nicht nur einige entscheidende Befunde von Huttenlocher. Im Vergleich zu den Gehirnschnitten von Toten, die er untersuchte, eröffnen sie uns einen vollkommen anderen Weg, das Gehirn zu betrachten. Wenn man Dünnschnitte von Gehirngewebe unter dem Mikroskop studiert, sieht man Zellen und Synapsen. Das ist mit der MRT nicht möglich – auch wenn die Aufnahmen sehr detailliert sind, ist ihre Auflösung viel geringer als das Bild eines Dünnschnitts unter dem Mikroskop. Wie ich bereits erwähnt habe, sehen wir mit der MRT vom Computer erstellte Bilder des Gehirns, die aus Tausenden von Voxels zusammengesetzt sind, kleinen Würfeln, von denen jeder entweder als weiße oder als graue Gehirnsubstanz eingestuft wird. Jedes MRT-Voxel mit weißer Gehirnsubstanz enthält Tausende von *Axonen*, langen Fasern, an denen die elektrischen Signale entlanglaufen, wenn die Gehirnzellen – die Neuronen – untereinander kommunizieren (siehe Abbildung auf S. 110 in Kapitel 6). Solche Details können wir in einer MRT-Aufnahme nicht sehen, aber wir wissen, dass jedes Voxel der grauen Gehirnsubstanz Zehntausende von Neuronen und Millionen Verknüpfungen (Synapsen) enthält. Und in den letzten 20 Jahren haben wir viel darüber in Erfahrung gebracht, was in der grauen und weißen Gehirnsubstanz während der Entwicklungsphasen eines Lebens vorgeht. Solche Forschungsarbeiten und die aus ihnen abgeleiteten spannenden Erkenntnisse darüber, wie und wann sich das Gehirn im Einzelnen verändert, werden im Mittelpunkt des nächsten Kapitels stehen.

Kapitel 6
Das stets plastische Gehirn

Zwar hatte Huttenlocher mit seinen Arbeiten in den 1970er Jahren erste Aufschlüsse über die Entwicklung des menschlichen Gehirns gewonnen, und mit dem Aufkommen des MRT-Verfahrens Ende der 1980er Jahre war ein weiterer Schritt in der Hirnforschung möglich. Dennoch stammten Mitte der 1990er Jahre, als ich mit meinem Studium begann, unsere meisten Kenntnisse über die Gehirnentwicklung noch aus Untersuchungen an Tieren. Die Lehrbücher, die ich damals las, enthielten kaum Informationen über die Entwicklung des *menschlichen* Gehirns und beschränkten sich in der Regel auf die Aussage, die meisten Veränderungen würden sich sehr früh im Leben abspielen und nach der Kindheit geschehe kaum noch etwas. Das folgende Beispiel stammt aus einem Abschnitt über die Myelinisierung, den Prozess, durch den die Axonen im Laufe der Entwicklung von Myelin eingehüllt werden:

> Die Myelinisierung ist eines der späteren Reifungsstadien; sie beginnt in der Regel gegen Ende der Embryonalzeit oder frühzeitig nach der Geburt, wenn die Neuronenfortsätze angelegt sind, und setzt sich über einen beträchtlichen Zeitraum fort (nämlich im Fall der Menschen bis in die Kindheit hinein).[1]

Was haben wir seit jener Zeit gelernt? Die Antwort: ungeheuer viel, und dies vor allem Dank der Fortschritte bei den bildgebenden Verfahren, mit denen man das Gehirn darstellen kann. In den zuverlässigsten und aufschlussreichsten Studien zur Gehirnentwicklung bei Menschen wurden immer wieder Hunderte, sogar Tausende von Personen zu verschiedenen Zeitpunkten während ihres Lebens untersucht. Man spricht hier von *Längsschnittstudien*.

Die erste derartige Studie wurde von Jay Giedd am National Institute of Mental Health (NIMH) in Bethesda (Maryland) geleitet. Giedd war ein echter Pionier: Als einer der Ersten studierte er die Entwicklung des menschlichen Gehirns mit dem MRT-Verfahren. Anfang der 1990er Jahre nahm er zusammen mit Judith Rapoport und anderen eine große Längsschnittstudie in Angriff, in deren Rahmen er Aufnahmen des Gehirns derselben Personen im Kindes-, Heranwachsenden- und Erwachsenenalter anfertigte.[2] Die Studie lief über 20 Jahre, und in dieser Zeit wurden Hunderte von Versuchspersonen im Alter zwischen vier und 88 Jahren untersucht (bei Kindern von weniger als vier Jahren sind Scans schwierig, weil sie im Scanner nicht vollkommen ruhig liegenbleiben und jede Bewegung die Bilder unscharf werden lässt). Jede Versuchsperson kam alle zwei Jahre zum Scannen und wurde zwei- bis siebenmal untersucht; auf diese Weise konnten die Wissenschaftler insgesamt viele Tausend Aufnahmen – jeweils mehrere von derselben Person – sammeln.

Die Studie lieferte die erste (und bis heute größte) Datensammlung über die Entwicklung des menschlichen Gehirns. Sie verschaffte uns zahlreiche Erkenntnisse darüber, wie unser Gehirn sich im Laufe unseres Lebens verändert. Seit Giedd mit seinen Arbeiten begann, hat sich in zahlreichen weiteren MRT-Studien gezeigt, dass das Volumen der grauen Gehirnsubstanz in der Hirnrinde in der Adoleszenz abnimmt und das der weißen Gehirnsubstanz größer

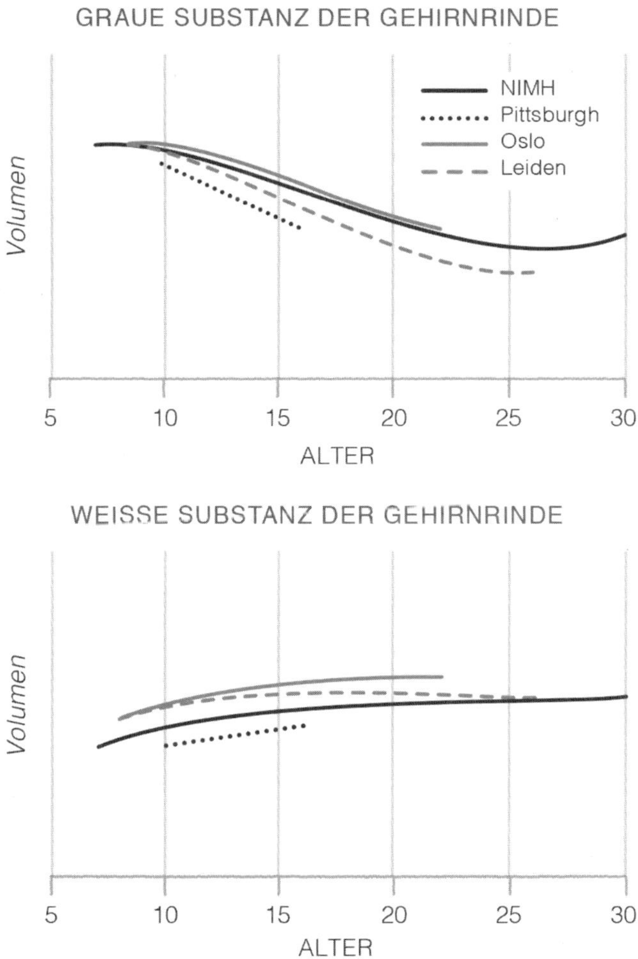

Die Entwicklung der grauen und weißen Gehirnsubstanz während der Adoleszenz

wird. Christian Tamnes, Kate Mills sowie viele Kolleginnen und Kollegen aus verschiedenen Universitäten analysierten 2016 in einer Längsschnittstudie die Daten von 391 Personen im Alter zwischen acht und 30 Jahren, die zu vier großen Gruppen aus drei Ländern gehörten: den Vereinigten Staaten, den Niederlanden und Norwegen.[3]

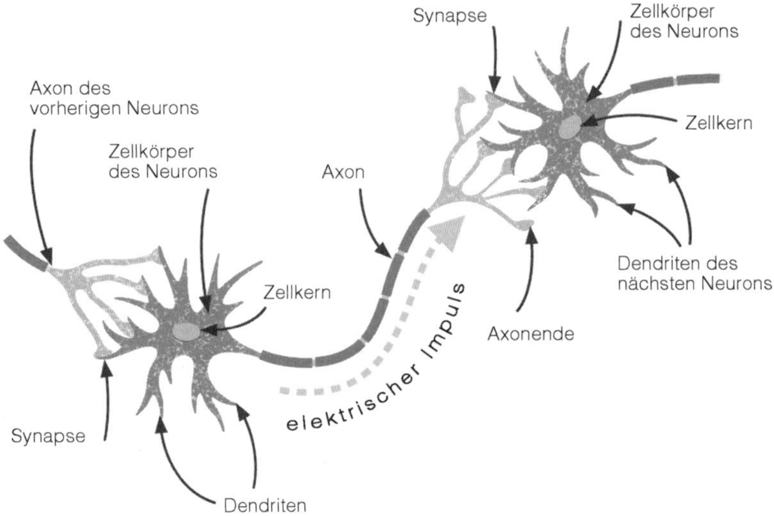

Ein Neuron aus der Nähe

Eine der amerikanischen Gruppen bestand aus den zuvor beschriebenen Versuchspersonen des NIMH. In allen vier Gruppen nahm die graue Gehirnsubstanz des Cortex im Laufe der Kindheit zu, erreichte in der späten Kindheit ihren Höhepunkt und ging dann während der Adoleszenz wieder zurück (siehe Abbildung auf S. 109). Dabei fielen allerdings Unterschiede zwischen den verschiedenen Gehirnteilen auf. Sie waren in allen vier Gruppen von Versuchspersonen bemerkenswert einheitlich. Die Analyse zeigte während der gesamten Adoleszenz einen Rückgang des Volumens der grauen Gehirnsubstanz, die allerdings im präfrontalen, parietalen und temporalen Cortex am stärksten ausfiel.[4] Warum ist das so? Auf diese Frage werde ich in Kürze zurückkommen.

Wenn wir verstehen wollen, was MRT-Aufnahmen über das Gehirn aussagen können, müssen wir uns die Anatomie des Organs ein wenig genauer ansehen. Das Gehirn eines erwachsenen Menschen wiegt ungefähr 1,4 Kilo, und wie ich bereits erläutert habe, enthält es rund 86 Milliarden Gehirnzellen, die *Neuronen* (siehe Abbildung auf S. 110).

86 Milliarden – das ist eine riesige Zahl, fast so groß wie die Zahl der Sterne in unserer Galaxis. Im Hinblick auf die Funktion des Gehirns ist vor allem die komplexe »Verdrahtung« zwischen den Neuronen von Bedeutung. Jedes Neuron hat einen Zellkörper, von dem viele kurze Zweige ausgehen, die *Dendriten*; außerdem besitzt es ein *Axon*, eine lange, dünne Faser, die über Verbindungsstellen, die *Synapsen*, mit den Dendriten und Zellkörpern anderer Neuronen verknüpft ist. Einigen Schätzungen zufolge existieren im Gehirn eines Erwachsenen bis zu einer Trillion Synapsen. Eine atemberaubende Zahl.

Jedes Mal, wenn wir irgendetwas wahrnehmen, erleben oder tun – wenn wir einen Freund erkennen, wütend sind, uns verlieben, uns unterhalten, Additionsaufgaben lösen, ein neues Wort lernen, spazieren gehen, das Handy einschalten – kommunizieren Millionen Neuronen im Gehirn miteinander über Hunderte von Millionen Synapsen. Wie läuft das ab?

Wenn ein Neuron aktiviert wird, »feuert« es einen elektrischen Impuls ab, das *Aktionspotential*. Jeder derartige Impuls ist ein winziger elektrischer Schlag (ungefähr ein Zehntel Volt), der rund eine Tausendstelsekunde dauert. Er wird vom Zellkörper erzeugt und an die Spitze (den *Terminus*) des Axons weitergeleitet; dort sorgt er dafür, dass besondere Substanzen freigesetzt werden, *Neurotransmitter* wie Glutamat, Serotonin oder Dopamin (siehe Abbildung auf S. 82). Die Neurotransmitter wandern durch den winzigen Zwischenraum der Synapse und werden in der Membran, die die Dendriten und den Zellkörper des nächsten Neurons umhüllt, von spezialisierten Proteinmolekülen aufgenommen, den *Rezeptoren*. Manche Rezeptoren lösen im nächsten Neuron elektrische Reaktionen aus. Wenn diese Reaktionen stark genug sind, lassen sie einen neuen Impuls entstehen, der nun wiederum am Axon dieses Neurons entlangläuft, und so weiter.

Impulse, die entlang kleiner Fasern von Neuron zu Neuron laufen – das ist die »Sprache« des Gehirns. Es ist der Weg, auf dem Neuronen untereinander kommunizieren und auf dem das Gehirn seine Arbeit versieht. Sehen, Denken, Sprechen, Handeln – all das sind die Folgen von Impulsmustern, die über Schaltkreise aus Millionen Nervenzellen weitergeleitet werden.

Um Entscheidungen zu treffen und in der Wirklichkeit in Echtzeit tätig werden zu können, müssen die Neuronen sehr schnell kommunizieren. Ein dünnes Axon, das nicht von einer zusätzlichen Isolierung umgeben ist, leitet Impulse nur langsam weiter – mit einer Geschwindigkeit von ungefähr einem Meter in der Sekunde. Das mag gut genug sein, wenn man klein und langsam ist wie eine Schnecke, aber für große Tiere, die sich schnell bewegen – und für Menschen –, ist es hoffnungslos zu langsam. Stellen wir uns einmal vor, wie schwierig es wäre, unsere Beine zu bewegen, wenn jeder Impuls mehr als eine Sekunde brauchen würde, um vom Gehirn bis zum Muskel zu wandern.

Die Evolution hat ihr Bestes getan, um die minderwertige Hardware zu verbessern. Erstens sind dicke Axone schneller als dünne, sie werfen aber das Problem auf, dass sie mehr Platz brauchen. Ein kluger Kunstgriff ist es, ihre Isolierung zu verbessern. In der Evolution der Wirbeltiere haben sich Mechanismen entwickelt, durch die sich eine Schicht aus fettartigem Material, dem *Myelin*, mehrfach um das Axon wickelt. Durch diesen Prozess, *Myelinisierung* genannt, beschleunigt sich die Ausbreitung der Spannung im Inneren des Axons. Der Impuls muss immer noch verstärkt werden, aber bei einem myelinisierten Axon muss dies nur noch an kleinen Abschnitten der Myelinscheide, den *Ranvier-Schnürringen*, die sich in Abständen von ungefähr einem Millimeter am Axon entlang verteilen, passieren. Beim Menschen leiten relativ große myelinisierte Fasern, beispielsweise diejenigen, die von der Großhirnrinde zum Rückenmark verlaufen, Impulse mit einer Geschwindigkeit von mehr als hundert Metern in der Sekunde.

Im frühen Stadium der Entwicklung, wenn die Axone erstmals aus den Zellkörpern der Neuronen herauswachsen, besitzen sie noch kein Myelin. Viele von ihnen, darunter bestimmte sensorische Axone, die Informationen über Schmerzen und Temperatur von der Haut übertragen, bleiben während des gesamten Lebens myelinfrei. Die meisten langen Axone werden aber irgendwann im Laufe ihrer Entwicklung myelinisiert. Die Myelinisierung ist ein sehr allmählicher Prozess, der im zweiten Schwangerschaftsdrittel beginnt und sich während des weiteren Schwangerschaftsverlaufs, im Säuglingsalter, während der gesamten Kindheit, ja sogar in der Adoleszenz und noch im frühen Erwachsenenalter fortsetzt. Das neu hinzugefügte Myelin beschleunigt die Impulsweiterleitung, und das verbessert vermutlich die schnelle Informationsverarbeitung im Gehirn ebenso wie die Geschwindigkeit und Genauigkeit von Entscheidungen und Bewegungen. Sowohl die Verdickung der Axone als auch der Einbau von Myelin stärken also die Fähigkeit des Gehirns, Informationen zu übertragen. Reaktionen auf Ereignisse in der Außenwelt können schneller vonstattengehen.[5]

Die Neuronen des Cortex liegen dicht gepackt an der Oberfläche der Gehirnhälften, die insgesamt rund drei Millimeter dick sind. Diese Schicht sieht in einem Dünnschnitt des Gehirns (der beispielsweise während einer Autopsie entnommen wurde) dunkel aus. Deshalb wird sie als »graue Gehirnsubstanz« bezeichnet. Wie im Kapitel 4 erläutert, enthält sie nicht nur die Zellkörper der Neuronen, sondern auch ihre Dendriten und ihre eigenen Axone, aber auch Axone, die aus anderen Regionen in die graue Gehirnsubstanz hineinlaufen, sowie alle Synapsen, Blutgefäße und die kleinen Schutz- und Stützzellen, die sogenannten Glia.

Unterhalb der grauen Gehirnsubstanz liegen die ungeheuer vielen Axone, die in die graue Gehirnsubstanz hineinragen und Informationen an die Neuronen weiterleiten, und jene, die aus dem Cortex entspringen und ihn mit anderen Arealen von Gehirn und Rückenmark verbinden. Sie machen einen großen Teil des Volumens der Gehirnhälften aus. Myelin reflektiert Licht und sieht deshalb in frischen Dünnschnitten des Gehirns weiß aus. Entsprechend nennt man die Masse der Axone im Gehirn auch »weiße Gehirnsubstanz«.

Da das MRT-Gerät Wasser und Fett in den Körpergeweben aufnehmen kann, erkennt es auch die unterschiedlichen Bereiche von grauer und weißer Gehirnsubstanz. Die ausgefeilten Computerprogramme, die aus den Signalen eine wunderschöne Aufnahme des Gehirns machen, können ihnen jede Farbe geben, die der Neurologe oder Wissenschaftler sich wünscht. Es ist aber allgemein üblich, die graue Gehirnsubstanz auf Scans des Gehirns in grau und die weiße Substanz in weiß darzustellen, damit die Aufnahmen stärker wie echte Dünnschnitte aussehen.

Insgesamt wird das Gehirn nach der Geburt noch über einen längeren Zeitraum größer, in der Hirnrinde entstehen aber keine neuen Neuronen mehr (oder nur sehr wenige). Das Gehirnvolumen vervierfacht sich in der Zeitspanne nach der Geburt bis zum sechsten Lebensjahr. Es hat dann 90 Prozent seiner ausgewachsenen Größe erreicht. Mit MRT-Aufnahmen kann man Wachstum und Entwicklung des Gehirns verfolgen, ohne dass man es herausnehmen und zerschneiden müsste.

Am auffälligsten ist das Wachstum der weißen Gehirnsubstanz. Ihr Volumen nimmt während der Kindheit und Adoleszenz in mehreren Gehirnregionen stetig zu. Das könnte auf eine Zunahme der tatsächlichen Zahl der Axone, auf eine Verdickung einzelner Axone oder auf den Einbau von Myelin zurückzuführen sein.[6] Vermutlich tragen alle drei Faktoren dazu bei. Und alle steigern die Geschwindigkeit oder die Reichhaltigkeit der Verknüpfungen im Gehirn. Erst irgendwann vor oder kurz nach dem 40. Lebensjahr nimmt das Volumen der weißen Gehirnsubstanz nicht mehr weiter zu, sondern bleibt auf dem bis dahin erreichten Niveau.[7]

Wie sich in MRT-Studien gezeigt hat, nimmt auch das Volumen der grauen Gehirnsubstanz in verschiedenen Cortex-Arealen während der Kindheit zu und erreicht in ihrer späten Phase seinen Höhepunkt. Während der Adoleszenz geht es deutlich zurück – in manchen Regionen des Cortex verliert die graue Substanz zwischen der späten Kindheit und dem frühen Erwachsenenalter rund 17 Prozent ihres Volumens.[8] Dieser Vorgang kommt im frühen Erwachsenenalter zwischen dem 25. und 30. Lebensjahr zum Stillstand.

Verlust der grauen Gehirnsubstanz – das klingt dramatisch. Aber dass das Gehirn während der Adoleszenz degeneriert und verkümmert, ist unwahrscheinlich. Die allmähliche Dickenabnahme der grauen Gehirnsubstanz nach der Kindheit bedeutet nicht, dass Neuronen absterben. In ihrem Volumenrückgang spiegelt sich vielmehr vermutlich eine Reihe wichtiger Prozesse der Nervenentwicklung wider, die dazu beitragen, das heranreifende Gehirn zu verfeinern und zu formen. Um diese Prozesse zu verstehen, müssen wir wissen, was mit den Zellen und Synapsen während der Entwicklung passiert. Hier aber kann uns das MRT nicht weiterhelfen, denn die Auflösung der Scans reicht für eine solche Darstellung nicht aus. Das Gerät ist zwar präziser als jedes andere digitale Messgerät, aber im

Vergleich zur mikroskopischen Untersuchung von Gehirnzellen immer noch zu ungenau. Wenn wir also wissen wollen, was sich in den Zellen und Synapsen der grauen Gehirnsubstanz während der Entwicklung abspielt, müssen wir wieder auf Huttenlochers Methoden zurückgreifen und das Gehirngewebe Verstorbener unter dem Mikroskop betrachten.[9]

Ein solcher Entwicklungsprozess, der die in MRT-Aufnahmen beobachtete Volumenveränderung der grauen Gehirnsubstanz verursachen könnte, bedeutet eine Veränderung der Zahl der Synapsen und Dendriten. In Kapitel 4 habe ich erläutert, was wir aus der Untersuchung von Gehirnschnitten Verstorbener gelernt haben: Von einem frühen Embryonalstadium an vermehren sich die Synapsen – ein Prozess, den man *Synaptogenese* nennt. Er setzt sich während der frühkindlichen Entwicklung fort und führt zu einer hohen Anzahl überzähliger Synapsen, so dass das Gehirn eines Kindes zur Zeit seines ersten Geburtstags schätzungsweise doppelt so viele Synapsen enthält wie das eines Erwachsenen.[10] Welche davon erhalten bleiben und welche beseitigt werden, hängt zum Teil von umweltbedingten Erfahrungen ab: Synapsen, die nicht gebraucht werden, verschwinden durch einen Prozess der »Ausdünnung«. Die Größenzunahme der grauen Gehirnsubstanz während der Kindheit könnte also (teilweise) im Zusammenhang mit der Zunahme der Synapsenanzahl stehen; umgekehrt wäre die Schrumpfung der grauen Gehirnsubstanz während der Adoleszenz und im frühen Erwachsenenalter auf das Ausdünnen der Synapsen zurückzuführen.

Aus den Arbeiten von Huttenlocher in den 1960er und 1970er Jahren wissen wir, dass die Zahl der Synapsen im präfrontalen Cortex während der Kindheit zu- und in der Adoleszenz wieder abnimmt; die gleiche Gesetzmäßigkeit zeigte sich auch 2011 in einer neuen Studie. Zdravko Petanjek und seine Kollegen an der Universität in

Zagreb untersuchten 32 Gehirne von Toten im Alter von null bis 91 Jahren.[11] Nach ihren Ergebnissen ist die Zahl der Synapsen im präfrontalen Cortex während der Kindheit am höchsten; ihre Abnahme beginnt ungefähr in der Pubertät, setzt sich während der Adoleszenz und den Zwanzigern fort und stabilisiert sich schließlich zwischen dem 30. und 35. Lebensjahr. Damit ähnelt die Synapsenentwicklung der Entwicklung der grauen Gehirnsubstanz im präfrontalen Cortex, wie man sie in MRT-Studien beobachten kann.

Aber Synapsen sind winzig klein. Dass sie ausgedünnt werden, kann nicht die alleinige Erklärung für den Volumenrückgang der grauen Gehirnsubstanz um 17 Prozent während der Adoleszenz sein. Die zweite Ursache für die Abnahme ist die Zunahme der weißen Gehirnsubstanz. Wenn die Axone myelinisiert werden, ändert sich ihr Aussehen: Sie sind dann nicht mehr grau, sondern weiß. Mit der Zunahme der weißen Gehirnsubstanz geht also ein Verlust grauer Substanz einher.

Manchmal werde ich gefragt, zu welchem Zeitpunkt die Entwicklung des Gehirns beendet ist – wann ist es »erwachsen geworden«? Diese Frage mag höchst bedeutsam sein, wenn es um Volljährigkeit, Wahlrecht, Verantwortung für Straftaten, Alkoholkonsum, Eintritt in die Armee und ähnliche Dinge geht. Es könnte nützlich sein, wenn die Gehirnforschung uns zu diesen schwierigen, komplizierten Fragen neue Aufschlüsse liefern und ein genaues Alter angeben könnte, in dem das Gehirn »erwachsen« ist. Aber so einfach ist die Festlegung dieses Zeitpunktes nicht. Die einzelnen Gehirnregionen entwickeln sich mit unterschiedlicher Geschwindigkeit, und ihre Entwicklung ist in unterschiedlichem Alter beendet – dann erst erreichen die Mengenverhältnisse von grauer und weißer Gehirnsubstanz ihr endgültiges Niveau, das nun über Jahrzehnte mehr oder weniger gleich bleibt. In welchem Alter das Gehirn eines Einzelnen seine Entwicklung abgeschlossen hat, hängt vermutlich von mehreren Faktoren ab, insbesondere von genetischen Ursachen und Einflüssen aus der Umwelt. Es ist also von Person zu Person unterschiedlich. Man sollte sich deshalb eher vorstellen, dass die Gehirnentwicklung nicht nach einer genau anzugebenden Zahl von Jahren zum Stillstand kommt, sondern in einer größeren *Zeitspanne*. Die wissenschaftlichen Studien lassen darauf schließen, dass das Gehirn der meisten Menschen mit circa 40 Jahren seine Entwicklung vollendet hat.

Der präfrontale Cortex gehört zu den Gehirnregionen, bei denen die Veränderungen am auffälligsten sind und am längsten andauern, wie sich in vielen Studien bestätigt hat. Dieses Gehirnareal ist an verschiedenen kognitiven Funktionen beteiligt, so an Entscheidungsfindung, Planung, Selbstbeherrschung, zwischenmenschlichen Interaktionen und Selbstwahrnehmung.

Ebenso hat sich in Studien gezeigt, dass eine Schädigung des präfrontalen Cortex verschiedene kognitive Funktionen tiefgreifend beeinflusst. Insbesondere sogenannte exekutive Funktionen sind offensichtlich auf einen funktionierenden präfrontalen Cortex angewiesen. Die exekutiven Funktionen versetzen uns in die Lage, unsere Entscheidungen und Handlungen zu planen und zu koordinieren und über geistige Flexibilität und Selbstkontrolle zu verfügen. Wie sich an dem Fall von Phineas Gage gezeigt hat, haben Patienten mit einem geschädigten präfrontalen Cortex Schwierigkeiten, etwas zu planen – egal, ob es nun darum geht, was sie heute, nächste Woche oder nächstes Jahr tun wollen.

Im Labor wurde dieses Phänomen mit der »Shopping-Aufgabe« getestet, die Paul Burgess und Tim Shallice am Londoner University College entwickelt haben.[12] Dabei erhalten Patienten mit geschädigtem präfrontalem Cortex eine Liste von Gegenständen, die sie in verschiedenen Geschäften in der Lamb's Conduit Street kaufen sollen, einer kleinen, recht hübschen Fußgängerstraße in London ganz in der Nähe des National Hospital for Neurology and Neurosurgery, wo die Patienten behandelt wurden. Sie erhielten die Anweisung, alle Gegenstände auf der Liste innerhalb eines vorgegebenen Zeitraumes zu kaufen und dabei so wenig Geschäfte wie möglich aufzusuchen. Am effizientesten teilt man dazu die Gegenstände auf der Einkaufsliste in Gruppen ein, sortiert nach den jeweiligen Geschäften, in denen man sie findet – Toilettenartikel in der Drogerie, Lebensmittel im Supermarkt, Schreibstifte im Schreibwarenladen und so weiter. So muss man jedes Geschäft nur einmal besuchen.

Gesunde Versuchspersonen bewältigen die Aufgabe recht schnell und unkompliziert. Patienten mit geschädigtem präfrontalem Cortex jedoch schnitten relativ schlecht ab. Sie planten nicht, welche Läden sie in welcher Reihenfolge aufsuchen wollten, sondern kauften unüberlegt ein, gingen mehrmals in denselben Laden, vergaßen einige Gegenstände oder gingen noch einmal zurück, um Dinge zu holen, die sie bereits gekauft hatten (siehe Abbildung auf S. 120).

Auch fällt es Patienten mit geschädigtem präfrontalem Cortex schwer, sich angemessen zu verhalten. Im Alltagsleben kann dies unsensibel wirken: Solche Patienten sprechen und handeln impulsiv. Sie verlieren schnell die Beherrschung, es kommt in ungeeigneten Augenblicken zu Gefühlsausbrüchen, und sie sind außerstande, mit Geld angemessen umzugehen.[13] Im Labor kann man Impulsivität in Experimenten messen: Die Teilnehmer sollen einen Knopf drücken, wenn ein Buchstabe auf einem Computerbildschirm auftaucht, *außer* wenn es sich bei diesem Buchstaben um ein X handelt. In diesem einen Fall müssen sie den Impuls, auf den Knopf zu drücken, zurückhalten. Eine solche sogenannte *Go- / No-go*-Aufgabe ist selbst für

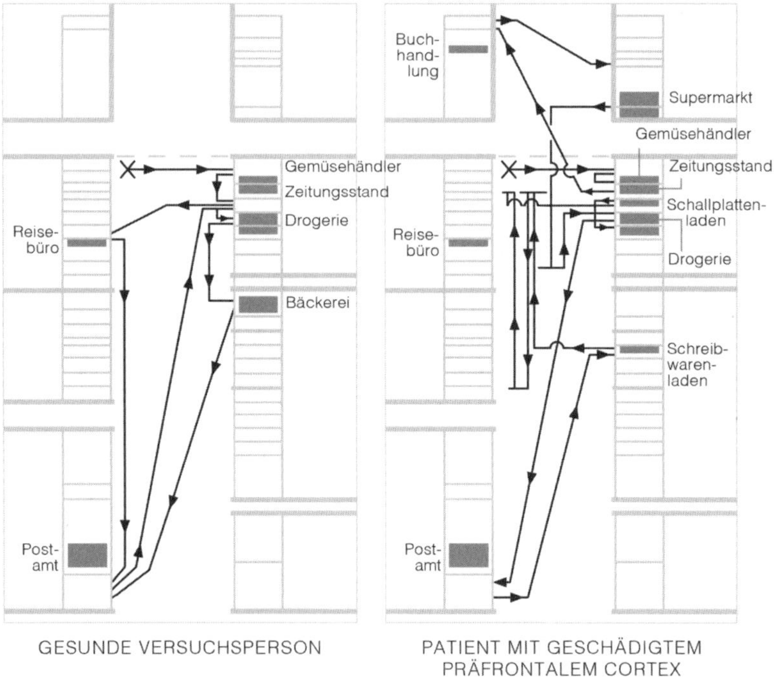

Die Einkaufsaufgabe: Wege eines Gesunden und eines Patienten mit geschädigtem präfrontalem Cortex

Menschen mit unbeschädigtem Gehirn erstaunlich schwierig, denn es fällt uns allen schwer, eine gewohnheitsmäßige Reaktion zu unterdrücken. Für Patienten mit Schäden im präfrontalen Cortex ist es nahezu unmöglich, auf das X nicht zu reagieren.

Kognitive Prozesse, die auf den präfrontalen Cortex angewiesen sind, darunter viele exekutive Funktionen wie die Fähigkeit, automatische Verhaltensweisen zu unterdrücken, machen in der Adoleszenz eine umfangreiche, langwierige Entwicklung durch. Eine der ersten Studien, mit denen die Entwicklung der Verhaltensunterdrückung untersucht werden sollte, veröffentlichte Beatriz Luna von der University of Pittsburgh.[14] Mit Hilfe einer klug ausgedachten Aufgabe maßen Luna und ihre Kollegen, wie viel Kontrolle wir über unsere Augenbewegungen haben. Wenn man jemanden bittet, auf die Mitte eines Computerbildschirms zu blicken, und am Rand des Bildschirms einen Reiz aufblitzen lässt, vollziehen die Augen der Person eine automatische Bewegung (eine sogenannte Sakkade) in Richtung des Reizes. Dies ist ein Beispiel für eine automatische Reaktion. Sie zu unterdrücken erfordert Mühe. Es ist ein wenig wie eine Go- / No-go-Aufgabe für die Augenbewegungen. Die Fähigkeit, automatische Augenbewegungen zu unterdrücken, entwickelt sich während der Kindheit und Adoleszenz, bis sie sich im frühen Erwachsenenalter schließlich stabilisiert hat. Auch die Aktivität des präfrontalen Cortex, der bei dieser Aufgabe beteiligt ist, verändert sich mit dem Alter.

Seit diesen ersten Studien hat man in vielen weiteren Experimenten mit unterschiedlichen Versionen des Go- / No-go-Prinzips bestätigt, dass sich die Fähigkeit, automatische Reaktionen zu unterdrücken, in der Adoleszenz zusammen mit den an dieser kognitiven Funktion beteiligten Gehirnarealen weiterentwickelt.

Auch wenn die *Entwicklung* des Gehirns irgendwann zum Stillstand kommt, verliert es nie seine Fähigkeit, sich zu verändern. Seine *Plastizität* – die Fähigkeit des Gehirns, sich auf wechselnde Reize aus der Umwelt einzustellen – ist immer dann aktiv, wenn Lernprozesse stattfinden – eine Altersgrenze gibt es hier nicht. Die Plastizität versetzt uns in die Lage, zu lernen, neue Informationen können wir in jedem Alter aufnehmen. Wo also liegt der Unterschied zwischen der Gehirnentwicklung (die sich in der Kindheit, in der Adoleszenz und bis ins frühe Erwachsenenalter hinein abspielt) und der Gehirnplastizität (die in allen Altersstufen vorhanden ist)?

Um das zu verstehen, müssen wir uns zwei verschiedene Arten

der Plastizität vorstellen. Die *erfahrungsabhängige Plastizität*, wie sie manchmal genannt wird, ist die Fähigkeit des Gehirns, sich auf neue Informationen einzustellen. Sie bildet in jedem Alter die Grundlage des Lernens. Die *erfahrungserwartende* Plastizität dagegen ist die Bereitschaft des Gehirns, während der Entwicklung auf sensorische Eindrücke aus der Umgebung zu reagieren.[15] Der zweite Typ steht im Zusammenhang mit der Vorstellung von einer »sensiblen Phase«. Ein Beispiel für eine frühe erfahrungserwartende Plastizität in einer solchen Phase ist der in Kapitel 4 erörterte Mechanismus, mit dem ein Säugling die Laute seiner eigenen Sprache erlernt. Damit diese und andere Funktionen sich normal entwickeln, muss das Baby in einem bestimmten Entwicklungsstadium – der sensiblen Phase – geeigneten sensorischen Input aus seiner Umgebung erhalten. Enthält man einem Kind während dieser wichtigen Phase eine bestimmte Form von Input (beispielsweise die Sprache) vor, kann die betreffende Funktion (in diesem Fall die Wahrnehmung von Sprachlauten) sich kaum noch normal entwickeln.

Während der sensiblen Phase können Synapsen ausgedünnt oder gestärkt werden, danach jedoch ändert sich an den Synapsen nur noch sehr wenig. Die meisten sensiblen Phasen, die man während des Frühstadiums der Entwicklung studiert hat, haben mit der Verarbeitung von Sinneseindrücken und der motorischen Entwicklung zu tun. Während solcher sensibler Phasen »erwartet« das Gehirn, dass es zahlreichen unterschiedlichen Sinneseindrücken ausgesetzt wird, die in nahezu jedem Umfeld vorhanden sind, darunter visuelle Reize, Geräusche und Sprachlaute, aber auch Stimulanz durch Gegenstände, die man bewegen und benutzen kann. Das ist die erfahrungserwartende Plastizität.

Was geschieht nach dem Frühstadium der Entwicklung? Vielleicht setzt sich die erfahrungserwartende Plastizität für bestimmte

Funktionen und Gehirnareale auch in der Adoleszenz noch fort. Einer plausiblen Vermutung zufolge gibt es auch später sensible Phasen für kognitive Prozesse auf der Grundlage von Gehirnarealen, die während der Adoleszenz eine deutliche Entwicklung durchmachen – beispielsweise für Prozesse wie vernünftiges Denken, Planung und soziale Kognition.

Wie sich in einer Studie in meinem Labor unter Leitung von Lisa Knoll, Delia Fuhrmann und Ashok Sakhardande zeigte, werden manche kognitive Fähigkeiten zu bestimmten Zeitpunkten während der Adoleszenz besser erlernt als zu anderen.[16] Es handelte sich um eine großangelegte Studie, die mehrere Jahre in Anspruch nahm. Beteiligt waren 558 Heranwachsende im Alter zwischen elf und 18 Jahren sowie 105 Erwachsene im Alter zwischen 19 und 33 Jahren. Die Versuchspersonen wurden nach dem Zufallsprinzip in drei Lerngruppen eingeteilt, und jede Gruppe trainierte bis zu 20 Tage lang täglich zehn Minuten online eine einzige kognitive Fähigkeit.

Das Training war so gestaltet, dass es Spaß machte: Es bestand aus Computerspielen, die wir zusammen mit einer professionellen Softwarefirma entwickelt und programmiert hatten. Man konnte sie auf einem Computer oder Tablet zu Hause oder in der Schule spielen. Die Spiele wurden immer schwieriger, je besser der Spieler sich schlug, aber es wurde kein Hinweis gegeben, *wie* man besser wird – das Lernen basierte vielmehr auf Ausprobieren, Feedback und Übung. Während des Spielens erhielten die Teilnehmer Rückmeldung darüber, wie sie abschnitten: Worte wie »toll« oder »phantastisch«, wenn sie gute Leistungen erbrachten, oder »beim nächsten Mal wird es besser«, wenn die Leistung weniger gut ausfiel. Am Ende jeder Trainingssitzung mussten die Versuchspersonen eine Schatzkiste öffnen und stellten fest, was für einen Schatz sie gewonnen hatten. Das Ziel der Spiele bestand darin, so viele Schätze wie möglich einzusammeln. Außerdem zahlten wir den Versuchspersonen einen kleinen Geldbetrag, um sie zur Fortsetzung des Trainings zu motivieren.

Eine Trainingsgruppe übte logisches Denken: Die Teilnehmer sollten Beziehungen zwischen Objekten wahrnehmen, eine Fähigkeit, die im Zusammenhang mit der Intelligenz und den mathematischen Leistungen steht. Die Aufgabe im logischen Denken bestand darin, sich ein Raster von 3x3 abstrakten Formen anzusehen, die sich in Farbe, Größe, Form und Lage unterscheiden konnten. Das letzte Karo im Gitter war leer (siehe Abbildung auf S. 125), und die Versuchspersonen sollten die richtige Form auswählen, um das Muster zu vervollständigen.

Die zweite Gruppe trainierte »Mengenunterscheidung«. Hier wurden den Versuchspersonen auf einem Computerbildschirm in schneller Abfolge zwei Gruppen unterschiedlich gefärbter Punkte gezeigt, und sie sollten beurteilen, welche der beiden Gruppen aus der größeren Anzahl von Punkten bestand. Die Leistungen in dieser Übung gehören bekanntlich in den Bereich der mathematischen Fähigkeiten.

Die dritte Gruppe der Versuchspersonen diente als Kontrollgruppe und wurde in einer Gesichtserkennungsaufgabe trainiert. Aus früheren Forschungsarbeiten wussten wir, dass die Leistung bei der Gesichtserkennung sich wahrscheinlich während der Adoleszenz verändert, aber wir glaubten nicht, dass sie in diesem Alter besonders gut *trainiert* wird.

Bei allen Versuchspersonen wurden vor und nach dem Training die drei kognitiven Fähigkeiten getestet: logisches Denken, Mengenunterscheidung und Gesichtserkennung. Ein halbes Jahr später wurden die Tests wiederholt, weil wir feststellen wollten, ob der Trainingseffekt von Dauer gewesen war.

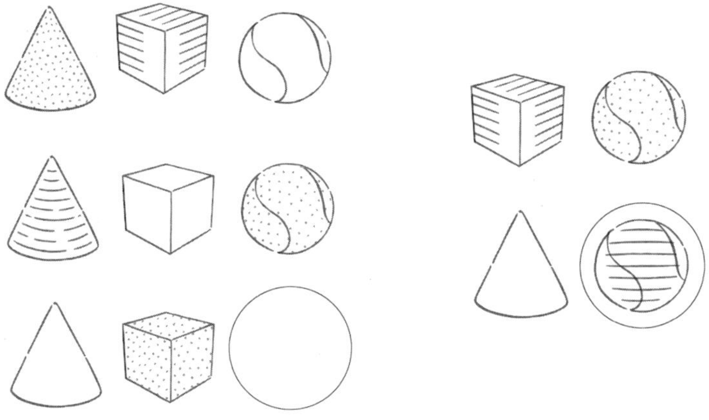

Eine Aufgabe zum logischen Denken. Die Versuchspersonen sollen unter den vier Objekten rechts dasjenige finden, das links in das Muster passt. Die richtige Lösung ist mit einem Kreis gekennzeichnet.

Wir unterteilten die Versuchspersonen in vier Altersgruppen (frühe, mittlere und späte Adoleszenz sowie Erwachsene). Wie sich herausstellte, verbesserte sich die Leistung in allen Altersgruppen, wenn logisches Denken trainiert worden war, wobei sich der größte Trainingsfortschritt bei Jugendlichen in der späten Adoleszenz (16 bis 18 Jahre) und bei Erwachsenen (18 bis 30 Jahre) zeigte. Das Training in der Mengenunterscheidung führte ebenfalls zu einer gewissen Leistungsverbesserung, aber nur bei Personen in der späten Adoleszenz und im Erwachsenenalter. Das Training in der Gesichtserkennung hatte weder bei Heranwachsenden noch bei Erwachsenen irgendeine Auswirkung auf die Leistung – nichts anderes hatten wir erwartet.

Unsere Befunde lassen darauf schließen, dass Training in logischem Denken und Mengenunterscheidung – beide stehen im Zusammenhang mit der Schulleistung in Mathematik – in der späten Adoleszenz (und im Erwachsenenalter) einen größeren Effekt hat als in der frühen oder mittleren Adoleszenz. Dass dies nicht darauf zurückzuführen war, dass manche Gruppen mehr trainiert hatten als andere, hatten wir sichergestellt. Die Ergebnisse unserer Studie werfen ein Schlaglicht auf die Bedeutung dieses späten Entwicklungsstadiums für Ausbildung und Schule und stellen die weitverbreitete Annahme in Frage, dass beim Lernen immer das Prinzip gilt: »Je früher, desto besser.«

Bildungspolitik legt das Hauptaugenmerk meist auf Lernen in der frühen Kindheit. Um den US-amerikanischen nationalen Wissenschaftsrat für die Entwicklung von Kindern aus dem Jahr 2014 zu zitieren: »Die Plastizität des Gehirns und die Fähigkeit zu Verhaltensänderungen [Lernen] nehmen mit dem Alter ab.«[17] Dieses Argument stützt sich teilweise auf Befunde aus der Wirtschaftswissenschaft, wonach Interventionen in jungen Jahren kostengünstiger sind als spätere Maßnahmen.[18] Eine solche Überbetonung frühzeitiger Interventionen steht aber im Widerspruch zu dem Befund, dass das menschliche Gehirn sich während der gesamten Kindheit und Adoleszenz und bis ins junge Erwachsenenalter hinein weiterentwickelt.

Natürlich sind frühzeitige Interventionen von entscheidender Bedeutung. Aber wenn Kinder gedeihen sollen, brauchen sie Betreuung während ihrer gesamten Kindheit und Jugend. Und auch wenn eine fürsorgliche Umgebung, Gelegenheiten zum Lernen und emotionale Unterstützung in der frühen Kindheit lebenswichtig sind, ist es entscheidend, dass die Förderung sich während der gesamten Entwicklung fortsetzt, denn das Lernen endet nicht mit der Kindheit. Wenn ein Kind »durch die Maschen gefallen« und in einem schwierigen Umfeld aufgewachsen ist, ist es nicht erfolg- und sinnlos, in der Adoleszenz zusätzliche Förderung zu gewähren.

Die Ergebnisse unserer Trainingsstudie machen deutlich, wie

wichtig die späte Adoleszenz für die Erziehung und geistige Entwicklung ist und welch große Notwendigkeit besteht, diese Lebensphase als potentielle Gelegenheit für erzieherische Maßnahmen genauer zu erforschen. Sie legen die Vermutung nahe, dass es effizienter ist, wenn man mit dem Erlernen bestimmter kognitiver Fähigkeiten bis zur späten Adoleszenz wartet.

In unserer Studie profitierten Erwachsene und Jugendliche in der späten Adoleszenz zwar am *stärksten* vom Training im logischen Denken, aber auch für Jugendliche im Alter zwischen elf und 13 Jahren verbesserte sich das durchschnittliche Testergebnis nach drei Wochen bei täglich zehnminütigen Trainingssitzungen von 60 auf 70 Prozent. Dies stellt die Behauptung mancher Bildungspolitiker in Frage, Schulaufnahmeprüfungen, in denen auch logisches Denken vorkommt, zeigten das wahre Potential jeden Kindes, weil dieses festgelegt und möglicherweise angeboren sei. Das Gegenteil ist richtig: Es handelt sich um eine Fähigkeit, die sich leicht trainieren und verbessern lässt.

Wir wissen also, dass auch das Gehirn von Heranwachsenden auf Veränderung eingestellt ist: In der Adoleszenz sprechen wir auf Erfahrung und Training an. Damit soll natürlich nicht gesagt werden, dass mit der Adoleszenz auch die Zeit des Lernens abgeschlossen wäre. Aus unserer eigenen Erfahrung wissen wir, dass das nicht stimmt. Tatsächlich bleibt während des gesamten Lebens ein gewisses Maß an Plastizität im Gehirn erhalten. Dies ist die zuvor erwähnte *erfahrungsabhängige Plastizität*, die sich von der *erfahrungserwartenden Plastizität* unterscheidet, weil Erstere auf Lernen und Üben anspricht. Die erfahrungsabhängige Plastizität des erwachsenen Gehirns ist ganz allgemein von ihrem Gebrauch abhängig. Mit anderen Worten: Das ausgewachsene Gehirn stellt sich ständig auf

Veränderungen in seiner Umwelt ein. Ob wir nun lernen, Tennis oder ein Musikinstrument zu spielen, ob wir uns neue Vokabeln einprägen oder mit neuer Computersoftware umgehen: All das sind Aufgaben, die erfahrungsabhängige Plastizität erfordern. Für diese Art des Lernens gibt es keine Altersgrenze: Es kann während des gesamten Lebens stattfinden.

Strenggenommen ist die erfahrungsabhängige Plastizität des Gehirns ständig gefordert, beispielsweise wenn eine neue Erinnerung im Gehirn gespeichert wird oder wenn wir ein neues Gesicht sehen, aber auch wenn wir dieses Buch lesen. In Kapitel 5 habe ich geschildert, wie sich die erfahrungsabhängige Plastizität im Hippocampus Londoner Taxifahrer ausformt. Andere Beispiele stammen aus der Musik. Die Hörrinde, der Teil des Gehirns, der Geräusche verarbeitet, ist bei hochqualifizierten Musikern um ungefähr 25 Prozent größer als bei Menschen, die nie ein Instrument gespielt haben.[19] Das Maß der Vergrößerung steht im Zusammenhang mit dem Alter, in dem Musiker zu üben beginnen, was darauf schließen lässt, dass das Wachstum der Hörrinde davon abhängt, wie stark sie genutzt wird.[20]

Veränderungen im Gehirn können sehr schnell vonstattengehen – manchmal stellen sie sich innerhalb weniger Tage ein. Zur Erforschung der Frage, wie die sensorischen und motorischen Areale des ausgewachsenen Gehirns sich je nach ihrem Gebrauch anpassen können, übten Erwachsene, die noch nie Klavier gespielt hatten, auf dem Instrument fünf Tage lang jeweils zwei Stunden eine einfache Tonfolge.[21] Daraufhin nahm das Volumen des Gehirnareals, das die Fingerbewegungen steuert (des motorischen Cortex) zu, und es wurde bei den Versuchspersonen im Vergleich zu einer Kontrollgruppe, die nicht Klavier gespielt hatte, aktiver.

Solche Veränderungen dürften reversibel sein. Mehrere Studien beschäftigten sich mit der Frage, wie jemand Jonglieren lernt. Eine davon wurde von Arne May und Kollegen an der Universität Regensburg durchgeführt. Die Wissenschaftler erstellten Gehirnscans von Menschen, bevor und nachdem diese drei Monate lang täglich das Jonglieren mit drei Bällen geübt hatten.[22] Am Ende der Übungsphase waren im Gehirn der Jongleure zwei Areale, welche Informationen über visuelle Bewegungen verarbeiten, größer geworden. Nach drei weiteren Monaten jedoch, in denen dieselben Personen nicht weiter jongliert hatten, waren die betreffenden Areale wieder auf ihre ursprüngliche Größe geschrumpft.

Die erfahrungsabhängige Plastizität bleibt also während des gesamten Lebens erhalten und wird immer dann wirksam, wenn wir etwas Neues lernen. Probieren wir es einmal aus. Manch einer weiß vielleicht nicht, dass der Notruf »Mayday!« von dem französischen »*M'aidez!*« kommt, was so viel wie »helfen Sie mir« bedeutet, oder dass das englische Wort »porcupine« auf das französische *porc épine* (»stacheliges Schwein«) zurückgeht.* Versuchen wir einmal, uns diese Erkentnisse zu merken. Wenn uns dies gelingt, wurden in unserem Gehirn einige Tausend Synapsen gestärkt und versetzten uns in die Lage, uns noch nach langer Zeit an solche Fakten zu erinnern (auch wenn wir uns das neue Wissen dazu vielleicht noch einige Male ins Gedächtnis rufen müssen).

Diese und andere ähnliche Fähigkeiten sind individuelle Eigenschaften. Ebenso wichtig für eine gesunde Entwicklung sind aber die sozialen und kommunikativen Fähigkeiten, von denen bereits die Rede war, als wir die Entwicklung des Ich-Gefühls in der Adoleszenz betrachtet haben. In den beiden nächsten Kapiteln werde ich

* Dieses und viele weitere Beispiele finden sich in dem Video auf http://mentalfloss.com/article/74782/french-phrases-hidden-english-words

der Frage genauer nachgehen, was wir über die Entwicklung solch komplizierter Eigenschaften in den Jahren wissen, in denen der eigene Platz innerhalb der Gruppe von Angehörigen, Freunden und insbesondere von Gleichaltrigen für uns so stark an Bedeutung gewinnt.

Kapitel 7
Sozialer Geist, soziales Gehirn

Menschen sind zutiefst soziale Lebewesen. Wir erkennen Gesichter vom Augenblick unserer Geburt an, wir streben nach zwischenmenschlichen Beziehungen und entwickeln allmählich Verständnis für die Gedanken anderer Menschen. Wir lernen in unseren ersten Lebensjahren scheinbar mühelos eine Sprache, und wenn wir die Kindheit und Jugend durchlaufen, werden unsere zwischenmenschlichen Erfahrungen immer reichhaltiger und komplizierter. Stellen wir uns einmal vor, wie das Leben aussehen würde, wenn wir keinen Zugang zu sozialen Erfahrungen hätten. Die Freiheit, uns mit anderen Menschen zu umgeben und sinnvolle Beziehungen einzugehen, ist für unser Glück und Wohlbefinden so unentbehrlich, dass es für uns eine der schlimmsten Strafen ist, wenn uns diese Freiheit durch einen Gefängnisaufenthalt oder gar durch Einzelhaft genommen wird.

Angesichts der Tatsache, dass unser soziales Umfeld für uns eine so lebenswichtige Bedeutung hat, ist es vielleicht auch nicht verwunderlich, dass sich ein großer Teil des menschlichen Gehirns der Aufgabe widmet, andere Menschen und zwischenmenschliche Beziehungen zu verstehen. Zu einem solchen sozialen Verständnis gehört eine Vielzahl komplexer kognitiver Prozesse, die wir zusammenfassend als *sozialen Geist* bezeichnen können. Er basiert seinerseits auf einem Netzwerk von Gehirnarealen, die man als *soziales Gehirn* bezeichnet.[1] Das soziale Gehirn versetzt uns in die Lage, andere Menschen zu erkennen, ihre Absichten und Gefühle zu beurteilen und ihr zukünftiges Handeln vorherzusehen. Manche Areale des sozialen Gehirns sind an Wahrnehmungsprozessen wie der Erkennung von Gesichtern, Stimmen, Körpern und Bewegungen beteiligt – Bewegungen wie Gehen, Laufen oder Tanzen. Andere Regionen wirken an noch komplizierteren Prozessen mit – wie dem Erkennen der Gefühle und mentalen Zustände anderer Menschen und dem Verständnis für andere Sichtweisen.

Stellen wir uns vor, wir ständen eines Morgens auf dem Bahnhof und warten auf einen Zug. Ein Mann läuft schnell zum nächsten Bahnsteig, wo gerade ein Zug abfährt. Der Mann winkt und schreit »Bitte warten Sie!«, aber es ist zu spät: Der Zug fährt ohne ihn ab. Auf seinem Gesicht erscheint ein Ausdruck von Panik. Ein paar Minuten später klingelt sein Handy. Er holt es aus der Tasche und blickt auf das Display. Sein Gesicht wird rot, der panische Ausdruck auf seinem Gesicht verstärkt sich weiter, dann nimmt er das Gespräch an und sagt: »Ach, hallo, Mr. Jacobs. Es tut mir schrecklich leid, aber ich schaffe es nicht mehr zu dem Meeting, denn mein Zug fällt aus. Typisch britische Eisenbahn!«

Wenn wir diese Szene miterlebt haben, können wir den Schluss ziehen, dass der Mann zu einer Besprechung fahren musste. Es ist ihm peinlich, dass er den Zug verpasst hat, und als jemand (vielleicht sein Chef?) anruft und wissen will, wo er ist, macht er sich Sorgen. Und wir wissen, dass er lügt, wenn er behauptet, der Zug sei ausgefallen.

In dieser komplexen Situation hat unser *sozialer Geist* sich schnell und instinktiv vieler kognitiver Prozesse bedient, um die Szene, deren

Zeuge wir geworden sind, zu interpretieren. Zuerst haben wir erkannt, dass es sich bei der Person um einen anderen Menschen handelt. Das mag trivial erscheinen, aber um zu erkennen, dass Gesichter und Körper zu anderen Mitgliedern unserer Spezies gehören, bedarf es im Gehirn einer Fülle komplexer Berechnungen. Zweitens haben wir im Gesicht und in der Stimme des Mannes den Ausdruck von Gefühlen registriert und erkannt. Menschen sind in der Lage, zwischen einer erstaunlichen Fülle von Gefühlsausdrücken zu unterscheiden, von grundlegenden Emotionen wie Freude und Angst bis zu komplexen Empfindungen wie Verschlagenheit, Eifersucht und Scham. Und drittens haben wir daraus Rückschlüsse auf die Vorgänge im Kopf dieser Person gezogen. Wir lesen ständig in Gesichtern und interpretieren Handlungen anderer, um herauszufinden, was sie denken und fühlen. Diese Fähigkeit, anderen Menschen Gedanken und Gefühle zuzuschreiben, wird als *Theorie des Geistes* oder *Mentalisierung* bezeichnet.

Die meisten Menschen mentalisieren automatisch und mühelos, sobald sie einen anderen Menschen sehen oder mit ihm kommunizieren. Ohne diese Fähigkeit wäre es schwierig, andere zu begreifen. Besonders schwierig gestaltet sich dies für Menschen mit einer Erkrankung aus dem autistischen Formenkreis. Das charakteristische Kennzeichen des Autismus sind Schwierigkeiten mit zwischenmenschlichen Beziehungen. Am »unteren Ende« des Spektrums ist die Kommunikationsfähigkeit stark beeinträchtigt, und die allgemeinen kognitiven Funktionen sind schwach ausgebildet. Am »oberen Ende« sind Schwierigkeiten in der Interaktion und Kommunikation mit anderen in Verbindung mit einer durchschnittlichen bis hohen Intelligenz kennzeichnend. Für Menschen mit einer Form von Autismus sind andere Personen, insbesondere deren Gedanken und Gefühle, häufig ein Rätsel. Um diese Schwierigkeiten zu erklären, formulierten Simon Baron-Cohen, Alan Leslie und Uta Frith von der University of London in den 1980er Jahren die Hypothese der »geistigen Blindheit« (*mind-blindness*), die seither von vielen anderen Wissenschaftlern weiterentwickelt wurde.[2] Der wichtigste Bestandteil der Theorie der geistigen Blindheit ist die Aussage, dass bei Menschen mit Autismus das intuitive Verständnis für die Perspektive anderer Menschen fehlt oder vermindert ist. Menschen mit Autismus können nicht automatisch mentalisieren. Dies ist eine Erklärung dafür, warum ihnen Kommunikation und soziale Interaktionen und insbesondere das Verständnis für die Nuancen zwischenmenschlicher Beziehungen so schwerfallen. Manche Menschen mit Autismus begreifen offenbar nicht, dass andere Menschen andere Überzeugungen und Absichten – andere mentale Zustände – haben können als sie selbst; dieses Unvermögen zeigt sich in ihrem Leben schon sehr frühzeitig. Wir werden später noch einmal darauf zurückkommen.

Normalerweise erwerben Kinder während ihrer Entwicklung sehr schnell ein Verständnis für ihr soziales Umfeld – die Basis eines Verständnisses für andere Menschen ist sogar schon bei der Geburt vorhanden. Um die Wahrnehmungs- und Kognitionsfähigkeiten neugeborener Kinder zu studieren, gibt es in Entbindungsstationen eigene wissenschaftliche Labors, die das Ziel verfolgen, Informationen aus den ersten Lebensstunden zu sammeln und daraus etwas über das Frühstadium der Gehirnentwicklung zu erfahren. Solche Studien haben gezeigt, dass Babys bereits am allerersten Lebenstag zwischen verschiedenen visuellen Objekten unterscheiden können. Das wissen wir, weil Neugeborene einen neuen Gegenstand länger ansehen als ein Objekt, das ihnen schon mehrere Male gezeigt wurde – hier sind sie gelangweilt und wenden den Blick ab. Außerdem blicken sie Dinge, die sie mögen, länger an. Dies ist die Grundlage des *prefential looking test* (»Blickbevorzugungstest«), der in vielen Studien zur Wahrnehmung und Kognition bei Babys angewandt wurde. Es ist ein wichtiger, nützlicher Test: Er ermöglicht Einblicke in die kognitiven Fähigkeiten von Babys, ohne auf verbale Interaktionen zurückzugreifen – denn natürlich können sie in diesem Entwicklungsstadium noch nicht verbalisieren, was sie wahrnehmen oder denken.[3]

Bei den Forschungsarbeiten auf Entbindungsstationen hat sich außerdem herausgestellt, dass Babys bereits mit einer rudimentären – aber bemerkenswerten – Fähigkeit zur Erkennung von Gesichtern geboren werden. Eine Studie gelangte zu dem Ergebnis, dass Neugeborene den Blick auf Zeichnungen ganzer Gesichter länger richten als auf Zeichnungen von Gesichtern, die »durcheinandergewürfelt« wurden – das heißt, in denen alle Merkmale an den falschen Stellen stehen. Und das, obwohl sie erst in sehr begrenztem Umfang mit Gesichtern in Berührung gekommen waren. Demnach dürfte das Gehirn bereits bei der Geburt so programmiert sein, dass es in Gesichtern etwas anderes erkennt als in allen anderen Objekten. Innerhalb weniger Tage lernt ein Baby das Gesicht seiner Mutter zu erkennen: Fotos von ihr sieht es länger an als Aufnahmen von anderen Gesichtern. Die Entwicklungspsychologen John Morton und Mark Johnson vom University und Birkbeck College in London beschäftigen sich schon seit vielen Jahren mit der Gesichtserkennungsfähigkeit von Babys. Sie interessierten sich insbesondere für die Frage, welche Gehirnareale für die schon sehr früh ausgeprägte Fähigkeit zur Gesichtserkennung verantwortlich sind, und äußerten die Vermutung, dass während der ersten Lebenswochen daran andere Leitungsbahnen im Gehirn beteiligt sind als an der späteren Verarbeitung wahrgenommener Gesichter. Ihren Befunden zufolge basiert die frühkindliche Gesichtserkennung auf subkortikalen Strukturen. Diese Gehirnteile, die sich zum größten Teil bereits sehr früh entwickeln, tragen im Gehirn zu einer Leitungsbahn bei, mit deren Hilfe wir – als Reaktion auf eine visuelle oder akustische Wahrnehmung – schnelle, automatische Bewegungen ausführen können. Die gleichen subkortikalen Strukturen findet man auch bei vielen Tieren. Sie helfen, potentielle Gefahren wie natürliche Feinde, aber auch Symbole der Sicherheit wie die Eltern zu erkennen, schnell darauf zu reagieren sowie Beutetiere auszumachen.

Johnson und Morton äußerten die Vermutung, dass unsere Fähigkeit, schon frühzeitig Gesichter zu erkennen, sich in der Evolution entwickelt habe, weil das Neugeborene auf diese Weise eine automatische Bindung (man spricht auch von »Prägung«) an die Menschen entwickeln kann, mit denen es hauptsächlich zusammen ist und die ihm sowohl Nahrung als auch Schutz gewähren.[4] Genau wie ein frischgeschlüpftes Küken, das ausschließlich auf seine Mutter konzentriert ist und ihr auf Schritt und Tritt folgt, werden auch Menschenbabys auf das Gesicht geprägt, das sie am häufigsten sehen. Erst wenn ein Baby zwei oder drei Monate alt ist, übernehmen Areale der Gehirnrinde an der Oberfläche des Gehirns – und zwar vorwiegend in den Schläfen- und Scheitellappen – die Steuerung der Gesichtserkennung.

Neben unserer Sehfähigkeit ist auch das Hörsystem des Gehirns bei der Geburt bereits teilweise entwickelt. In Forschungsarbeiten mit frühgeborenen Babys, die bereits im eigentlich dritten Schwangerschaftstrimester zur Welt gekommen waren, hat sich sogar gezeigt, dass Babys selbst in diesem sehr frühen Stadium auf den Klang von Sprache ansprechen und ihm länger zuhören als anderen Geräuschen.

Unsere Kenntnisse über die Hörfähigkeit von Babys stammen aus

Studien auf Entbindungsstationen, in denen Wissenschaftler messen, wie häufig das Baby an einem Schnuller saugt. Dahinter steht der Gedanke, dass das Baby bei Geräuschen, die ihm nicht vertraut sind, länger saugt als bei Geräuschen, die es wiedererkennt. Von dieser klugen Annahme ausgehend, haben Wissenschaftler entdeckt, dass Babys schon am ersten Lebenstag zwischen männlichen und weiblichen Stimmen unterscheiden können. Am zweiten Tag nehmen sie den Unterschied zwischen einer fremden Sprache und ihrer eigenen wahr – wenn sie dem Klang einer Fremdsprache ausgesetzt sind, saugen sie länger, als wenn sie Laute ihrer Muttersprache hören, die sie schon im Mutterleib wahrgenommen haben.[5] Am dritten Tag erkennt das Baby die Stimme der Mutter und hört ihr intensiver zu als Fremden.[6] Solche bemerkenswert frühen Hörfähigkeiten entstehen nach heutiger Kenntnis, weil manche Geräusche – wenn auch gedämpft – bereits im Mutterleib wahrgenommen werden. Das Gehirn stellt während seiner Entwicklung sehr schnell Verknüpfungen her und lernt, Geräusche zu unterscheiden. Diese Fähigkeit bildet das Fundament für einen grundlegenden Bestandteil zwischenmenschlicher Interaktionen: der Sprache.

Die Erforschung der Entwicklung von Gesichts- und Geräuscherkennung konzentrierte sich zum größten Teil auf die frühe Kindheit. Findet in der Adoleszenz eine weitere Entwicklung der zwischenmenschlichen Wahrnehmung statt? Man könnte davon ausgehen, dass sich auch dann noch Veränderungen im sozialen Geist abspielen, denn das soziale Umfeld wird ungeheuer viel komplizierter, und Freunde, aber auch Gruppen von Gleichaltrigen gewinnen während und nach der Pubertät erheblich an Einfluss und Bedeutung.

Wie sich in den 1980er Jahren in Experimenten unter Leitung von Susan Carey und Adele Diamond zeigte, verändert sich die Fähigkeit zur Gesichtserkennung in der frühen Adoleszenz auf faszinierende Weise weiter. Männliche und weibliche Versuchspersonen im Alter zwischen acht und 16 Jahren sollten sich anhand von Fotos an unbekannte Gesichter erinnern. Bei dieser Gedächtnisaufgabe nahmen die Leistungen im Alter von acht bis zehn Jahren deutlich zu, blieben dann einige Jahre lang auf dem gleichen Niveau und gingen ungefähr um das zwölfte Lebensjahr sogar zurück. Dann folgte bis zum 16. Lebensjahr ein allmählicher Leistungsanstieg auf das Niveau des Alters von weniger als zwölf Jahren. Was war passiert? Dass sich die Leistung bei dieser Aufgabe während der frühen Adoleszenz *verschlechtern* soll, widerspricht der Intuition.

In einer zweiten Studie entdeckten Carey und Diamond, dass die Verschlechterung des Gesichtserinnerungsvermögens nicht allein vom Alter abhängt.[7] Eine große Gruppe zehn- und elfjähriger Mädchen sollte sich, wie eingangs geschildert, an Gesichter erinnern. Gleichzeitig wurde gemessen, in welchem Stadium der Pubertät sie sich befanden. Manche Mädchen haben in diesem Alter das Frühstadium der Pubertät erreicht, andere befanden sich bereits in der mittleren oder sogar späten Pubertät – solche Schwankungen sind vollkommen normal und in der betreffenden Altersgruppe üblich. Wie die Wissenschaftlerinnen feststellten, schnitten Mädchen in der mittleren Pubertät bei der Erinnerung an Gesichter schlechter ab als solche, die erst in der frühen Pubertät waren. Dies lässt darauf schließen, dass ungefähr in der Mitte der Pubertät etwas geschieht, was das Erinnerungsvermögen an Gesichter vorübergehend beeinträchtigt.

Über ähnliche Ergebnisse berichteten Robert McGivern und sein Team von der San Diego State University in den 2000er Jahren. Sie hatten in einem Experiment einer großen Gruppe von Kindern, Heranwachsenden und jungen Erwachsenen eine ganz andere Aufgabe gestellt.[8] Hier mussten die Versuchspersonen sich entweder Bilder von Gesichtern ansehen, die bestimmte Gefühle (glücklich, traurig, wütend) ausdrückten, oder sie betrachteten Wörter, mit denen diese Gefühle (»glücklich«, »traurig«, »wütend«) beschrieben wurden. Dabei sollten sie das Gefühl, das im Gesicht oder im Wort zum Ausdruck kam, so schnell wie möglich identifizieren, indem sie einen Knopf drückten. Anschließend wurden den Teilnehmern ein Gesicht und ein Wort gleichzeitig gezeigt, und sie mussten entscheiden, ob der Gesichtsausdruck zu dem Wort für das Gefühl *passte*. Diese sogenannte *match-to-sample*-Aufgabe bezieht den präfrontalen Cortex ein, und sie ist schwieriger: Bis die Versuchspersonen ein Wort und ein Gesicht in Einklang gebracht haben, dauert es in der Regel länger, als wenn sie auf ein Wort oder ein Gesicht allein reagieren sollen.

Als die Wissenschaftler genauer untersuchten, wie lange die Versuchspersonen zum Beantworten der Fragen brauchten, gelangten sie zu einem faszinierenden Befund: Verglichen mit Zehn- bis Elfjährigen kam es bei Beginn der Pubertät im Alter von etwa elf bis zwölf Jahren zu einer Leistungs*minderung*, wenn sie Gesichter und Wörter in Übereinstimmung bringen sollten. Sie waren dabei um ungefähr 15 Prozent *langsamer* als die jüngere Altersgruppe. Nach der Pubertät, ungefähr ab dem 13. bis 14. Lebensjahr, verbesserte sich die Leistung wieder, bis sie mit ungefähr 16 Jahren erneut bei dem höheren Niveau vor Beginn der Pubertät angelangt war.

Welche Ursachen dieser mögliche Leistungsrückgang während der Pubertät hat, wissen wir noch nicht. Manche Indizien sprechen für die Hypothese, dass die starken Veränderungen der Geschlechtshormone in dieser Zeit für Veränderungen in den Schaltkreisen des Gehirns sorgen. Anne-Lise Goddings, Kate Mills und unsere Kollegen am NIMH konnten mit ihren Forschungsarbeiten zeigen, dass die Entwicklung der subkortikalen Gehirnareale sich nicht im Einklang mit dem chronologischen Alter fortsetzt, sondern abhängig vom zeitlichen Ablauf der Pubertät ist.[9] Demnach steht die Entwicklung der subkortikalen Regionen im Zusammenhang mit der körperlichen Reife und nicht mit den Jahren, die jemand schon gelebt hat.

Die Wissenschaftler, die mit der *match-to-sample*-Methode gearbeitet hatten, brachten den Leistungsrückgang mit der plötzlichen Zunahme der Zahl der Synapsen zwischen den Neuronen des Gehirns zu Beginn der Pubertät in Verbindung. Wie in vorangegangenen Kapiteln bereits erwähnt wurde, konnte man sowohl durch MRT-Untersuchungen während der Entwicklung als auch in Studien an Gehirnen Verstorbener nachweisen, dass die Struktur des präfrontalen Cortex sich je nach Lebensstadium verändert. Eine dieser Veränderungsphasen liegt in der späten Kindheit und frühen Adoleszenz: Während dieser Zeit werden die Nervenzellen und ihre Verknüpfungen neu angeordnet. Die Zahl der Synapsen im präfrontalen Cortex steigt während der Kindheit stetig an und erreicht ihren Höhepunkt irgendwann im späten Kindesalter. Danach kehrt sich der Ablauf um, und die Zahl der Synapsen nimmt ab: Verknüpfungen, die nicht mehr gebraucht werden, verschwinden, und solche, die weiter in Gebrauch sind, werden gestärkt. Manche Wissenschaftler vermuten, dass die während der Kindheit entstehenden Synapsen noch nicht auf die Verarbeitung bestimmter Reize spezialisiert sind, und deshalb viele von ihnen später für unnötig befunden und entfernt werden. Möglicherweise führt das Vorhandensein überzähliger Synapsen in der späten Kindheit und Pubertät während der Neuordnung des Gehirns zu einem vorübergehenden Leistungsrückgang. Erst später werden die Verknüpfungen durch Ausdünnung zu leistungsfähigen Netzwerken, die so organisiert sind, dass sie alle erforderlichen, spezialisierten Funktionen ausführen können. Die Pubertät setzt bei Jungen im Durchschnitt 18 Monate später ein als bei Mädchen. Das wäre eine Erklärung dafür, warum der Leistungsrückgang in der Studie von McGivern bei Jungen ein wenig später zu beobachten war als bei Mädchen.

Möglicherweise hat auch unser soziales Umfeld – andere Menschen, ihr Aussehen und Handeln, ihr Verhalten uns gegenüber und unser Platz in der sozialen Gruppe – in der Zeit der Pubertät bis zur frühen Adoleszenz einen gewissen Einfluss auf das Ausdünnen der Synapsen, indem es sozusagen indirekt mit darüber bestimmt, welche Verknüpfungen erhalten bleiben und welche als unnötig eingestuft werden. Wenn dem so ist, kommt dem sozialen Umfeld hier eine wichtige Rolle zu. Dies ist allerdings eine sehr spekulative Vermutung – bisher wissen wir so gut wie nichts darüber, warum die Synapsen in manchen Gehirnarealen während der Pubertät neu geordnet werden und wie sich dies auf Wahrnehmung oder Kognition auswirkt.

Einen entwicklungsbedingten Leistungsrückgang beobachtet man nicht nur bei der Gesichtserkennung. In einer Studie von Iroise Dumontheil, die seinerzeit bei mir arbeitete und heute am Birkbeck College in London ihr eigenes Labor leitet, wiesen wir in der frühen Adoleszenz einen Leistungsrückgang bei einer nichtverbalen relationalen Denkaufgabe nach. Im Rahmen dieser sogenannten Shapes-Aufgabe sollen die Versuchspersonen abschätzen, ob sich zwei Objektpaare, die sich in Form und / oder Beschaffenheit unterscheiden können, in derselben Dimension oder in unterschiedlichen Dimensionen verändern. Betrachten wir einmal die Abbildung auf S. 143. Unterscheiden sich die beiden Paare in ihrer Beschaffenheit (eine Dimension) oder in ihrer Form (die andere Dimension)? Oder unterscheiden sie sich in verschiedenen Dimensionen? Diese schwierige Aufgabe wird im rostrolateralen präfrontalen Cortex (RLPFC) und im parietalen Cortex verarbeitet. Bei 179 weiblichen Versuchspersonen im Alter zwischen sieben und 27 Jahren fanden wir ein nichtlineares altersbedingtes Entwicklungsmuster.[10] Nach einer anfänglichen Leistungsverbesserung, bei der Neun- bis Elfjährige das Niveau von Erwachsenen erreichten, ging die Leistung im Alter zwischen elf und 14 Jahren zurück, um dann in der späten Adoleszenz allmählich wieder auf das Niveau der Erwachsenen anzusteigen. Diese Leistungsverteilung spiegelte sich auch in einer nichtlinearen Entwicklung der Gehirnaktivität im linken RLPFC wider.[11]

Welche Folgerungen sich aus dieser Leistungseinbuße, die bei bestimmten Kognitions- und Wahrnehmungsaufgaben während der frühen Adoleszenz auftritt, für das Alltagsleben ergeben, ist noch nicht klar. Manche Indizien deuten allerdings auf ein ähnliches Phänomen bei den Schulleistungen hin – Lehrer und Bildungsforscher sprechen in der frühen Adoleszenz von einem »Leistungsknick«. In diesem Alter, irgendwo zwischen dem zwölften und 14. Lebensjahr, schneiden manche Schüler und Schülerinnen schlechter ab als im Jahr zuvor. Im nachfolgenden Jahr verbessert sich die Leistung dann allmählich wieder. Der Leistungsknick ist faszinierend und rätselhaft; Bildungsforscher haben die Vermutung geäußert, er könne eine Folge des Drucks sein, der durch den Übergang von kleinen Grundschulen zu großen weiterführenden Schulen entsteht und sowohl sozial als auch schulisch belastend sein kann. Aber vielleicht ist das nicht die einzige Ursache. Möglicherweise spiegeln sich in dem Leistungsknick sowie in dem in Studien ermittelten Leistungsrückgang auf anderen Feldern zum Teil auch die Veränderungen wider, die sich im Gehirn in der frühen Adoleszenz abspielen.

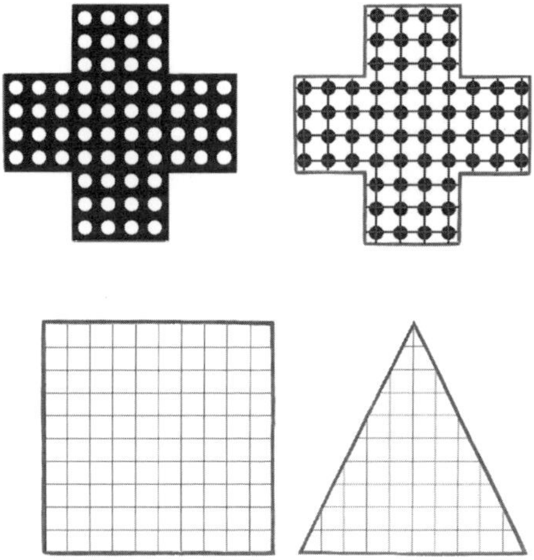

Die Shapes-Aufgabe: Die beiden oberen Objekte unterscheiden sich in der Beschaffenheit, die unteren dagegen in der Form.

Zu Beginn dieses Kapitels habe ich den Begriff der Mentalisierung erläutert, das heißt der Fähigkeit, die mentalen Zustände anderer Menschen zu verstehen. Wie entwickelt sie sich? Innerhalb der ersten neun Lebensmonate erwerben Babys ein grundlegendes Verständnis für die Gefühle anderer Menschen. Sie sehen die Unterschiede zwischen Gesichtsausdrücken, in denen sich Emotionen wie Glück, Traurigkeit oder Wut widerspiegeln, und erkennen, dass diese in Zusammenhang mit unterschiedlichen Gefühlen stehen. Aber bis zu einem Alter von ungefähr eineinhalb Jahren handeln Babys scheinbar egozentrisch – als glaubten sie, dass jeder die gleichen Standpunkte, Gedanken und Gefühle habe wie sie. Babys haben noch nicht die mitfühlende Fähigkeit, »sich selbst in einen anderen hineinzuversetzen« und sich mit der Art zu identifizieren, wie ein anderer fühlt. Diese Fähigkeit hat sich in ihrem Gehirn noch nicht entwickelt. Ungefähr mit 18 Monaten jedoch differenzieren Babys erstmals zwischen ihren eigenen Gefühlen und denen anderer. In diesem Alter wird ihnen allmählich klar, dass verschiedene

Menschen unterschiedliche Gefühle und Wünsche haben. Die Fähigkeit, diese Konzepte zu verstehen, wird während der ersten Lebensjahre und darüber hinaus immer ausgefeilter.

Um herauszufinden, in welchem Alter sich bei Babys die Vorstellung entwickelt, dass andere Menschen andere Meinungen haben als sie selbst, entwickelte Alison Gopnik von der University of California in Berkeley einige sinnvolle Experimente.[12] In einem davon wurden Babys im Alter zwischen 14 und 18 Monaten zwei Lebensmittel gezeigt: Brokkoli und Kekse. Wie vielleicht nicht anders zu erwarten war, entschieden sich die Babys in der Regel dafür, die Kekse zu essen, wenn man ihnen die Wahl ließ. Im zweiten Teil des Experiments aß die Versuchsleiterin vor den Babys den Brokkoli und tat so, als würde er ihr sehr gut schmecken; dann aß sie die Kekse, wobei sie angewidert aussah. Als die 14 Monate alten Babys anschließend gebeten wurden, ihr etwas zu essen zu geben, gaben sie der Versuchsleiterin immer noch die Kekse, die sie selbst bevorzugten, obwohl diese gezeigt hatte, dass sie eine andere Vorliebe hatte. Mit 18 Monaten dagegen gaben die Babys ihr den Brokkoli – in diesem Alter wird Babys offensichtlich klar, dass der Geschmack anderer Menschen von ihrem eigenen abweichen kann. Ihre Weltsicht wird weniger egozentrisch.

Sobald Kinder sprechen können, beginnen sie, über ihre Gedanken und die anderer Menschen zu reden. Zuerst konzentrieren sie sich dabei auf Wünsche, Wahrnehmungen und Gefühle: Was sie sehen, fühlen oder wollen, hat Vorrang vor dem, was sie denken oder wissen. Mit zwei Jahren beginnen Kinder sowohl verbal als auch nonverbal ihre Wünsche zu äußern. Sie zeigen vielleicht auf die Keksdose und sagen: »Ich möchte einen Keks.« In diesem Alter verstehen Kinder auch, dass sie mit der Blickrichtung etwas darüber aussagen können, was sie wollen. Sie sagen vielleicht, dass ihre

Schwester auf die Keksdose starrt, weil sie einen Keks haben möchte, obwohl sie es nicht gesagt hat.

Mit drei Jahren sprechen die Kinder erstmals darüber, was sie glauben: »Ich *glaube*, die Kekse sind in der Dose.« Aber erst mit vier oder fünf Jahren können sie die Gedanken anderer verbalisieren und anerkennen, dass diese sich von ihren eigenen unterscheiden: »Meine Schwester *glaubt*, dass die Kekse noch in der Dose sind, aber ich *weiß*, dass es nicht so ist.« Dieses Verständnis dafür, dass die Überzeugungen anderer Menschen sich von den eigenen unterscheiden und auch falsch sein können, ist ein Bestandteil der Mentalisierung – unserer Fähigkeit, uns Ansichten über die Gedanken anderer Menschen zu bilden.

Entwicklungspsychologen haben Aufgaben zur Untersuchung der Fähigkeit, eine Annahme über die Bewusstseinsvorgänge in anderen Personen vorzunehmen, der Theorie des Geistes, entwickelt; mit ihnen wird das Wissen nachgewiesen, dass andere Menschen eine falsche Überzeugung haben können. Die berühmteste derartige Aufgabe, die *Sally-Anne*-Aufgabe, wurde in den 1980er Jahren von Simon Baron-Cohen, Alan Leslie und Uta Frith entwickelt.[13] Einem Kind werden zwei Puppen mit den Namen Sally und Anne gezeigt. Sally legt eine Murmel in einen Korb und verlässt anschließend das Zimmer. Während Sally draußen ist, nimmt Anne die Murmel aus dem Korb und versteckt sie in einer Kiste. Das Kind wird gefragt, wo Sally nach der Murmel suchen wird, wenn sie zurückkommt. Dreijährige schneiden in dieser Aufgabe nicht gut ab – sie sagen fast immer, Sally werde in der Kiste nachsehen, weil *sie* wissen, wo die Murmel versteckt ist. Mit anderen Worten: Mit drei Jahren verstehen Kinder anscheinend noch nicht, dass ein anderer Mensch etwas Falsches glauben kann, etwas, das von ihrer eigenen Überzeugung und von der Realität abweicht. Mit vier oder fünf Jahren dagegen geben Kinder die richtige Antwort – Sally werde in dem Korb nachsehen. Offensichtlich haben sie also in diesem Alter eine Theorie des Geistes entwickelt und begreifen, dass Menschen eine falsche Überzeugung haben können.

Kindern mit Autismus und ähnlichen Entwicklungsstörungen fällt es häufig schwer, die Überzeugungen anderer Menschen zu verstehen; viele von ihnen versagen im *Sally-Anne-Test* noch mit fünf und mehr Jahren. Wie ich bereits erwähnt habe, gehen Uta Frith und ihre Kollegen davon aus, dass diese Schwierigkeit, die Perspektive anderer Menschen einzunehmen, bei Kindern mit Autismus die Ursache der Probleme bei der Ausbildung zwischenmenschlicher Beziehungen ist.[14]

Seit den 1980er Jahren war man sich einige Jahrzehnte lang allgemein einig, dass die Theorie des Geistes bei normal entwickelten Menschen zwischen dem dritten und fünften Lebensjahr entsteht. Dieser Konsens wurde allerdings in den 2000er Jahren in Frage gestellt, als neue Forschungsergebnisse offenbarten, dass das Verständnis für falsche Überzeugungen auch bei viel jüngeren Kindern bereits vorhanden ist.[15] Wie Renée Baillargeon und ihre Kollegen an der University of Illinois zeigen konnten, sind sich Kinder unter Umständen schon im Alter von 15 Monaten der falschen Überzeugung eines anderen bewusst. Um das herauszufinden, mussten sie Methoden entwickeln, mit denen man Säuglinge altersgerecht testen konnte. Ein Kind von 15 Monaten kann dem Versuchsleiter noch nicht mit Worten erklären, wo eine andere Person voraussichtlich nach dem verborgenen Gegenstand suchen wird. Aber mit Verfahren wie der Aufzeichnung von Augenbewegungen kann man sich eine Vorstellung davon verschaffen, was Babys denken. Baillargeon und Kristine Onishi maßen also in einer Studie die Augenbewegungen von Babys, während diese mit einer Wissenschaftlerin interagierten.[16] Zu einem bestimmten Zeitpunkt während des Spiels versteckte die Wissenschaftlerin ein Spielzeug. Während sie nicht hinsah, wurde das Spielzeug von einem zweiten Erwachsenen weggenommen und an einer anderen Stelle versteckt, das heißt, die Wissenschaftlerin hatte eine falsche Ansicht darüber, wo sich das Objekt befindet. Wo wird die Wissenschaftlerin nach dem Spielzeug suchen? Wir können uns eine Vorstellung davon verschaffen, wo die Wissenschaftlerin nach Meinung des Babys nachsehen soll, indem wir seine Augenbewegungen messen. Blickt die Wissenschaftlerin in die tatsächliche Richtung des Spielzeugs (auch wenn sie nicht wissen kann, dass es dort ist), ist das Baby überrascht und betrachtet die Szene länger. Ebenso können wir Vermutungen über das Verständnis des Babys für die Wissenschaftlerin anstellen, wenn das Baby früher als die Wissenschaftlerin an die Stelle schaut, an der die Wissenschaftlerin aufgrund ihrer eigenen Überzeugung suchen sollte (und nicht dorthin, wo es sich tatsächlich befindet). Auch in diesem Fall des vorausschauenden Blicks zeigt das Baby unter Umständen ein Verständnis für die falsche Überzeugung der Wissenschaftlerin. Genau das stellten Baillargeon und ihre Kollegen tatsächlich fest: Babys im Alter von 15 Monaten blickten in die Richtung, in der die Wissenschaftlerin nach dem Objekt suchen sollte, obwohl das Objekt sich in Wirklichkeit nicht dort befand. In diesem Alter haben kleine Kinder also offensichtlich bereits eine implizite Fähigkeit, die Gedanken anderer Personen zu verstehen.

Eine andere Studie wurde von Atsushi Senju, Victoria Southgate und ihren Kollegen am Londoner Birkbeck College durchgeführt. Sie beobachteten den Blick 18 Monate alter Babys.[17] Wie sich dabei bestätigte, können Kleinkinder in diesem Alter vorhersehen – was an ihrer Blickrichtung abzulesen war –, dass die Wissenschaftlerin sich der Stelle nähern würde, an der man ein Spielzeug vor ihren Augen versteckt hatte; das galt selbst dann, wenn das Baby gesehen hatte, dass das Spielzeug weggenommen wurde und sich dort nicht mehr befand. Ungefähr im gleichen Alter reagieren Babys auch angemessen auf die Aufforderung, der Versuchsleiterin zu helfen (»Na los, hilf ihr!«). Häufig folgen sie solchen Anweisungen und zeigen dann der Versuchsleiterin, wo das Spielzeug versteckt ist, indem sie in die entsprechende Richtung deuten.[18]

In einer weiteren Serie von Studien konnten Michael Tomasello und seine Kollegen in Leipzig zeigen, wie 18 Monate alte Kleinkinder die verborgenen mentalen Zustände von Erwachsenen lesen können.[19] Die Wissenschaftler luden Eltern ein, ihre eineinhalb Jahre alten Kinder ins Labor zu bringen, und nahmen die im Wartezimmer Sitzenden auf Video auf. Während Eltern und Kind warteten, kam ein Mann – einer der Versuchsleiter, den sie nie zuvor gesehen hatten – mit schweren Büchern in beiden Händen ins Zimmer. Er ging zu einem Schrank, in den er offensichtlich die Bücher stellen wollte. Da er aber beide Hände voll hatte, konnte er die Schranktüren nicht öffnen. Er drückte die Bücher gegen die Türen des Schrankes, sah ein wenig frustriert aus, sagte aber nichts. In den meisten Fällen ging das Kleinkind daraufhin spontan zu dem Schrank, öffnete die Tür und stellte Blickkontakt mit dem Mann her, als wollte es sagen: »So, jetzt kannst du die Bücher hineinstellen.« Nach Auffassung der Wissenschaftler mussten die Kleinkinder die Absichten des Mannes verstanden haben – er wollte den Schrank öffnen und die Bücher darin verstauen –, und diese Fähigkeit zur Mentalisierung löste ihr spontanes Hilfeverhalten aus.*

* Einige wunderschöne, aufschlussreiche Videos von den Kleinkindern (und auch von Schimpansen!) finden sich unter www.eva.mpg.de/psycho/publications-and-videos/study-videos.html

Die entwicklungspsychologische Forschung mehrerer Jahrzehnte hat also gezeigt, dass sich die Fähigkeit, sich in andere Personen hineinzuversetzen, im Laufe der ersten fünf Lebensjahre allmählich entwickelt. Bis Mitte der 2000er Jahre gab es kaum Anhaltspunkte dafür, dass die Fähigkeit zur Mentalisierung sich nach der mittleren Kindheit, das heißt nach dem fünften oder sechsten Lebensjahr, noch nennenswert ändert. Aber diese Vorstellung stand zunehmend im Widerspruch zu neuen Erkenntnissen über die Entwicklung des sozialen Gehirns. Wie sich in MRT-Studien (siehe Kapitel 8) zeigte, machen viele Gehirnareale, darunter auch diejenigen, die für die Mentalisierung verantwortlich sind, auch lange nach der frühen Kindheit noch eine beträchtliche Entwicklung durch – diese setzt sich über die gesamte Adoleszenz und bis ins frühe Erwachsenenalter fort. Wie wirkt sich die beobachtete Strukturveränderung auf die Fähigkeit zur Mentalisierung aus? Dieser Frage ging ich seit Mitte der 2000er Jahre nach.

Dabei stand ich zunächst vor einer Schwierigkeit. Die meisten experimentellen Tests zur Erforschung der Mentalisierung waren für Kleinkinder und Kinder bis zur mittleren Kindheit entwickelt worden.[20] Die Aufgaben stellten sich als zu einfach dar, wenn man kognitive Fähigkeiten Älterer untersuchen will. Wir brauchten also eine Aufgabe, mit der sich einerseits die Mentalisierung erforschen ließ und die andererseits selbst für Erwachsene so schwierig war, dass sich damit Leistungsveränderungen während der Entwicklung aufzeigen ließen.

Die Lösung lag in einem Experiment namens *Director Task*, das von Boaz Keysar an der University of Chicago entwickelt wurde.[21] Die Versuchsperson muss dabei den mentalen Zustand (in diesem Fall die visuelle Perspektive) einer anderen Person berücksichtigen, wenn sie mit dieser kommuniziert. In der ursprünglichen Version des Experiments trat die Versuchsperson mit einem realen Menschen in Beziehung, der sogenannten Direktorin, die die Versuchsperson anwies, Objekte, die auf einer Reihe von Regalen standen, umzuordnen. Die Versuchsperson stand vor den Regalen und konnte alle Objekte sehen. Die Direktorin hatte sich hinter den Regalen platziert, einige Objekte waren durch eine Rückwand, die sich hinter den Regalen befand, ihrem Blick entzogen. Die Direktorin konnte also weniger Objekte als die Versuchsperson sehen. Den Versuchspersonen sagte man, die Direktorin werde sie nicht bitten, Gegenstände umzustellen, die sie selbst nicht sehen könne.

Im Verlauf des Versuchs bat die Direktorin manchmal die Versuchsperson, einen Gegenstand zu bewegen, den sie beide sehen konnten, manchmal sollte aber auch ein Gegenstand bewegt werden, von dem es drei Exemplare gab, wobei aber nur zwei im Blickfeld der Direktorin standen. In dem Beispiel in der Abbildung auf S. 151 könnte die Direktorin beispielsweise sagen: »Stellen Sie den kleinen Ball ein Regalbrett höher.« In diesem Beispiel gibt es drei Bälle: Der kleinste ist für die Direktorin nicht sichtbar, also muss sie den nächstgrößeren Ball meinen, der sowohl für die Direktorin als auch für die Versuchsperson zu sehen ist. Bei dieser Aufgabe wäre es also richtig, den mittelgroßen Ball zu bewegen.

In Keysars Studie ergab sich bei diesem Test eine überraschend große Zahl von Fehlern – bei etwa 50 Prozent der Versuche irrten sich Erwachsene und bewegten ein Objekt, das die Direktorin nicht sehen konnte (in dem zuvor genannten Beispiel den kleinsten der drei Bälle). Dies lässt darauf schließen, dass es schwierig ist, die Perspektive eines anderen in seine Entscheidungen einzubeziehen, und dass unsere eigene Sichtweise leicht unsere Fähigkeit beeinträchtigen kann, die eines anderen zu berücksichtigen.

Iroise Dumontheil und ich bedienten uns in Zusammenarbeit mit

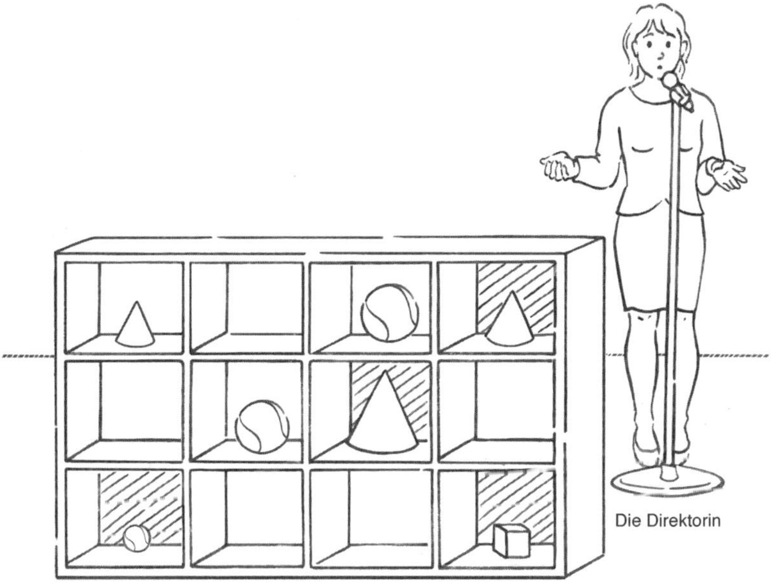

Die *Director Task*

Ian Apperly von der University of Birmingham einer von ihm gestalteten Computerversion der *Director Task*.[22] Wie in der Originalversion der Aufgabe, so sieht die Versuchsperson auch hier eine Reihe von Regalbrettern mit Gegenständen und erhält von einer Direktorin, die hinter den Regalen steht und einige, aber nicht alle Objekte sehen kann, die Anweisung, Gegenstände zu bewegen. Und wie in der Originalversion, so erfordert die Bitte der Direktorin auch hier, dass die Versuchspersonen sowohl ihre eigene Perspektive als auch die der Direktorin berücksichtigen muss.

Darüber hinaus konstruierten wir eine zweite Version der Aufgabe. Der Aufbau der Versuchsanordnung war der gleiche, aber die Direktorin gab es nicht mehr, und die Versuchspersonen mussten eine einfache Regel befolgen: Bewege niemals Gegenstände mit dunkelgrauem Hintergrund. Im Unterschied zu der ersten Version mit der Direktorin müssen sich die Versuchspersonen bei ihrer Entscheidung, welches Objekt sie bewegen sollen, an die Regel erinnern und nicht die Perspektive der Direktorin berücksichtigen. Mit anderen Worten: Es ist eine nichtsoziale Version der *Director Task*.

Wir testeten 177 Versuchspersonen im Alter zwischen sieben und 27 Jahren mit beiden Versionen der Aufgabe; dabei stellte sich heraus, dass die Leistung sich in beiden Fällen zwischen der späten Kindheit und der mittleren Adoleszenz nach und nach verbessert. Die an beiden Aufgaben beteiligten Prozesse – sich an Anweisungen zu erinnern und sie zu befolgen, die Neigung zu unterdrücken, das erste Objekt zu bewegen, das einem in den Sinn kommt (zum Beispiel den kleinsten der drei Bälle), und die akustischen Anweisungen mit der visuellen Wahrnehmung der Regalbretter zusammenzuführen – verbesserten sich bis zur mittleren Adoleszenz. Danach aber spielt sich etwas Faszinierendes ab. Während sich bei der nichtsozialen Aufgabe (Erinnerung an die Regel) mit fortschreitendem Alter keine weitere Verbesserung einstellte, nahm die Zahl der richtigen Versuche bei der ursprünglichen *Director Task* auch zwischen der späten Adoleszenz und dem Erwachsenenalter noch zu. Dieser Befund legt die Vermutung nahe, dass die Fähigkeit, für die eigenen Entscheidungen und Handlungen den Blickwinkel einer anderen Person zu berücksichtigen, auch in diesem relativ späten Stadium noch eine Entwicklung durchmacht.

Andererseits schnitten aber selbst Erwachsene in unserer *Director-Task*-Studie nicht sonderlich gut ab: Bei der sozialen Version der Aufgabe irrten sie sich bei rund 45 Prozent aller Versuche. Und das, obwohl es sich um intelligente Menschen handelte – der durchschnittliche IQ unserer Erwachsenen Versuchspersonen lag ungefähr bei 119 und damit weit über 100, dem Durchschnittswert der

Gesamtbevölkerung. Anscheinend fällt es selbst intelligenten Erwachsenen nicht immer leicht, die Sichtweise anderer Menschen in Betracht zu ziehen.

Auch andere Aspekte der sozialen Kognition verändern sich während der Adoleszenz, darunter unser Vertrauen zu anderen Menschen, unsere Kooperation mit ihnen und unser Streben nach Gerechtigkeit. Solche Aspekte der sozialen Entscheidungsfindung wurden in Spielen der *Verhaltensökonomie* untersucht, in denen es darum geht, finanzielle Entscheidungen zu treffen.

Das *Ultimatumspiel* wird von zwei Spielern gespielt. Es kann sowohl von zwei Versuchspersonen im Labor gespielt werden als auch über Internet, wobei sich eine Versuchsperson im Labor befindet und eine andere (echt oder vorgetäuscht) über das Internet mitspielt. Spieler Nummer 1 (die Versuchsperson) erhält vom Versuchsleiter einen bestimmten Geldbetrag, beispielsweise zehn Euro, und erfährt, er könne den Betrag entweder behalten oder mit dem Spieler Nummer 2 teilen. Wie viel die Versuchspersonen abgeben, ist sehr unterschiedlich, die meisten Spieler geben aber einen Teil ihres Geldes ab, obwohl sie wissen, dass sie den anderen Spieler nie wiedersehen werden oder ihm vielleicht noch nicht einmal begegnen werden. Entscheidend aber ist die zweite Regel des Spiels: Nachdem der Spieler Nummer 1 entschieden hat, wie er das Geld mit dem Spieler Nummer 2 aufteilen will, kann Nummer 2 entscheiden, ob er das Angebot des Spielers 1 annimmt oder nicht. Nimmt er das Angebot an, wird das Geld entsprechend aufgeteilt, lehnt er es ab, erhält keiner der beiden Spieler etwas. Interessanterweise lehnt der Spieler 2 manchmal das Angebot ab, weil er es für zu niedrig hält, obwohl dann beide weniger bekommen, als wenn er das niedrige Angebot angenommen hätte. Das scheint irrational zu sein, resultiert aber vermutlich aus einem gewissen Gerechtigkeitsgefühl. Interessant ist das Ultimatumspiel, weil es erfordert, dass Spieler 1 sich in Spieler 2 hineinversetzt und überlegt, was Spieler 2 von dem Angebot halten und wie er reagieren wird – mit anderen Worten, es geht um Mentalisierung.

Berna Güroğlu, Eveline Crone und ihre Kollegen an der Universität Leiden in den Niederlanden untersuchten mit einer Version des Ultimatumspiels, ob sich unser Gerechtigkeitssinn während der Adoleszenz verändert.[23] Die Wissenschaftler wollten herausfinden, ob Heranwachsende gerechtere Entscheidungen treffen als Kinder, weil sie die Absichten anderer Menschen besser verstehen und mehr darüber nachdenken, was eine »gerechte« Entscheidung ausmacht – sowohl für sie selbst als auch für den Mitspieler.

Jede Versuchsperson spielte mehrere Runden eines Spiels, in dem ein Computer in Gestalt eines Proposers finanzielle Vorschläge machte. Die Versuchspersonen glaubten, der Proposer sei ein weiterer Mitspieler, der sich in einem anderen Zimmer an dem gleichen Spiel beteiligte – das war wichtig, denn die Versuchsleiter wollten den Versuchspersonen das Gefühl vermitteln, von echten Menschen echte Angebote zu erhalten. In Wirklichkeit aber war der Proposer (in der Rolle des Spielers 1) vom Versuchsleiter programmiert und machte der Versuchsperson großzügige und weniger großzügige Angebote.

Den Versuchspersonen im Alter zwischen neun und 18 Jahren wurde gesagt, sie könnten sich jeweils entscheiden, ob sie (in der Rolle des Spielers 2) die einzelnen Angebote annehmen oder ablehnen wollten. Dabei erwähnten die Versuchsleiter mit keinem Wort die Notwendigkeit, zu überlegen, was gerecht war – die Versuchspersonen erfuhren nur die Spielregeln, nämlich dass das Geld wie vorgeschlagen geteilt würde, wenn sie das Angebot annahmen, und dass alle Spieler leer ausgingen, wenn sie ein Angebot ablehnten. Außerdem wurde den Versuchsteilnehmern gezeigt, welche Wahlmöglichkeiten der Proposer hatte: Manchmal erfuhren sie, der Versuchsleiter habe dem Proposer nicht erlaubt, irgendetwas anderes als ein ungerecht niedriges Angebot zu machen. Bei anderen Gelegenheiten versetzte man sie in den Glauben, der Proposer habe die Wahl zwischen einem gerechten und einem ungerechten Angebot gehabt.

Wie sich in dem Experiment herausstellte, berücksichtigten Zwölf- bis Achtzehnjährige mit größerer Wahrscheinlichkeit als kleinere Kinder die Handlungsmöglichkeiten des Proposers (und die Einschränkungen, die der Versuchsleiter ihm auferlegt hatte), wenn sie sich für ein Angebot entschieden. Mit anderen Worten: Wenn der Proposer ein gerechtes Angebot hätte machen können, lehnten sie ein ungerechtes Angebot häufiger ab als kleinere Kinder und auch häufiger als wenn der Proposer angeblich keine andere Wahl gehabt hatte. Dies legt die Vermutung nahe, dass die Fähigkeit, Sichtweisen und Absichten anderer Menschen in die eigene Beurteilung von Gerechtigkeit einzubeziehen, im Laufe der Adoleszenz allmählich zunimmt.

Beim *Vertrauensspiel* liegt ein größeres Gewicht auf der Frage, wie die eigene Entscheidung sich auf eine andere Person auswirkt. Der Teilnehmer muss überlegen, wie sehr er dem anderen Spieler vertraut und was der andere Spieler möglicherweise denkt. Spieler 1 (die Versuchsperson) erhält vom Versuchsleiter einen Geldbetrag. Ihm wird gesagt, er könne den gesamten Betrag behalten oder das Geld mit dem Spieler 2 teilen. Entschließt er sich zum Teilen, wird der an den Spieler 2 weitergegebene Betrag in der Regel vom Versuchsleiter verdreifacht. Anschließend entscheidet der Spieler 2, ob er einen Teil des Geldes an den Spieler 1 zurückgibt (dies nennt man Gegenleistung, d. h. der Spieler honoriert das in ihn gesetzte Vertrauen) oder ob er den größten Teil – oder alles – für sich behält (dies nennt man Abtrünnigkeit, d. h. der Spieler missbraucht das Vertrauen).

Anne-Katrin Fett von der Universität Amsterdam und ihre Kollegen interessierten sich für den Zusammenhang zwischen Einfühlungsvermögen und Vertrauen in der Adoleszenz.[24] In ihrer Studie spielten die Versuchsteilnehmer sowohl die zuvor beschriebene *Director Task* als auch das Vertrauensspiel. 50 Heranwachsende im Alter zwischen 13 und 18 Jahren wurden nach ihrem Abschneiden in der *Director Task* in zwei Gruppen eingeteilt. Die eine Hälfte wurde als Personen mit »schlechtem Einfühlungsvermögen« eingestuft, weil sie nur selten die Sichtweise der Direktorin eingenommen hatten, wenn sie sich entscheiden mussten, welches Objekt sie bewegen sollten. Die andere Hälfte waren Personen mit »gutem Einfühlungsvermögen«, weil sie sich in dieser Aufgabe geschickter angestellt hatten. Nach den Feststellungen der Wissenschaftlerinnen hatten Personen mit gutem Einfühlungsvermögen auch größeres Vertrauen zu anderen, was sich im Vertrauensspiel in Form einer größeren Investition in einen anderen Spieler zeigte; daraus könnte man schließen, dass diejenigen, die Gedanken und Handlungen eines anderen besser berücksichtigen können, zunächst auch mehr Vertrauen haben. Zwar veränderten alle Heranwachsenden ihr Verhalten nach unfairen Angeboten, indem sie die Investitionen verringerten und mit geringerer Wahrscheinlichkeit ihr Geld teilten, Versuchsteilnehmer mit gutem Einfühlungsvermögen gingen dabei aber rigoroser vor, was auf einen größeren Vertrauensverlust gegenüber Menschen schließen lässt, die nicht fair spielen. Man kann also vermuten, dass Heranwachsende, die mehr von der Sichtweise und den Absichten anderer Spieler verstanden, durch einen Vertrauensverlust stärker verletzt waren und entsprechend reagierten. Die Ergebnisse dieser Studie deuten darauf hin, dass eine zunehmende Neigung, andere Sichtweisen einzunehmen, in der Adoleszenz auch mit einer größeren Differenziertheit verbunden ist, wenn man entscheidet, welches Maß an Vertrauen und Gegenseitigkeit man sich zu eigen macht, und nicht nur auf einer allgemeinen Verstärkung »prosozialen« (großzügigen) Verhaltens beruht.

Untermauert wurde diese Schlussfolgerung durch die Ergebnisse von Wouter van den Bos, Eveline Crone und ihren Kollegen.[25] Sie führten eine Reihe von Vertrauensspielen durch, in denen eine Geldsumme geteilt werden sollte, im Spielverlauf aber änderten sie die Identität des Partners, mit dem die einzelnen Versuchspersonen ihr Geld teilen sollten. Der Partner war entweder ein Freund der Versuchsperson, eine Person, die sie nicht leiden konnte, ein neutraler Klassenkamerad oder ein anonymer Gleichaltriger. In diesem Experiment zeigten jüngere Heranwachsende (neun bis zwölf Jahre) prosoziales Verhalten (großzügiges Teilen) gegenüber allen Spielpartnern, in der späteren Adoleszenz dagegen (15 bis 18 Jahre) differenzierten sie in ihrem prosozialen Verhalten zunehmend nach ihrer Beziehung zu dem Partner; am altruistischsten verhielten sie sich gegenüber ihren Freunden. Man kann also davon ausgehen, dass es mit zunehmendem Alter immer wichtiger wird, mit *wem* man interagiert. In der späteren Adoleszenz legen wir mehr Gewicht auf die Identität anderer Menschen. Dies liegt vielleicht daran, dass in dieser Phase auch unsere eigene Identität und die Sicht anderer auf uns immer wichtiger werden, wenn wir uns selbst als Mitglied in der Gruppe der Gleichaltrigen etablieren wollen.

Die in diesem Kapitel skizzierten Studien führten zu einigen faszinierenden Entdeckungen und Vermutungen darüber, wie sich der

Gemeinschaftssinn nach der Kindheit und im Laufe der Adoleszenz bis ins Erwachsenenalter entwickelt. Was aber läuft in diesen Jahren, in denen sich unsere Wahrnehmungen und Fähigkeiten verbessern – oder manchmal auch verschlechtern – im Gehirn ab?

Kapitel 8
Andere verstehen

Die erste Studie, in der Gehirnscans zur Untersuchung der Mentalisierung eingesetzt wurden, nahmen Paul Fletcher, Chris Frith und ihre Kollegen vom Londoner University College Mitte der 1990er Jahre in Angriff.[1] Darin wurden Aufnahmen vom Gehirn erwachsener Versuchspersonen angefertigt, während diese im Scanner lagen und verschiedene Geschichten auf einem Bildschirm lasen. Manche davon waren Mentalisierungsgeschichten: Sie setzten voraus, dass man die mentalen Zustände der Charaktere der Erzählung verstand. Ein Beispiel:

> Ein Einbrecher hat gerade ein Geschäft ausgeraubt und flüchtet. Während er nach Hause rennt, sieht ein Polizist, der gerade seine Runde macht, wie der rennende Mann einen Handschuh fallen lässt. Er weiß nicht, dass es sich um einen Einbrecher handelt – er will ihm nur sagen, dass er seinen Handschuh verloren hat. »Hey, Sie da! Halt!« Der Einbrecher dreht sich um, sieht den Polizisten und stellt sich. Er hebt die Hände und gesteht, dass er den Einbruch in dem nahegelegenen Geschäft begangen hat.

Die Versuchspersonen lasen die Geschichte und wurden dann gefragt: »Warum hat der Einbrecher sich gestellt?« Wenn sie darauf antworteten, der Einbrecher müsse angenommen haben, dass der

Polizist hinter ihm her war, mentalisierten sie richtig und verstanden die Situation. Im Rahmen der Aufgabe muss man darüber nachdenken, was der Einbrecher weiß und was er nicht weiß.

In einem Kontrollexperiment sahen die Versuchspersonen während der Scans einen Text mit unzusammenhängenden Sätzen, und es wurde ihnen eine Frage nach einem der Sätze gestellt. So lasen sie beispielsweise:

> Die vier Brüder traten beiseite und machten Platz für ihre Schwester Stella. Jill wiederholte das Experiment mehrere Male. Der Name des Flughafens hatte sich geändert. Louise entkorkte eine kleine Flasche mit Öl. Die beiden Kinder mussten ihren täglichen Spaziergang aufgeben. Sie nahm eine Suite im Grandhotel. Seit der Operation waren bereits 20 Jahre vergangen.

Anschließend konnten die Wissenschaftler die Gehirnaktivität beim Lesen der Geschichten, die Mentalisierung erforderten, und beim Lesen der unzusammenhängenden Sätze vergleichen. Durch eine solche Gegenüberstellung konnten sie alle Gehirnfunktionen ausschließen, die sowohl beim Lesen der Geschichten als auch beim Lesen der unzusammenhängenden Sätze mitwirken – beispielsweise die Wahrnehmung visueller Informationen, das Lesen von Wörtern, das Erkennen von sinnvollen Sätzen und so weiter. Dann blieben nur noch diejenigen Gehirnareale übrig, die bei der Mentalisierung aktiver waren als beim Lesen der unzusammenhängenden Sätze. Auf diese Weise zeigte die Analyse, welche Gehirnareale an der Mentalisierung mitwirken.

Wie Fletcher und seine Kollegen feststellten, waren vier Gehirnareale aktiver, wenn die Versuchspersonen die Geschichten und nicht die zusammenhanglosen Sätze lasen. Diese vier Regionen sind der dorsomediale präfrontale Cortex (dmPFC), die Grenze zwischen Schläfen- und Scheitellappen (*temporo-parietal junction,* TPJ), der *Sulcus temporalis superior posterior* (STSP) und der vordere Teil des Schläfenlappens (*Cortex temporalis anterior,* ATC). Diese Studie war der erste Nachweis eines Mentalisierungsnetzwerks; sie ebnete den Weg für viele weitere Untersuchungen, in denen andere Mentalisierungsaufgaben eingesetzt wurden.

Fletcher bediente sich in seiner Studie der Positronenemissionstomographie (PET), die im Gehirn die Durchblutung misst. Wenn eine Gruppe von Neuronen aktiviert wird, braucht sie mehr Blut zur Versorgung mit Sauerstoff und Glucose, die zur Energiegewinnung notwendig sind. Dieser regelmäßige Energienachschub ist von entscheidender Bedeutung – wie gesagt: das Gehirn verbraucht ein Fünftel der Energie des Gesamtorganismus. Die Tatsache, dass aktive Neuronen auf den Glucose- und Sauerstofftransport angewiesen sind, bildet die Grundlage für Gehirnscans mit PET und fMRT.

Bei der PET bringt man eine sehr geringe Menge einer radioaktiven Substanz (den »Tracer«) ins Blut der Versuchsperson, so dass sie in den gesamten Körper einschließlich des Gehirns gelangt. Den Weg des Tracers im Gehirn kann man verfolgen, weil er elektrisch geladene Teilchen abgibt, die Positronen. Bei der PET-Aufnahme befindet sich rund um den Kopf der Versuchsperson eine Kamera, die Positronen wahrnimmt und misst, von welchen Stellen im Gehirn sie abgegeben wurden. Dies liefert Aufschlüsse darüber, an welcher Stelle im Gehirn die Neutronen am aktivsten sind. In den 1980er und 1990er Jahren setzte man die PET häufig zur Erforschung des menschlichen Gehirns ein, seit Ende der 1990er Jahre wurde sie jedoch weitgehend durch andere bildgebende Verfahren verdrängt, insbesondere durch die fMRT, die keine Injektion von Tracern erfordert.

Seit der PET-Studie von Fletcher und Kollegen haben Institute auf der ganzen Welt die Mentalisierung mit einer Fülle von fMRT-Experimenten untersucht. Dabei wurde ein breites Spektrum verschiedener Mentalisierungsaufgaben und Reize eingesetzt. In einer fMRT-Studie von Helen Gallagher und ihren Kollegen am Londoner University College betrachteten die Versuchspersonen Comics.[2] Manche davon erforderten Mentalisierung – man musste die mentalen Zustände der Comicfiguren verstehen –, bei anderen war das nicht der Fall. Wenn die Teilnehmer sich die Zeichnungen ansahen, bei denen sie mentalisieren mussten, wurden die vier Regionen des Mentalisierungsnetzwerks aktiv; das geschah aber nicht, wenn sie andere Comics betrachteten.

Bemerkenswert ist dabei, wie einheitlich die Ergebnisse solcher Studien ausfallen. Wenn die Versuchspersonen mentalisieren, werden immer die gleichen Gehirnareale aktiv – unabhängig davon, ob sie über die mentalen Zustände einer Person in einer Geschichte, in einem Comic oder in einem Film nachdenken. Schon das Lesen einfacher Sätze, die nur ein geringes Maß an Mentalisierung erfordern, reicht für die Aktivierung des entsprechenden Netzwerks aus.

Die Übereinstimmung der Studienergebnisse ist vor allem deshalb bemerkenswert, weil »Mentalisierung« ein komplexes und recht vages Konzept ist: Es handelt sich dabei nicht um einen einfachen Wahrnehmungsprozess wie bei der Erkennung visueller Formen. Dass einfache visuelle Reize im Gehirn aller Menschen von dem gleichen Areal verarbeitet werden, ist vielleicht weniger verwunderlich, an der Mentalisierung aber sind viele Einzelprozesse beteiligt; sie ist eine höchst komplexe psychologische Fähigkeit.

Was geschieht mit dem Mentalisierungsnetzwerk während der Entwicklung? Das wollten Kate Mills und ich 2011 herausfinden. Wir

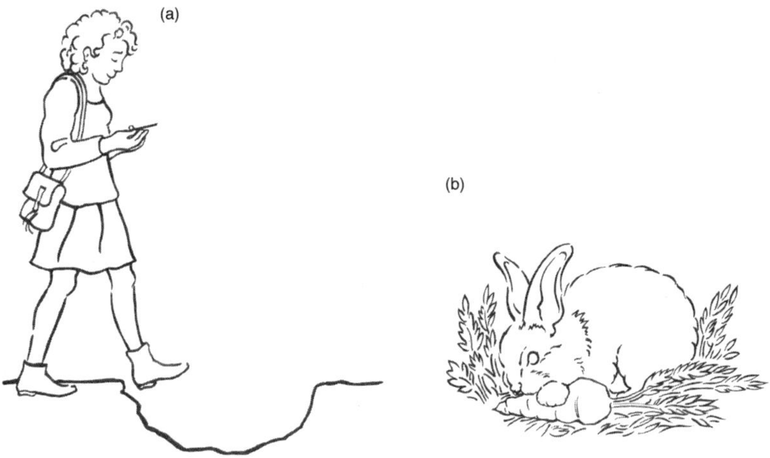

Cartoons mit (a) und ohne (b) Mentalisierung. (a) Wird das Mädchen, das auf sein Tablet blickt, in das Loch fallen, weil sie dem Boden keine Beachtung schenkt? (b) Verständnis für den mentalen Zustand des Kaninchens ist nicht gefragt.

hatten das Glück, mit Jay Giedd am NIHM in Bethesda zusammenarbeiten zu können. Kate analysierte die Gehirnscans jener 288 Versuchspersonen aus der NIHM-Studie, die ich in Kapitel 6 bereits vorgestellt habe: Alle waren zwischen sieben und 30 Jahre alt, und von allen waren im Abstand von rund zwei Jahren zwischen zwei und sieben Scans angefertigt worden. Insgesamt konnten wir 847 solcher Aufnahmen analysieren.[3] Wie sich herausstellte, nahm das Volumen der grauen Gehirnsubstanz in allen vier Arealen des Mentalisierungsnetzwerks vom siebten bis ungefähr zum neunten oder zehnten Lebensjahr zu und hatte zu diesem Zeitpunkt seinen größten Wert erreicht. Das Alter, in dem dieser Höhepunkt erreicht wird, ist in den einzelnen Gehirnregionen ein wenig unterschiedlich, aber in allen vier Arealen stellt er sich irgendwann in der späten Kindheit ein. Danach, in der Adoleszenz und bis über das 20. Lebensjahr hinaus, schrumpft die graue Gehirnsubstanz in allen vier Arealen. Diese langwierige Entwicklung zeigt, dass Gehirnareale, die am Entschlüsseln der mentalen Zustände anderer mitwirken, anatomisch auch nach der späten Kindheit noch bis in die Adoleszenz und das junge Erwachsenenalter hinein reifen.

Was die *Struktur* angeht, entwickelt sich das Mentalisierungsnetzwerk also während der Adoleszenz weiter. Aber wie *funktionieren* diese Gehirnareale, wenn Heranwachsende mentalisieren? In einer Reihe von fMRT-Studien, in denen dieser Frage nachgegangen wurde, zeigten sich interessante Unterschiede in der Funktion des Netzwerks bei Heranwachsenden und Erwachsenen. Im Rahmen einer solchen Studie erstellte das Forschungsteam von Mirella Dapretto an der University of California in Los Angeles Aufnahmen des Gehirns von Menschen, die gerade darüber nachdachten, was andere Menschen meinen könnten, wenn sie bestimmte Formulierungen gebrauchen.[4] Kinder und junge Heranwachsende im Alter zwischen neun und 14 Jahren sowie Erwachsene zwischen 22 und 33 Jahren betrachteten eine Reihe von Comics und sollten beurteilen, ob eine Formulierung (zum Beispiel: »Klappt ja gut!« in der Zeichnung auf S. 166) ehrlich oder ironisch gemeint war. Manchmal war die Formulierung ernst gemeint, beispielsweise, wenn die Kinder in der Karikatur einen Ballon aufgeblasen hatten, manchmal war sie aber auch sarkastisch, zum Beispiel, wenn sie den Ballon so weit aufgeblasen hatten, dass er platzte.

Sowohl junge Menschen zwischen neun und 14 Jahren als auch Erwachsene waren in der Lage, die Aufgabe richtig zu lösen – sie konnten sagen, ob die Formulierungen ehrlich oder sarkastisch gemeint waren; dazu mussten sie herausfinden, welche Absicht der Sprecher hatte. Bei den Neun- bis Vierzehnjährigen zeigte sich aber in einem Mentalisierungsareal, dem dmPFC, eine höhere Aktivität als bei Erwachsenen. Bei diesen wurden dagegen andere Areale stärker als bei Kindern und Heranwachsenden aktiviert, darunter der *Gyrus temporalis superior* und der *Gyrus fusiformis*. Es war eine der ersten fMRT-Studien, in denen gezeigt wurde, dass das mit der Mentalisierung – in diesem Fall mit der Fähigkeit, geringfügige Unterschiede der Sprachbedeutung in einer zwischenmenschlichen Begegnung zu verstehen – assoziierte Aktivitätsmuster des Gehirns sich zwischen der späten Kindheit und dem Erwachsenenalter verändert.

Die Ergebnisse der Studie erinnern an die Befunde der in Kapitel 2 beschriebenen Arbeiten, in denen mit Gehirnscans untersucht wurde, wie sich das Ich-Gefühl während der Entwicklung verändert. In beiden Fällen zeigte sich, dass sich die Aktivität mit fortschreiten dem Alter von den Regionen des sozialen Gehirns auf der Gehirnvorderseite (dem dmPFC) in Areale weiter hinten im Gehirn (im Schläfenlappen) verlagert. Mit anderen Worten: Heranwachsende und Erwachsene meistern solche Aufgaben nicht mit vollkommen unterschiedlichen Netzwerken von Gehirnarealen, sondern bei allen wird das gleiche Netzwerk genutzt, aber innerhalb dieses Netzwerks verändert sich das Aktivitätsmuster.

Dass die Aktivität des dmPFC bei Mentalisierungsaufgaben zwischen der Adoleszenz und dem Erwachsenenalter zurückgeht, zeigte sich auch in Studien, in denen andere Aspekte der Mentalisierung erforscht wurden. Eine davon war eine fMRT-Studie, die Stephanie Burnett-Heyes in meinem Institut durchführte. Darin untersuchten wir soziale Emotionen wie Schuld- und Peinlichkeitsgefühle.[5] Als soziale Emotionen bezeichnen wir sie, weil sie das Verständnis für den mentalen Zustand eines anderen einschließen – sie erfordern Mentalisierung. Wenn wir uns schuldig oder peinlich berührt fühlen, müssen wir darüber nachgedacht haben, was andere in Bezug auf uns in einer bestimmten Situation denken oder fühlen.

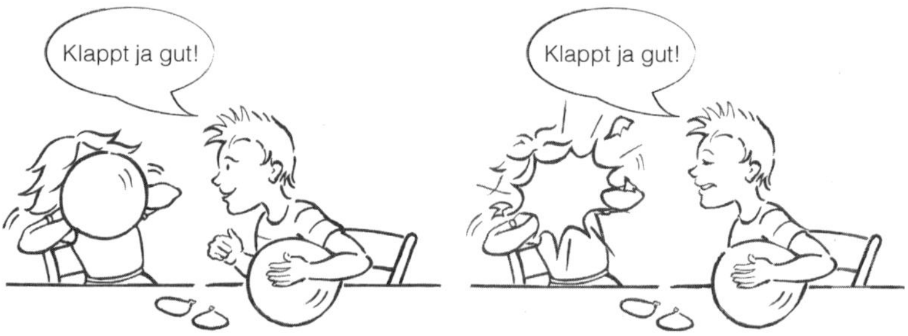

Ehrlich oder ironisch?

Solche sozialen Emotionen sind etwas anderes als grundlegende Gefühle wie Freude, Angst, Ekel oder Wut, die nicht voraussetzen, dass wir über die Gedanken oder Gefühle eines anderen Menschen nachgedacht haben.

Stellen wir uns einmal vor, wir würden in einer Besprechung gerade unseren Tagträumen nachhängen, und dann wird uns eine Frage gestellt; unsere Antwort macht sehr deutlich, dass wir nicht zugehört haben. Das ist wirklich peinlich, denn wir malen uns aus, was alle anderen im Raum jetzt über uns denken müssen. Oder wir haben schlecht über jemanden gesprochen, und der Betroffene hat mitgehört – in diesem Fall fühlen wir uns schuldig, weil wir wissen, dass der andere durch unsere Worte verletzt oder beleidigt sein wird. In beiden Situationen lesen wir die Gedanken anderer Menschen und ziehen Rückschlüsse auf ihre mentalen Zustände.

In unserer Studie gingen wir der Frage nach, wie sich die Verarbeitung sozialer Gefühle im Gehirn während der Entwicklung verändert. Erwachsene Frauen zwischen 22 und 32 Jahren sowie heranwachsende Mädchen von zehn bis 18 Jahren lasen Szenarien, die bei ihnen entweder soziale Emotionen (Schuld- oder Peinlichkeitsgefühle) oder grundlegende Emotionen wie Angst oder Ekel hervorriefen. Es machte uns Spaß, solche Geschichten zu erfinden! »Dein Papa hat im Supermarkt angefangen, Rock 'n' Roll zu tanzen.« »Du bist im Zug eingeschlafen und hast deinen Sitznachbarn vollgesabbert.« »Deine Freundin hat dir gesagt, dass du schrecklichen Mundgeruch hast.« Und wir erfanden einige Szenarien für Schuldgefühle: »Du hast gelacht, als eine Freundin dir gesagt hat, dass sie sich ärgert.« »Du hast Geld eingesteckt, das eine kleine alte Frau auf der Straße verloren hat.« »Du hast deiner Freundin eine wirklich schreckliche SMS geschrieben, als du gerade schlecht drauf warst.« Ein Beispiel für einen »Ekelsatz« war: »Du hast neben der Mülltonne beim Haus deiner Freundin einen Haufen verfaulter Innereien gesehen.« Ein »Angstsatz« lautete: »Du hast im Schlafzimmer deiner Freundin geschlafen, und ein Tier ist über dein Gesicht gelaufen.« Wir interessierten uns für die Frage, was sich im Gehirn abspielt, wenn die Versuchspersonen solche Sätze lasen, die darauf angelegt waren, unterschiedliche Gefühle hervorzurufen.

Wenn die Versuchspersonen die Sätze lasen, die »soziale Emotionen« wie Schuld- und Peinlichkeitsgefühle auslösen sollten, wurde das Netzwerk des sozialen Gehirns erwartungsgemäß stärker aktiviert, als wenn ihnen Sätze vorgelegt wurden, die »grundlegende Emotionen« hervorrufen sollten. Das galt für beide Altersgruppen – aber gab es zwischen Heranwachsenden und Erwachsenen auch einen Unterschied? Wie die Befunde aus Daprettos Mentalisierungsstudie, zeigten auch unsere Befunde, dass die Aktivität im dmPFC bei den Heranwachsenden stärker war als bei den Erwachsenen, wenn sie Sätze lasen, die soziale Emotionen hervorriefen. Gleichzeitig war ein anderes Areal des sozialen Gehirns, nämlich der linke vordere Schläfenlappen, bei Erwachsenen aktiver als bei den Heranwachsenden.

Wie kommt es zu dieser Veränderung der Aktivierungsmuster

zwischen Adoleszenz und Erwachsenenalter? Interessanterweise waren die Schuld- oder Peinlichkeitsgefühle, die durch die Szenarien verursacht wurden, in beiden Altersgruppen gleich stark. Dafür gibt es mindestens zwei Erklärungsmöglichkeiten. Erstens könnte die altersbedingte *Funktionsveränderung* mit einer in der fraglichen Zeit stattfindenden *Strukturveränderung* assoziiert sein. Wie sich in der zuvor beschriebenen Studie von Kate Mills gezeigt hatte, wird die graue Gehirnsubstanz zur gleichen Zeit kleiner (Strukturveränderung), in der auch die Aktivität des dmPFC zurückgeht (Funktionsveränderungen). Manche Wissenschaftler haben die Vermutung geäußert, dass zwischen beiden Vorgängen ein Zusammenhang besteht.

Nach der zweiten Erklärungsmöglichkeit verändert sich die kognitive *Strategie* der Mentalisierung zwischen Adoleszenz und Erwachsenenalter. Möglicherweise greifen Heranwachsende, die über den mentalen Zustand anderer Menschen nachdenken, stärker als Erwachsene auf eine Strategie der Simulation zurück, indem sie sich vorstellen, wie sie sich in einer bestimmten Situation fühlen würden.

Der dmPFC ist an vielen Kognitionsprozessen beteiligt, unter anderem auch an der Fähigkeit, bewusst über sich selbst und andere Menschen nachzudenken. Die Schläfenareale des sozialen Gehirns dagegen, die von Erwachsenen bei der Mentalisierung stärker genutzt werden, tragen zur Speicherung sozialer Erinnerungen bei, beispielsweise an unsere letzte Geburtstagsparty oder einen Kinobesuch mit Freunden. Auf solche sozialen Erinnerungen wird dann zurückgegriffen, wenn wir »soziale Drehbücher« für alle möglichen Situationen konstruieren. Ein soziales Drehbuch ist eine Reihe von Handlungen und Konsequenzen, die in einer bestimmten Situation häufig auftreten, so dass wir wissen, womit wir zu rechnen haben, wenn uns die Situation das nächste Mal begegnet. Denken wir beispielsweise an einen Kinobesuch: Wir treffen unsere Freunde, kaufen die Eintrittskarten, stehen am Popcornstand an und so weiter. Dieses soziale Drehbuch wurde durch Erfahrungen entwickelt und fein abgestimmt, und mit seiner Hilfe können wir vorhersagen, was wir das nächste Mal erleben werden, wenn wir ins Kino gehen. Das Gehirn speichert soziale Drehbücher für viele Situationen, so dass das Nachdenken über solche Situationen stärker automatisiert wird und weniger anspruchsvoll ist, wenn wir sie immer wieder erleben.

Wenn Heranwachsende und Erwachsene tatsächlich zur Lösung derselben Aufgabe unterschiedliche *neurokognitive Strategien* anwenden, führt dies auch zu unterschiedlichen Aktivitätsmustern im Gehirn. Heranwachsende, die weniger Lebenserfahrung haben als Erwachsene und deshalb auch auf weniger erlebte Situationen zurückgreifen können, rufen sich beim Reflektieren über soziale Situationen vielleicht einzelne Beispiele früherer Erfahrungen ins Bewusstsein und durchdenken sie, was mit stärkerer Aktivität des dmPFC verbunden ist. Bei Erwachsenen, die ihre gespeicherte, in jahrelanger Erfahrung angelegte Sammlung sozialer Drehbücher durchgehen können, ist der Prozess, in verschiedenen zwischenmenschlichen Situationen über sich selbst nachzudenken, vielleicht stärker automatisiert und erfordert kaum waches Bewusstsein. Dies könnte zu einer höheren Aktivität in den Schläfenarealen führen, in denen soziale Erinnerungen und Drehbücher gespeichert sind, während die Aktivität im dmPFC geringer ist.

Aufgrund solcher Vermutungen kann man unter anderem vorhersagen, dass soziale Aufgaben bei Heranwachsenden anderen Tätigkeiten, die zur gleichen Zeit ausgeführt werden, stärker in die Quere kommen können. Indizien, die für diese Vermutung sprechen, lieferte eine Studie, in der wir die Fähigkeit von Heranwachsenden und Erwachsenen untersuchten, die gleichzeitig eine soziale Kognitionsaufgabe und eine Aufgabe für das Arbeitsgedächtnis auszuführen hatten.[6] Heranwachsende (elf bis 17 Jahre) und Erwachsene (22 bis 30 Jahre) sollten nichtsoziale Informationen (drei zweistellige Zahlen) im Gedächtnis behalten und gleichzeitig in einer zweiten Aufgabe (der *Director Task*) die Sichtweise eines anderen einnehmen. Beide Aufgaben gleichzeitig auszuführen war in beiden Altersgruppen schwieriger und mit Leistungseinbußen verbunden, aber insgesamt waren die Erwachsenen eher zum Multitasking in der Lage als die Heranwachsenden. Das spricht für die Vorstellung, dass die Verarbeitung sozialer Gefühle mit dem Alter stärker automatisiert wird und deshalb andere kognitive Prozesse weniger beeinträchtigt.

Die Forschung hat also gezeigt, dass das soziale Gehirn sich sowohl in seiner Struktur als auch in seiner Funktion während der Adoleszenz weiterentwickelt: strukturell durch das sinkende Volumen der grauen Gehirnsubstanz zwischen Kindheit und der Zeit nach dem 20. Geburtstag und funktionell durch Verlagerung der Aktivität innerhalb des Mentalisierungsnetzwerks von den Arealen an der Vorderseite des sozialen Gehirns zu weiter hinten gelegenen Bereichen.

Bisher habe ich mich in diesem Kapitel auf die Mentalisierung konzentriert. Aber wenn wir andere Menschen verstehen wollen, sind darüber hinaus viele weitere Prozesse notwendig. Wie steht es mit anderen Aspekten der sozialen Kognition – wie entwickeln sie sich im Gehirn? Heranwachsende kommen mit viel mehr Gesichtern in Kontakt als Kinder, und in dieser Phase beginnen wir auch, Gesichter im Hinblick auf unterschiedliche Eigenschaften zu beurteilen:

Sind sie sexuell attraktiv? Handelt es sich um einen Freund? Welche gesellschaftliche Stellung hat der andere? Im vorangegangenen Kapitel habe ich beschrieben, wie sich die Fähigkeit, Gesichter wahrzunehmen und sich an sie zu erinnern, in der Adoleszenz verändert. Liegt das an Veränderungen im Gehirn? Wir wissen, dass die Fähigkeit zur Gesichtserkennung bereits bei der Geburt vorhanden ist und in diesem frühen Stadium vermutlich von subkortikalen Regionen gesteuert wird. Nach den ersten Lebensmonaten übernehmen dann Areale im Cortex, das heißt an der Gehirnoberfläche, die Verarbeitung von Gesichtswahrnehmungen.

Ein Areal, das anscheinend ganz besonders auf Gesichter spezialisiert ist, liegt weiter hinten im Gehirn im Gyrus fusiformis (der »Spindelwindung«) – der Bereich wurde deshalb auch als *fusiform face area* oder FFA bezeichnet. In Gehirnscans kann man beobachten, dass die FFA aktiviert wird, wenn die Versuchsperson sich Fotos oder Zeichnungen von Gesichtern ansieht. Eine Schädigung der Region führt dazu, dass es den Betroffenen schwerfällt, Gesichter zu erkennen. Diese Schwierigkeit der Gesichtserkennung, wobei andere Aspekte der visuellen Verarbeitung normal funktionieren, nennt man *Prosopagnosie* oder »Gesichtsblindheit«.

Die Störung tritt nicht nur nach einer Schädigung der FFA auf. Menschen mit *entwicklungsbedingter Prosopagnosie* sind nicht in der Lage, Gesichter zu erkennen, während die Erkennung von Gegenständen und anderer visueller Reize möglich ist. Schätzungen zufolge ist bei bis zu 2,5 Prozent der Bevölkerung ein gewisses Maß an Prosopagnosie vorhanden.*

---

* Brad Duchaine vom Dartmouth College in den Vereinigten Staaten beschäftigt sich seit vielen Jahren mit der Gesichtserkennung und interessiert sich besonders für die Prosopagnosie. Er hat einen Test entwickelt, mit dem man online die eigene Gesichtserkennungsfähigkeit prüfen kann: www.faceblind.org/facetests

Ein berühmter Fall von Prosopagnosie war der Neurologe Oliver Sacks. Obwohl er alles über die Störung wusste und darüber in seinem Buch *Der Mann, der seine Frau mit einem Hut verwechselte* schrieb, war ihm bis relativ spät in seinem Leben nicht klar, dass er selbst gesichtsblind war. Er konnte Gegenstände und Menschen ausgezeichnet sehen und erkennen, aber vertraute Gesichter erkannte er nicht – nicht einmal das seiner Assistentin, mit der er schon seit sechs Jahren zusammenarbeitete. Er schrieb:

> Ich hatte mit meiner Assistentin Kate schon seit ungefähr sechs Jahren zusammengearbeitet, als sie eine Verabredung in einem Büro in der Innenstadt für eine Besprechung mit meinem Verleger traf. Ich kam hin und stellte mich bei der Rezeptionistin vor, bemerkte aber nicht, dass Kate bereits dort war und im Wartebereich saß. Das heißt, ich sah dort eine junge Frau, aber mir wurde nicht klar, dass sie es war. Nach ungefähr fünf Minuten lächelte sie und sagte: »Hallo, Oliver. Ich habe mich schon gefragt, wie lange es dauern würde, bis Sie mich erkennen.«[7]

Nach den Erkenntnissen von Brad Duchaine und anderen Wissenschaftlern, die sich mit der entwicklungsbedingten Prosopagnosie beschäftigt haben, reagieren die FFA und andere Areale des Gesichtserkennungsnetzwerks bei gesichtsblinden Menschen abweichend. Andere Studien haben jedoch die Annahme, die FFA sei allein für die Gesichtserkennung zuständig, in Frage gestellt. An einer fMRT-Studie nahmen zwei Expertengruppen teil: Das Spezialgebiet der einen Gruppe waren Autos, das der anderen Vögel; bei ihnen beobachtete man eine Aktivierung der FFA, wenn Autos bzw. Vögel identifiziert wurden.[8] Dies legt die Vermutung nahe, dass die FFA beim Abrufen von Fachwissen – und besonders im Bereich des visuellen Erkennens – aktiviert wird.

An der Wahrnehmung von Gesichtern und der Erinnerung an sie sind auch andere Regionen des Cortex beteiligt, darunter Areale im *Gyrus occipitalis* und im Sulcus temporalis superior (STS). Viele Bereiche im Zentrum des Gesichtserkennungsnetzwerks entwickeln sich auch zwischen Adoleszenz und Erwachsenenalter noch weiter. Die FFA spezialisiert sich während der Kindheit und Adoleszenz immer weiter auf Gesichter, und gleichzeitig verbessert sich auch unser Erinnerungsvermögen für ihre Identität.[9] In einer Studie von Suzanne Scherf und Kollegen an der University of Pittsburgh zeigte man Kindern, Heranwachsenden und Erwachsenen kurze Videosequenzen von Gesichtern, Orten und Gegenständen, während ihr Gehirn im Scanner beobachtet wurde. Wie sich dabei herausstellte, werden sowohl die FFA als auch der STS mit dem Alter zunehmend selektiv aktiviert, das heißt, diese Regionen sprechen stärker auf Gesichter und weniger auf andere Objekte an.[10]

Wie sich in Studien von Kathrin Cohen Kadosh in meinem Institut herausgestellt hat, spezialisiert sich das Gesichtserkennungsnetzwerk während der Adoleszenz insbesondere in Verbindung mit komplexen Aspekten der Gesichtserkennung, so bei der Gewinnung zwischenmenschlich relevanter Informationen wie der Identifizierung eines Menschen oder seiner emotionalen Gesichtsausdrücke. In unserer fMRT-Studie machten wir Scans von 48 Kindern, Heranwachsenden und jungen Erwachsenen im Alter zwischen sieben und 37 Jahren, während sie drei verschiedene Gesichtserkennungsaufgaben ausführten: die Erkennung der Identität eines Gesichts, seines emotionalen Ausdrucks (beispielsweise wütend oder glücklich) und der Blickrichtung. In allen Altersgruppen wurde bei allen Aufgaben das Kernstück des Gesichtserkennungsnetzwerks aktiviert. Mit zunehmendem Alter wurden aber bei jeder der drei Aufgaben weitere Gehirnareale aktiv – und zwar bei jeder Aufgabe geringfügig andere.[11] Dies spricht für die Vermutung, dass das Gesichtserkennungsnetzwerk sich mit dem Alter zunehmend spezialisiert.

Eine andere Studie stammt von Christopher Monk, Danny Pine und ihren Kollegen am NIMH in den Vereinigten Staaten. Darin wurden jungen Menschen im Alter zwischen neun und 17 Jahren sowie fünfundzwanzig- bis sechsunddreißigjährigen Erwachsenen ängstliche und neutrale Gesichter gezeigt.[12] Angst zeigt sich in einem Gesicht vorwiegend in der Augenregion: Um zu erkennen, dass jemand verängstigt aussieht, muss man bemerken, dass die Augen ungewöhnlich weit geöffnet sind und das Weiß der Augäpfel zu erkennen ist. Die Versuchspersonen erhielten in einem Durchgang dieser fMRT-Studie zunächst die Anweisung, einfach verängstigte und neutrale Gesichter anzusehen. In einem weiteren sollten sie ihre Aufmerksamkeit entweder auf den Gesichtsteil, der die Emotion zeigte (die Augen), oder einen anderen Gesichtsteil (die Nase) konzentrieren.

Im Vergleich zu Erwachsenen zeigte sich bei den Kindern und Heranwachsenden, die verängstigte Gesichter ansehen sollten, in zwei Regionen des frontalen Cortex eine stärkere Aktivierung als wenn man ihnen neutrale Gesichter zeigte. Erhielten sie dagegen die Anweisung, ihre Aufmerksamkeit auf die Nase verängstigter Gesichter zu konzentrieren, die keine Gefühle zum Ausdruck bringt, war die Aktivität in einem der frontalen Areale (dem *Cortex cingulatus anterior*) bei Heranwachsenden stärker als bei Erwachsenen. Dies weist darauf hin, dass die Gehirnaktivität sich bei erwachsenen Versuchspersonen verändert, wenn sie sich auf unterschiedliche Aspekte konzentrieren sollen. Das ist plausibel – es ist wichtig, dass wir uns auf manche Dinge in unserer Umgebung konzentrieren können, auf andere aber nicht; würden wir allem die gleiche Aufmerksamkeit schenken, wäre das System überlastet, und wir könnten nicht mehr alles verarbeiten und interpretieren. Bei Heranwachsenden jedoch wird die Gehirnaktivität nach den Feststellungen von Monk und seinen Kollegen je nach der emotionalen Natur des Reizes abgewandelt, ganz gleich, worauf die Versuchspersonen sich konzentrieren sollen. Demnach liegt die Vermutung nahe, dass das heranwachsende Gehirn emotionale und anregende Reize in der Umwelt selbst dann weiterverfolgt, wenn man dem Betreffenden gesagt hat, er solle sich auf nicht emotionale Reize konzentrieren.

Offensichtlich macht also die Fähigkeit unseres Gehirns, einem unauffälligen Objekt (in diesem Fall die Nase eines verängstigten Gesichts) auch angesichts eines auffälligeren, aber unbedeutenden Gegenstandes (den Augen eines verängstigten Gesichts) Aufmerksamkeit zu schenken, zwischen der Adoleszenz und im Erwachsenenalter noch eine Entwicklung durch. Das passt zu der Beobachtung, dass es Heranwachsenden häufig schwerfällt, sich auf eine vor ihnen liegende Aufgabe zu konzentrieren, wenn gleichzeitig ablenkende, emotional auffällige Reize vorhanden sind, beispielsweise sich auf das Autofahren zu konzentrieren, wenn ein Freund auf dem Beifahrersitz sitzt. Damit sind wir wieder bei einem der hartnäckigsten und schwierigsten Aspekte im Verhalten von Heranwachsenden: der Risikofreude.

Kapitel 9

Die richtigen Risiken

Rauchen, Komasaufen, Experimente mit Drogen, ungeschützter Sex, gefährliche Fahrmanöver – all das kommt bei Heranwachsenden häufiger vor als bei Erwachsenen. Ein gesellschaftliches Klischee stempelt Heranwachsende, insbesondere männliche Jugendliche, als ungeheuer risikobereit ab. Aber ist die Sache so einfach? Lassen sich alle Heranwachsenden auf Risiken ein? In manchen Bereichen vermeiden sie sogar gefährliche Situationen. Lehrer müssen junge Menschen häufig ausdrücklich ermutigen, im Unterricht Fragen zu stellen oder zu beantworten, in einer Klassenarbeit eine Antwort wenigstens zu raten oder neue Argumentationslinien auszuprobieren. Das alles sind Risiken, und offensichtlich gehen Jugendliche sie nicht gern ein. Und wenn sie es tun, gibt es dafür vermutlich einen stichhaltigen Grund.

Damit will ich nicht sagen, dass die Risikobereitschaft kein ernsthaftes Problem wäre: Unfälle sind bei Heranwachsenden und jungen Erwachsenen in westlichen Ländern die häufigste Todesursache, und manchmal sind sie eine Folge der Risikobereitschaft – insbesondere des rücksichtslosen Autofahrens.[1] Allerdings gilt es zu bedenken, dass andere Todesursachen in dieser Altersgruppe selten sind: Heranwachsende sterben seltener als Kinder oder Erwachsene an Krankheiten. Gleichzeitig gehen sie aber tatsächlich häufiger Risi-

ken ein, die zu Unfällen führen, und manche davon sind tödlich.*
Ron Dahl von der University of California in Berkeley spricht vom »Adoleszenzparadox«: In der Lebensphase, in der Menschen am gesündesten und fittesten sind, existiert dennoch eine gewisse Sterblichkeit, und die Ursachen sind vorwiegend Unfälle, die vermeidbar gewesen wären.

Allerdings ist die Sache komplizierter, als es das Klischee vom rücksichtslosen, auf Nervenkitzel erpichten Heranwachsenden vermuten lässt. Erstens kann die Risikobereitschaft in der Adoleszenz zwar zu Verletzungen und Krankheiten führen,[2] darunter solche, die im Zusammenhang mit Rauchen, Trinken, Drogenkonsum und Verbrechen stehen, man sollte aber festhalten, dass Todesfälle glücklicherweise selten sind – die Überlebensquote liegt unter nordamerikanischen Highschool-Absolventen bei über 99,5 Prozent.[3] Die Risiken, welche die meisten Heranwachsenden eingehen, führen nicht zu schwerwiegenden Schäden – weder bei ihnen selbst noch bei anderen. Und insgesamt betrachtet, gibt es große individuelle Unterschiede: Manche Jugendliche sind risikofreudig, andere nicht.

Welche Faktoren begünstigen in der Adoleszenz die Risikofreude? Dazu gehört insbesondere die wachsende Freiheit, die Jugendlichen von Eltern und Gesellschaft gewährt wird. Teenager sind selbständiger als Kinder, werden weniger beaufsichtigt, und man erlaubt ihnen, ja ermutigt sie sogar, eigene Entscheidungen zu treffen. All das ermöglicht es ihnen, Dinge und riskantes Verhalten auszuprobieren. Dagegen legen die Eltern den Entscheidungen kleinerer Kin-

* Interessant und wichtig ist dabei allerdings der Hinweis, dass der Anteil der Todesfälle nach Unfällen bei jungen Menschen zwischen 15 und 19 Jahren in den Vereinigten Staaten während der letzten 20 Jahre drastisch gesunken ist. Liegt es daran, dass heutige Heranwachsende insgesamt weniger risikobereit sind?

der in der Regel engere Grenzen und Beschränkungen auf, so dass diese nicht so viele Risiken eingehen können, wie sie es vielleicht wollen.

Viele Studien zur Risikobereitschaft in dieser Altersgruppe stammen von Laurence Steinberg. Er beschreibt in dem ausgezeichneten Buch *Age of opportunity* seine umfassende Forschung an Heranwachsenden und seine Arbeit mit jungen Leuten, die straffällig geworden waren.[4] Steinberg trat als Zeuge der Verteidigung in Fällen auf, in denen Heranwachsende wegen gefährlichen Verhaltens angeklagt waren, wenn zum Beispiel riskantes Fahren zu Unfällen geführt hatte. Nach seiner Ansicht muss man bei der Entscheidung, ob ein junger Mensch strafrechtlich verantwortlich gemacht werden kann, berücksichtigen, dass die Entwicklung des Gehirns und die Risikobereitschaft ein natürlicher Teil der Entwicklung von Heranwachsenden ist.

Ende der 2000er Jahre formulierten Steinberg, B.J. Casey und andere Wissenschaftler eine Theorie, mit der sie erklären wollten, warum die Risikobereitschaft in der Adoleszenz einen Höhepunkt erreicht. Eine wichtige Rolle in den Überlegungen von Steinberg und Casey spielt das limbische System im Gehirn, das (neben anderen Funktionen) den befriedigenden »Kick« erzeugt, der bei riskantem Verhalten ausgelöst wird. Dahinter steht der Kerngedanke, dass das limbische System bei jungen Heranwachsenden bereits ausgereift ist und besonders empfindlich auf das befriedigende Gefühl anspricht, das bei Risiken entstehen kann. Gleichzeitig ist der präfrontale Cortex – der uns davon abhält, impulsiv zu reagieren, und damit die Risikobereitschaft hemmt – noch nicht ganz ausgereift, sondern entwickelt sich während der gesamten Adoleszenz und im frühen Erwachsenenalter noch weiter.

Die Theorie legt also die Vermutung nahe, dass zwischen der

Reife und Funktion dieser beiden Gehirnsysteme eine »Entwicklungsdiskrepanz« auftritt; das wiederum würde erklären, warum Heranwachsende bei Risiken einen Nervenkitzel verspüren (eine Funktion des limbischen Systems) und nicht immer in der Lage sind, sich im Eifer des Augenblicks zurückzuhalten (eine Fähigkeit, die im präfrontalen Cortex angesiedelt ist). Dagegen sind Erwachsene dieser Theorie zufolge wegen des ausgereiften präfrontalen Cortex besser in der Lage, ihr Verhalten zu steuern und von gefährlichen Risiken auch dann Abstand zu nehmen, wenn sie spannend und möglicherweise lohnend sind. Da hier zwei Gehirnsysteme mitwirken, spricht Steinberg vom »Modell der dualen Systeme«.[5]*

Solche Theorien gehen von der Annahme aus, dass die Belohnungs- und Emotionssysteme des Gehirns in der Adoleszenz früher heranreifen als das Kontrollsystem im präfrontalen Cortex. Welche Anhaltspunkte sprechen dafür? Bis vor kurzem gab es kaum Belege. Deshalb gingen Kate Mills, Anne-Lise Goddings und ich 2014 in Zusammenarbeit mit Jay Giedd vom National Institute of Mental Health in Bethesda der Frage ein wenig genauer nach.[6]

Wir griffen noch einmal auf die Daten aus der großen MRT-Studie von Jay Giedd und Judith Rapoport zurück (siehe Kapitel 6). Allerdings konnten wir nicht die Daten aller Versuchspersonen in unsere Analyse einbeziehen. Wir brauchten nämlich MRT-Aufnahmen von Personen, die sich mindestens dreimal einem Scan unterzogen hatten – einem in der späten Kindheit, einem zweiten in der

* Mehrere Versionen dieser Theorie wurden auch von anderen Wissenschaftlern formuliert, so als »Ungleichgewichtsmodell« von B.J. Casey und Leah Somerville am Sackler Institute in New York. Das Ungleichgewichtsmodell ist der Theorie der dualen Systeme sehr ähnlich: Es geht davon aus, dass die Entwicklungsdiskrepanz zwischen dem Belohnungs- und dem Kontrollsystem des Gehirns erklärt, warum Heranwachsende dazu neigen, Risiken einzugehen und impulsiv zu handeln.

Mitte der Adoleszenz und einem dritten in der späten Adoleszenz beziehungsweise im frühen Erwachsenenalter; in der Personengruppe von Giedd gab es wenige Probanden, die mit mindestens drei Scans diese Altersbereiche abdeckten. Da wir uns außerdem für die Entwicklung des limbischen Systems interessierten, brauchten wir Scans, die diese subkortikalen Strukturen in hoher Qualität zeigten. Auch davon gab es wenige, denn solche kleinen Strukturen tief im Inneren des Gehirns (siehe Abbildung auf S. 75 in Kapitel 4) sind in MRT-Aufnahmen häufig unscharf und verzerrt.

Kate und Anne-Lise, die damals an ihrer Dissertation arbeiteten, gingen manuell alle Scans einzeln durch und überprüften die Abbildungsqualität des limbischen Systems. Es war eine mühsame Arbeit, die viele Wochen in Anspruch nahm. Doktorarbeiten können grausam sein! Die Qualität vieler Aufnahmen war nicht so gut, dass wir die limbischen Strukturen hätten analysieren können, aber von 33 Versuchspersonen fanden wir mehrere qualitativ hochwertige MRT-Bilder.

Wir interessierten uns für die Frage, ob die limbischen Areale – insbesondere der *Nucleus accumbens*, der eine zentrale Rolle im Belohnungssystem des Gehirns spielt, und die Amygdala, die an der Wahrnehmung von Empfindungen beteiligt ist – früher heranreifen als der präfrontale Cortex. In allen diesen Arealen ermittelten wir

* Abzuschätzen, wann die graue Gehirnsubstanz nicht mehr weiter schrumpft und ihr endgültiges Volumen erreicht, ist eine Möglichkeit, die Reife des Gehirns zu definieren. In einem 2016 erschienenen Artikel erörtert Leah Somerville die vielen Wege, auf denen man die Reifung des Gehirns theoretisch definieren kann, darunter entwicklungsbedingte Veränderungen in Struktur, Funktion, Verknüpfungen, Neurotransmittern und Verhalten, die alle irgendwann ihr endgültiges Niveau erreichen. (L.H. Somerville, »Searching for signatures of brain maturity: what are we searching for?«, *Neuron* 92, no. 6, 2016, 1164–1167.)

die Menge der grauen Gehirnsubstanz. Eine Gehirnregion bezeichneten wir in unserer Studie als »ausgereift«, wenn das Volumen der grauen Gehirnsubstanz sich offensichtlich nicht mehr änderte.*

In unserer ersten Analyse stellten wir die Daten aller Versuchspersonen zusammen und berechneten die durchschnittliche Volumenentwicklung der grauen Gehirnsubstanz in den beiden limbischen Regionen und im präfrontalen Cortex. Diese Analyse der *Durchschnitts*entwicklung ist in den drei Diagrammen auf S. 183 links wiedergegeben; sie zeigen, dass die Menge der grauen Gehirnsubstanz in der Amygdala während der späten Kindheit und frühen Adoleszenz um ungefähr sieben Prozent zunimmt, sich aber dann nach dem 14. Lebensjahr kaum noch verändert. Im Nucleus accumbens geht die graue Gehirnsubstanz in der späten Kindheit und Adoleszenz zurück: Ihr Volumen nimmt in dieser Phase um rund sieben Prozent ab. Dagegen sinkt das Volumen der grauen Gehirnsubstanz im präfrontalen Cortex zwischen der späten Kindheit und dem frühen Erwachsenenalter um dramatische 17 Prozent.

Ein Blick auf die Diagramme legt den Schluss nahe, dass die limbischen Areale einem anderen Entwicklungsmuster folgen als der präfrontale Cortex. Die Amygdala scheint tatsächlich früher heranzureifen, während der präfrontale Cortex während der gesamten Adoleszenz und bis ins frühe Erwachsenenalter einen beträchtlichen, langwierigen Wandel erlebt. Der Nucleus accumbens verändert sich in dieser Altersspanne ebenfalls, allerdings weitaus weniger als der präfrontale Cortex. Damit spricht die Analyse der durchschnittlichen Entwicklung in den drei Gehirnregionen für die allgemeine Vorstellung, dass zwischen der Entwicklung des limbischen Systems – in diesem Fall der Amygdala und in geringerem Umfang auch des Nucleus accumbens – und des präfrontalen Cortex eine Diskrepanz besteht.

In einer zweiten Analyse berechneten wir keine Durchschnittswerte, sondern wir betrachteten die Gehirnentwicklung jeder Versuchsperson einzeln. Dabei kristallisierte sich, wie man an den drei rechten Diagrammen auf S. 183 erkennen kann, ein ganz anderes Bild heraus. Bei den einzelnen Probanden zeigte sich keineswegs immer die gleiche Gesetzmäßigkeit, sondern es gab in der Entwicklung der Gehirnregionen große individuelle Unterschiede.

Kate, Anne-Lise und ich sahen uns unabhängig voneinander die Entwicklung der drei Areale bei den einzelnen Versuchspersonen an und konnten feststellen, ob eine Region früher als die anderen heranreifte. Wir arbeiteten dabei getrennt, damit keine von uns durch die anderen beeinflusst wurde, und auch blind, das heißt, wir wussten nicht, welche Region wir auf den Abbildungen sahen.

Die visuelle Überprüfung der Bilder durch uns drei bestätigte, dass in der Entwicklung des limbischen Systems und des präfrontalen Cortex große Unterschiede zwischen einzelnen Menschen bestehen. Von den 33 Studienteilnehmern zeigten 15 eine vollständige Diskrepanz: Beide limbischen Regionen (Amygdala und Nucleus accumbens) erreichten den ausgereiften Zustand früher als der präfrontale Cortex. Bei zwölf Versuchspersonen war die Amygdala vor dem präfrontalen Cortex herangereift, der Nucleus accumbens aber nicht. Und bei den restlichen vier Teilnehmern zeigte sich überhaupt keine Diskrepanz – im Gehirn dieser Menschen waren alle drei Regionen ungefähr zur gleichen Zeit ausgereift.

Was bedeutet das? Eine wichtige Schlussfolgerung lautet: Individuelle Unterschiede sind von ebenso großer oder vielleicht sogar noch größerer Bedeutung als Durchschnittswerte. Das ist wichtig, denn die meisten Studien zur Gehirnentwicklung konzentrieren sich (wie überhaupt die meisten wissenschaftlichen Studien an Menschen) auf Mittelwerte. Viele Fachleute für die Gehirnentwicklung

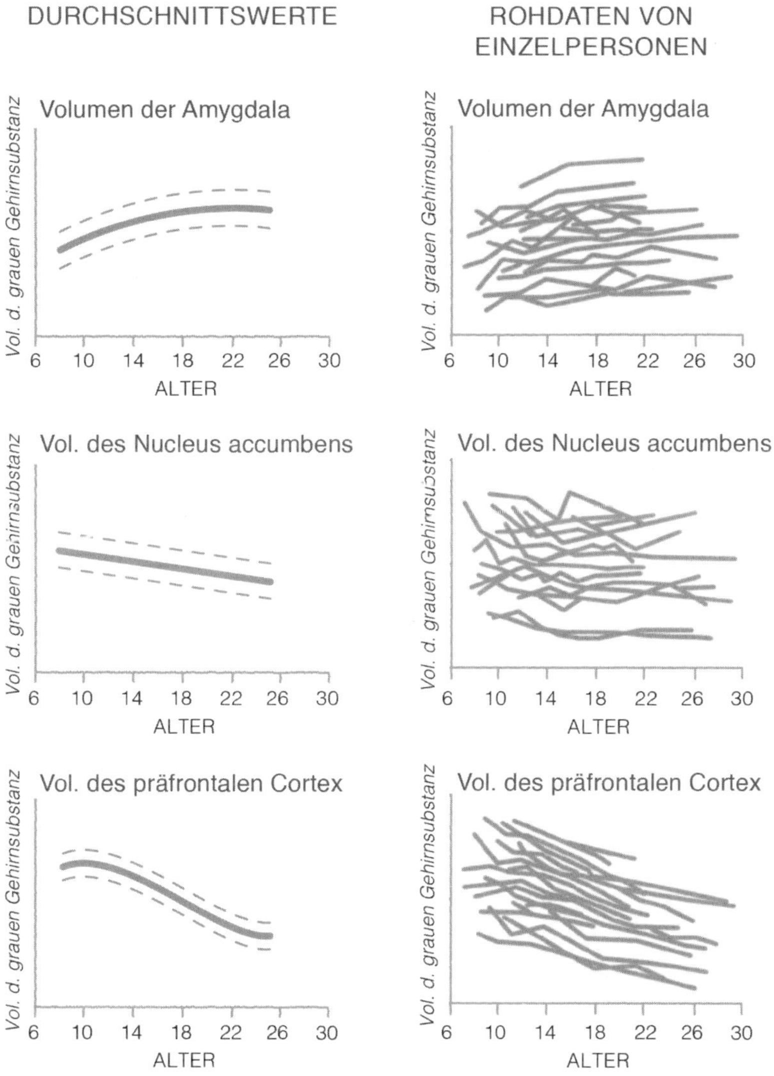

Die Entwicklung der grauen Gehirnsubstanz in drei Arealen: Durchschnittswerte und Rohdaten einzelner Personen (die gestrichelten Linien zeigen das Vertrauensintervall).

von Heranwachsenden sind mittlerweile zu der Erkenntnis gelangt, dass es an der Zeit ist, die Durchschnittswerte hinter sich zu lassen und individuelle Unterschiede zu betrachten. Den durchschnittlichen Teenager gibt es nicht.

Was ist die Ursache der individuellen Unterschiede, und welche Folgen haben sie? Welcher Unterschied besteht zwischen einem Jungen, bei dem sich Amygdala und Nucleus accumbens viel früher entwickeln als der präfrontale Cortex, und einem anderen, dessen limbisches System und präfrontaler Cortex mehr oder weniger zur gleichen Zeit heranreifen? Ist der erste risikofreudiger als der zweite? Diese Frage würden wir sehr gern beantworten, aber leider war das mit den verfügbaren MRT-Befunden nicht ohne weiteres möglich. Die MRT-Studie von Jay Giedd begann 1991, und er interessierte sich nicht gezielt für die Risikobereitschaft. Vielmehr hatte er ganz allgemein die Vermutung, dass das Gehirn sich während der Entwicklung viel stärker verändert, als man bis dahin angenommen hatte. Dass sich 15 Jahre nach Beginn seiner Studie wichtige Theorien über die Risikobereitschaft von Heranwachsenden auf den genauen zeitlichen Entwicklungsablauf der verschiedenen Gehirnregionen stützen würden, konnte er nicht wissen. Und doch basierten diese Theorien zum Teil auf Giedds Daten, die eine langsame, langwierige Entwicklung des präfrontalen Cortex während der gesamten Adoleszenz und bis ins frühe Erwachsenenalter zeigten. Hätte er schon vor Beginn seiner Studie gewusst, wie stark sich das Gehirn in der Adoleszenz entwickelt, er hätte die Versuchspersonen vielleicht gefragt, wie viele Risiken sie eingingen und wie impulsiv sie waren; dann hätten wir untersuchen können, welcher Zusammenhang bei den einzelnen Studienteilnehmern zwischen Risikobereitschaft und Gehirnentwicklung bestand. So aber lieferte Giedds Studie diese Information nicht.

Im Rahmen unserer Studie schickten wir Fragebögen an die Teilnehmer, die mittlerweile über 30 Jahre alt waren, und erkundigten uns nach Risikoverhalten und Impulsivität. Wir baten sie, sich daran zu erinnern, wie viele Risiken sie als Teenager eingegangen waren*, und einige Gefahren zu beschreiben, die sie in ihrem »riskantesten Jahr« während der Adoleszenz auf sich genommen hatten. Solche Fragen sind selbst dann nicht leicht zu beantworten, wenn man über das eigene *gegenwärtige* Verhalten nachdenkt, ganz zu schweigen, wenn man sich an eine Zeit erinnern soll, die lange zurückliegt. Mit anderen Worten: Es ist keine ideale Methode, um die Risikobereitschaft von Heranwachsenden zu beurteilen, aber es war das Beste, was wir tun konnten.**

Der Fragebogen lieferte keine Erklärung – zwischen der Selbsteinschätzung der Studienteilnehmer als risikobereit und ihrer Gehirnentwicklung zeigte sich kein Zusammenhang. Das könnte allerdings viel mit den alles andere als idealen Methoden zur Bewertung der Risikobereitschaft zu tun haben. In neueren Studien zur Gehirnentwicklung wenden die Wissenschaftler glücklicherweise hervorragende

---

* So sollten die Studienteilnehmer beispielsweise in einem Teil unseres Fragebogens (in dem es um die Messung der Sensationslust ging) folgende Aussagen als richtig oder falsch einstufen: 1. Ich habe gerne neue, spannende Erfahrungen gemacht, auch wenn sie ein wenig beängstigend waren; 2. Ich habe Dinge gern nur wegen des Nervenkitzels getan; 3. Ich habe gern Dinge getan, die ein wenig beängstigend waren; 4. Ich wollte alles einmal ausprobieren; 5. Ich habe »verrückte« Dinge nur zum Spaß getan; und 6. Ich mochte wilde, hemmungslose Partys. Dann ermittelten wir, wie oft die Studienteilnehmer mit »zutreffend« geantwortet hatten, und errechneten so für jeden von ihnen einen Wert zwischen 0 und 6.

** Manche von den Studienteilnehmern geschilderte Risiken waren amüsant wie beispielsweise »gefährliche Gymnastik«. Außerdem fiel mir auf, dass amerikanische Teenager in den 1990er Jahren (die zu Jay Giedds Probanden gehört hatten) andere Risiken auf sich nahmen als meine britischen Freunde und ich im Teenageralter. Insbesondere hatten sie offenbar Spaß am sogenannten *toilet papering*, bei dem man die Bäume und Häuser von Nachbarn mit Toilettenpapier umwickelt.

Methoden zur Messung der Risikobereitschaft und Impulsivität an, während sie gleichzeitig Scans des Gehirns anfertigen. Solche Kenntnisse brauchen wir, um die unterschiedliche Gehirnentwicklung bei einzelnen Menschen besser zu verstehen und herauszufinden, ob die Theorie der dualen Systeme für die Risikobereitschaft zumindest für jene Heranwachsenden stimmt, bei denen limbisches System und präfrontaler Cortex in unterschiedlichem Tempo heranreifen.

Eine andere Frage lautet: Was wird aus diesen Menschen, wenn sie erwachsen sind? Welche Folgen hat es, wenn das limbische System sich früher entwickelt als der präfrontale Cortex? Ist ein solcher Erwachsener ein anderer Mensch als der, bei dem die beiden Areale im Gleichschritt herangereift sind? Auch auf diese faszinierende Frage haben wir keine Antwort – jedenfalls noch nicht. Aber auch hier gilt: Solche Fragen werden durch zukünftige Untersuchungen sicher beantwortet werden. Die unterschiedlichen Geschwindigkeiten und Gesetzmäßigkeiten der Strukturveränderungen im Gehirn einzelner Menschen lassen darauf schließen, dass es auch Folgen gibt, die noch zu entdecken bleiben.

Das Modell des dualen Systems legt auch die Vermutung nahe, dass die limbischen Areale in der Adoleszenz *überempfindlich* sind, das heißt, sie werden beim Eingehen von Risiken und der Verarbeitung von Belohnungen aktiver sein als bei Erwachsenen. Zahlreiche Anhaltspunkte deuten darauf hin, dass das limbische System in der Adoleszenz besonders empfindlich auf Belohnungen reagiert (in den Experimenten wurde als Belohnung häufig Geld verwendet), die im Anschluss an eine riskante Entscheidung gewährt werden. Die Befunde stammen aus fMRT-Studien, in denen die Gehirnaktivität beim Eingehen von Risiken und bei der Verarbeitung von Belohnungen gemessen wurde. In vielen Fällen ging es dabei um Glücksspielaufgaben, bei denen die Versuchsperson eine Entscheidung treffen muss, die zum Gewinn oder Verlust von Geld führt.

Eine der ersten derartigen Studien wurde von Monique Ernst und ihren Kolleginnen am NIMH in Bethesda durchgeführt.[7] Dabei spielten Heranwachsende und Erwachsene ein *Glücksradspiel*: Man dreht ein Rad, und je nachdem, bei welcher Zahl es stehen bleibt, gewinnt man eine kleinere oder größere Geldsumme oder auch überhaupt nichts. Wenn Heranwachsende dabei kleinere oder größere Geldbeträge gewonnen hatten, war im Nucleus accumbens (dem Teil des limbischen Systems, der Belohnungen verarbeitet) eine höhere Aktivität zu beobachten als bei Erwachsenen.

In späteren fMRT-Studien bestätigte sich der Befund, dass das Gehirn von Heranwachsenden im Vergleich zu Erwachsenen und Kindern anders auf Belohnungen reagiert.[8] In einer Studie maßen Eveline Crone und ihre Kolleginnen im niederländischen Leiden die Reaktionen des Gehirns, während Versuchspersonen im Alter zwischen acht und 26 Jahren ein kinderfreundliches Glücksspiel spielten. In jedem Durchgang wurden die Teilnehmer dabei vor die Wahl zwischen zwei Formen von Glücksspielen gestellt. Einige davon waren mit geringem Risiko verbunden und boten mit hoher Wahrscheinlichkeit eine kleine Belohnung (1 Euro). Andere waren risikoreicher – die Gewinnwahrscheinlichkeit war viel geringer, der Gewinn selbst aber höher (2, 4, 6 oder 8 Euro).

Wenn die Versuchspersonen sich für das risikoreiche Spiel entschieden, zeigte sich mit zunehmendem Alter eine ständige Aktivitätsabnahme in den Regionen des präfrontalen Cortex, die mit der Selbstbeherrschung assoziiert sind,* während die Aktivität in Area-

* Im Rahmen der Entwicklung kann die Aktivierung mancher Gehirnareale sich verstärken oder abschwächen.

len, die in Zusammenhang mit Belohnungen stehen (Nucleus accumbens und ventromedialer präfrontaler Cortex), in der mittleren bis späten Adoleszenz einen Spitzenwert erreichte.[9] Auch dieser Befund passt zu der Vorstellung, dass eine Überempfindlichkeit der Areale, die Belohnungen verarbeiten, in Verbindung mit einer eher stetigen, langsamen Entwicklung des präfrontalen Cortex die Ursache für die Risikobereitschaft Heranwachsender sein könnte.

Was dabei allerdings wichtig ist: Nur weil Areale wie der Nucleus accumbens in der Adoleszenz aktiver sind, ist damit nicht gesagt, dass Heranwachsende Belohnungsgefühle stärker erleben. Aus Messungen der Gehirnaktivität können wir keinerlei Rückschlüsse auf Vorgänge auf psychologischer oder kognitiver Ebene ziehen – diesen Fehler bezeichnet man als »umgekehrten Rückschluss«. Alle Gehirnareale sind an zahlreichen Prozessen von Kognition, Wahrnehmung, Emotionen und / oder Motorik beteiligt, und die Aktivierung eines Areals lässt sich auf eine beliebige Zahl psychologischer Erlebnisse zurückführen. Um herauszufinden, ob jemand die Belohnung in der Adoleszenz stärker *empfindet*, gibt es nur einen Weg: Man muss die Versuchspersonen fragen, und das wird in Studien zum Risikoverhalten kaum getan. Die Aktivität im Nucleus accumbens als solche ist kein Beleg für Belohnungs*gefühle*.

Zwar haben viele Studien gezeigt, dass Gehirnareale, die mit Belohnungen assoziiert sind, bei Heranwachsenden stärker aktiviert werden als in anderen Altersgruppen, aber wie bei den meisten Untersuchungen mit bildgebenden Verfahren gibt es auch hier widersprüchliche Befunde: In einigen Studien konnte der entwicklungsbedingte Unterschied nicht nachgewiesen werden, und auch das umgekehrte Muster zeigte sich nicht. Solche Diskrepanzen könnten darauf zurückzuführen sein, dass in den Studien geringfügig unterschiedliche Aufgabenstellungen verwendet wurden und die Versuchspersonen zu geringfügig unterschiedlichen Altersgruppen gehörten.

Größere Risikobereitschaft und die Neugier auf Neues gibt es nicht nur in der Adoleszenz bei Menschen: Ähnliches findet man auch bei Tieren, beispielsweise bei Ratten.[10] Die Befunde sprechen dafür, dass Belohnungen auch im Belohnungssystem des Gehirns halbwüchsiger und ausgewachsener Ratten unterschiedlich verarbeitet werden. In einer Studie zeigte sich, dass bei heranwachsenden Ratten, die eine Belohnung erwarten, ein größerer Anteil der Neuronen im dorsalen Striatum (einem Belohnungsareal) aktiviert wird.[11]

Die Belege für eine Überempfindlichkeit der Belohnungsareale gegenüber Belohnungsreizen sprechen in Zusammenhang mit der relativ langsamen Entwicklung der präfrontalen Regionen sicher für die Theorie des dualen Systems der Gehirnentwicklung. Nach Vermutungen von B.J. Casey und Leah Somerville gilt das möglicherweise insbesondere dann, wenn die Entscheidungen in einem emotionalen, »heißen« Zusammenhang getroffen werden.[12] Stellen wir uns vor, wir wollten entscheiden, ob wir ein drittes alkoholisches Getränk zu uns nehmen. Wenn wir allein zu Hause sind, fallen uns vielleicht alle möglichen Gründe ein, warum das keine gute Idee ist, und wir verzichten darauf. Treffen wir die gleiche Entscheidung in einer Kneipe, in der wir mit Freunden sitzen, die alle ebenfalls trinken, könnte die Entscheidung anders ausfallen. Das ist der Unterschied zwischen einem »kalten« und einem »heißen« Zusammenhang.

Eine Aufgabe, die zur Erforschung dieses Aspekts der Entscheidungsfindung eingesetzt wurde, nennt man »emotionale Go- / No-go-Aufgabe«. Sie ähnelt der zuvor bereits beschriebenen Go- / No-go-Methode, nur wird den Versuchspersonen in der emotionalen Version eine Reihe verschiedener Gesichter gezeigt. Die meisten davon haben einen glücklichen Ausdruck, aber hin und wieder erscheint auch ein Gesicht mit neutralem Ausdruck auf dem Bildschirm.

Als Reaktion auf die Gesichter sollten die Versuchspersonen eine Taste drücken, und das nur dann, wenn das Gesicht auf dem Bildschirm einen glücklichen Ausdruck zeigte (der »Go«-Reiz). Bei einem neutralen Gesicht sollten die Versuchsteilnehmer nicht die Taste drücken (der »No-go«-Reiz). Das ist überraschend schwierig – man gerät in einen Rhythmus, in dem man jedes Mal auf die Taste drückt, wenn ein Gesicht auftaucht, und man muss sich regelrecht anstrengen, um diese automatische Reaktion zu unterdrücken, wenn das Gesicht neutral aussieht. In einer zweiten Version wurde die umgekehrte Aufgabe gestellt: Jetzt waren die neutralen Gesichter der Go-Reiz und viel zahlreicher als die glücklichen Gesichter, die als No-go-Reize fungierten. In solchen Go- / No-go-Aufgaben halten die Wissenschaftler fest, wie oft die Versuchsteilnehmer irrtümlich bei einem No-go-Reiz die Taste drücken, und messen so die Impulsivität.

In einer Studie von Casey, Somerville und Todd Hare führten Versuchspersonen im Alter zwischen sechs und 29 Jahren diese Aufgabe aus, während sie in einem fMRT-Scanner lagen.[13] Dabei ergab sich eine Reihe interessanter Befunde. Erstens nahm die Fähigkeit, die Betätigung des Knopfes zu unterdrücken, wenn der No-go-Reiz ein neutrales Gesicht war, mit dem Alter stetig zu. Parallel dazu wuchs auch die Aktivität im präfrontalen Cortex (die möglicherweise für die Hemmung sorgt). Dagegen zeigten Heranwachsende im Vergleich zu Kindern und Erwachsenen eine verminderte Fähigkeit, den Knopf zu drücken, *wenn es sich bei den No-go-Reizen um glückliche Gesichter handelte*. Mit anderen Worten: Die Fähigkeit, sich mit einer automatischen Reaktion auf *positive* Reize zurückzuhalten, brach in der Adoleszenz ein. Parallel dazu beobachtete man eine Spitzenaktivität im ventralen Striatum (einem Belohnungsareal). Die Autoren äußerten die Vermutung, dass Heranwachsende besonders empfindlich auf Belohnungsreize ansprechen – in diesem Fall auf den angenehmeren Anblick der positiven Gesichter. Das, so ihre Vermutung, könnte zu der gesteigerten Risikofreude beitragen – Heranwachsende, die sich eine Belohnung verschaffen wollen, neigen auch dann stärker zu impulsivem Handeln, wenn sie sich eigentlich bemühen, darauf zu verzichten.

Wenn wir eine riskante Entscheidung getroffen haben, tut es uns später manchmal leid, bei anderen Gelegenheiten aber sind wir vielleicht auch erleichtert, dass es so und nicht anders gekommen ist. Gefühle wie Bedauern und Erleichterung sind *kontrafaktische Emotionen*: Wir denken darüber nach, was die Konsequenz einer Entscheidung hätte sein können, aber nicht gewesen ist. Bei der Entscheidungsfindung und beim Lernen aus Fehlern spielen kontrafaktische Emotionen eine wichtige Rolle. Wenn wir eine Entscheidung treffen, ahnen wir aufgrund früherer Erfahrungen das unerwünschte Gefühl des Bedauerns voraus und versuchen es zu vermeiden, wenn wir wieder vor einer ähnlichen Entscheidung stehen. Abigail Baird vom Vassar College in den Vereinigten Staaten äußerte die Vermutung, dass sich die Fähigkeit zum kontrafaktischen Nachdenken über die Folgen von Entscheidungen während der Adoleszenz immer weiterentwickelt.[14] Dies könnte dazu führen, dass Heranwachsende mit größerer Wahrscheinlichkeit riskante Entscheidungen treffen, denn es bedeutet, dass sie weniger Erfahrungen mit kontrafaktischen Emotionen haben und deshalb mögliche Folgen anders abwägen.

Diese Möglichkeit untersuchten Stephanie Burnett-Heyes und ich zusammen mit Kollegen, darunter Giorgio Coricelli von der University of Southern California. Wir betrachteten die Entwicklung kontrafaktischer Gefühle bei der Entscheidungsfindung.[15] Mit einer von Giorgio entwickelten Glücksspielaufgabe testeten wir Versuchspersonen im Alter zwischen neun und 35 Jahren. Die Versuchsteilnehmer mussten in jeder Spielrunde zwischen zwei Glücksspielen wählen, die auf einem Computerbildschirm als Tortendiagramm dargestellt waren. Dabei zeigte die Größe der »Tortenstücke« an, mit welcher Wahrscheinlichkeit man Geld gewinnen oder verlieren konnte. Mit dem Diagramm auf S. 193 konfrontiert, konnte der Teilnehmer sich entweder für ein Spiel entscheiden, in dem eine kleine Chance auf den Gewinn von 200 Punkten und eine große Chance auf den Verlust von 200 Punkten bestand (A), oder aber für eine Chance von 50:50 für den Gewinn oder Verlust von 40 Punkten (B). Nachdem die Teilnehmer ihre Wahl getroffen hatten, rotierte ein Zeiger über dem ausgewählten Tortendiagramm und zeigte dann an, wie viele Punkte die Teilnehmer gewonnen oder verloren hatten. Nachdem wir ihnen die Ergebnisse der einzelnen Spiele mitgeteilt hatten, sollten die Teilnehmer beurteilen, wie erleichtert sie über ihre Entscheidung waren oder wie sehr sie sie bedauerten.

Wie sich dabei herausstellte, erreicht die Risikobereitschaft – das heißt die Entscheidung für das Glücksspiel mit einer geringen Chance auf einen großen Gewinn im Vergleich zu einer guten

* Eigentlich ist es wegen der großen individuellen Unterschiede nicht sonderlich sinnvoll, ein bestimmtes Alter für den Höhepunkt einer Verhaltensweise bestimmen zu wollen. Manche Menschen gehen vielleicht mit 14 Jahren das größte Risiko ein, andere mit 24, und bei wieder anderen ist in der Risikobereitschaft überhaupt kein Höhepunkt zu erkennen.

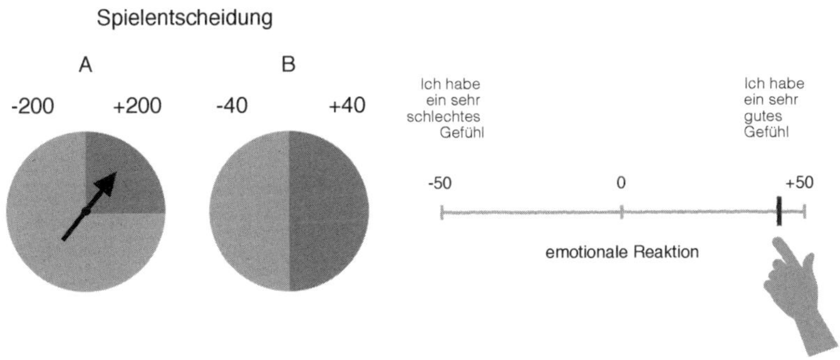

Die Glücksspielaufgabe: Teenager wählen häufiger als Erwachsene die riskante Möglichkeit A. Hier zahlt sich das Risiko aus.

Chance auf einen bescheidenen Gewinn – in der Mitte der Adoleszenz ihren Höhepunkt. Das Durchschnittsalter, in dem unsere Versuchsteilnehmer den größten Anteil an riskanten Entscheidungen trafen, berechneten wir mit 14,38 Jahren.*

Wie wir außerdem feststellten, nimmt die Stärke der kontrafaktischen Gefühle von der Kindheit bis zur Adoleszenz zu: Heranwachsende zwischen zwölf und 15 Jahren empfanden eine stärkere Erleichterung (und in geringerem Ausmaß auch ein stärkeres Bedauern), nachdem sie das Ergebnis der Glücksspiele erfahren hatten, als Neun- bis Elfjährige. In der späten Adoleszenz und unter Erwachsenen war die emotionale Reaktion nicht stärker als in der mittleren Adoleszenz. Dies lässt darauf schließen, dass es einen Zusammenhang zwischen der Intensität der Erleichterung (beispielsweise des Bedauerns) und der Risikoneigung geben dürfte: Beide sind in der mittleren Adoleszenz größer als in der Kindheit.

Unsere Aufgabe, in der die Versuchsteilnehmer ihre Gefühle nach den einzelnen Glücksspielen bewerten sollten, kann man als Experiment mit »heißer« Entscheidungsfindung interpretieren – Gefühle beeinflussen in erheblichem Maße die Entscheidungen. Unsere Studie und auch viele andere legen die Vermutung nahe, dass Heranwachsende in einem »heißen« Zusammenhang mit größerer Wahrscheinlichkeit als Kinder oder Erwachsene riskante Entscheidungen treffen.

Um Impulsivität und Risikobereitschaft in »heißen« Zusammenhängen zu messen, nutzen Psychologen häufig Kartenspiele, in denen es um Geld geht. Elizabeth Cauffman, Laurence Steinberg und Kollegen bedienten sich 2010 in einer Studie einer Version der *Iowa-Gambling*-Aufgabe.[16] Darin müssen die Teilnehmer zwischen mehreren Kartenstapeln wählen, wobei jedem Stapel eine bestimmte Gewinnhöhe zugeordnet ist. Manche Stapel scheinen lukrativ zu sein und bringen hohe Gewinne, führen aber am Ende zur Katastrophe, weil sie auch Karten enthalten, die einen hohen Verlust mit sich bringen – diese kann man als riskante Stapel interpretieren. Andere sind »stetige Gewinner«, weil kleinen Gewinnen nur selten noch kleinere Verluste gegenüberstehen. Die Teilnehmer können über mehrere Spielrunden hinweg Karten aus den einzelnen Stapeln ausspielen und zeigen dabei in der Regel von vornherein eine Vorliebe für einen bestimmten Stapel. In vielen Studien zeigte sich, dass gesunde Erwachsene es anfangs in der Regel mit den riskanten Stapeln versuchen, sich aber später für die risikoärmeren Möglichkeiten entscheiden.

In Cauffmans Studie wurde die Aufgabe von 901 Versuchsteilnehmern im Alter zwischen zehn und 30 Jahren absolviert. Die Neigung, vorwiegend mit dem riskanten Kartenstapel zu spielen, war in der Adoleszenz und im frühen Erwachsenenalter (von 14 bis 21 Jahren) am höchsten. Diese Altersgruppe bevorzugte dauerhaft den riskanten Kartenstapel, obwohl er hin und wieder zum Verlust von Geld führte. Kinder und Erwachsene dagegen lernten im Laufe des Spiels häufiger, diesen Stapel zu meiden. Anscheinend ist also das

Verhalten von Heranwachsenden und jungen Erwachsenen in Richtung von Entscheidungen verschoben, die zu einer hohen Belohnung führen können, auch wenn andererseits negative Folgen möglich sind. Demnach liegt die Vermutung nahe, dass die Fähigkeit, Informationen über die Wahrscheinlichkeit von Gewinn oder Verlust in »heißen« Zusammenhängen als Entscheidungsgrundlage heranzuziehen, wenn diese Zusammenhänge durch starke Gefühle oder Erregung charakterisiert sind, während der Adoleszenz noch in der Entwicklung begriffen ist.[17] Ein »heißer« Zusammenhang ist auch gegeben, wenn Heranwachsende mit ihren Freunden zusammen sind, was, wie wir in vorangegangenen Kapiteln bereits erfahren haben, mit erhöhter Risikobereitschaft verbunden ist.

Dagegen ist die Risikobereitschaft bei »kalten« Aufgaben, bei denen kein emotionaler Zusammenhang gegeben ist, in der Adoleszenz nicht zwangsläufig erhöht.[18] Der Unterschied ist wichtig, denn er stellt die Vorstellung in Frage, junge Leute würden immer Risiken eingehen. Das stimmt nicht – manche Heranwachsende nehmen in bestimmten Situationen mehr Risiken auf sich, in anderen aber nicht. Angenommen, eine Jugendliche ist allein auf dem Heimweg von der Schule und konzentriert sich auf die Frage, was sie zu Hause als Nächstes tun muss; wird ihr dann Ecstasy angeboten, nimmt sie es mit sehr viel geringerer Wahrscheinlichkeit an, als wenn sie am Samstagabend auf einer Party ist und alle ihre Freunde ebenfalls die Droge konsumieren. Das ändert sich auch im Erwachsenenalter nicht völlig: Wir alle werden von unseren Freunden beeinflusst – und auch Erwachsene trinken in Gegenwart von Freunden wahrscheinlich mehr und nehmen eher Drogen, als wenn sie allein sind.

Manche Befunde sprechen auch dafür, dass Heranwachsende im Vergleich zu Erwachsenen eine größere Vorliebe für sofortige Belohnungen haben, und das kann dazu führen, dass sie größere Risiken eingehen. In einer *Delay Discounting Task* steht der Versuchsteilnehmer vor der Wahl zwischen einer kleinen, sofortigen und einer größeren, späteren Belohnung. Wird er beispielsweise lieber fünf Euro sofort oder 30 Euro in einem Monat nehmen? Und wie steht es mit 25 Euro sofort oder 30 Euro in einem Monat? Oder mit fünf Euro jetzt oder 30 Euro in einem Jahr? Was die Neigung angeht, »impulsiv« zu handeln, gibt es große individuelle Unterschiede: Manche Menschen entscheiden sich immer für die kleinere, unmittelbare Belohnung, andere nehmen lieber den größeren Betrag, auch wenn sie lange darauf warten müssen.

Während sich die Impulssteuerung zwischen Kindheit und frühem Erwachsenenalter allmählich verbessert, nimmt die Neigung, sich für die sofortige Belohnung zu entscheiden, ab.[19] Wie sich in Studien mit Scans gezeigt hat, ist die geringere Neigung, sich für eine sofortige, aber kleinere Belohnung zu entscheiden, von einer stetigen Aktivitätszunahme im ventromedialen präfrontalen Cortex begleitet; gleichzeitig geht die Aktivität im ventralen Striatum zurück.[20]

Die *Delay Discounting Task* ist eine Abwandlung eines berühmten Experiments, das Walter Mischel Ende der 1960er Jahre mit kleinen Kindern durchführte. Mischels Version wird als *Marshmallow-Test* bezeichnet, weil Kinder von ungefähr vier Jahren mit einem Marshmallow allein gelassen wurden. Der Versuchsleiter sagte dem Kind, er werde jetzt für eine Viertelstunde aus dem Zimmer gehen und wenn das Kind den Marshmallow bei seiner Rückkehr noch nicht gegessen hätte, werde es mit zwei Marshmallows belohnt.

Es ist ein Test der »verspäteten Vergütung«; was den Zeitraum anging, den Kinder abwarteten, bevor sie der Versuchung erlagen und den einzelnen Marshmallow aßen, gab es faszinierende individuelle Unterschiede. In seiner ersten Studie testete Mischel 32 Kinder.

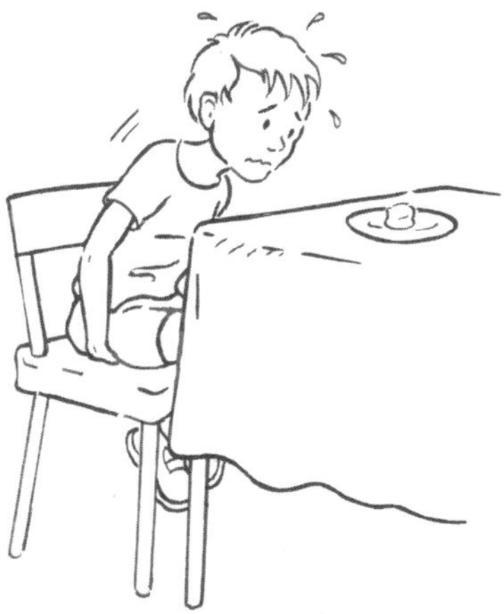

Der Versuchung widerstehen oder nachgeben?
Der Marshmallow-Test

Einige von ihnen aßen die Süßigkeit sofort; anderen gelang es, so lange zu widerstehen, bis der Versuchsleiter zurückkam, sie wurden dann mit zwei Marshmallows belohnt. Viele hielten sich ein paar Minuten zurück, erlagen aber irgendwann der Versuchung. Es gibt einige lustige Videos von Kindern, die sich bemühen, der Versuchung zu widerstehen. Mit allen möglichen Verhaltensweisen strengen sie sich an, den Marshmallow nicht zu essen: Manche Kinder schnuppern und lecken sogar daran, setzen sich aber dann auf die Hände oder wenden sich ab, so dass sie die verlockende Süßigkeit weder anfassen noch sehen können.* Entscheidend dafür, der Versu-

* www.youtube.com/watch?v=Yo4WF3cSd9Q

** In einer neueren Studie zeigte sich, dass es zum Teil vom Zusammenhang abhängt, ob Kinder im Marshmallow-Test widerstehen können. In einem Umfeld, in dem Kinder gelernt haben, dass der Versuchsleiter zuverlässig ist und Wort hält – zum Beispiel, weil er nach zwei Minuten wie versprochen einen neuen Satz Buntstifte mitbringt – warten die Kinder mit größerer Wahrscheinlichkeit länger auf den Marshmallow, als wenn er unzuverlässig ist. Siehe www.ncbi.nlm.nih.gov/pubmed/23063236

chung zu widerstehen und sich nach einer gewissen Zeit eine größere Belohnung zu sichern, ist offenbar die Fähigkeit, die Aufmerksamkeit von der verlockenden Belohnung abzulenken.**

Mit seiner ersten Studie wies Mischel nach, dass Kinder sehr unterschiedlich lange warten können, wenn es um eine verspätete Belohnung geht. An dieser Stelle blieb er aber nicht stehen. Zusammen mit vielen Kollegen verfolgte er den weiteren Werdegang der Kinder, die an dem *Marshmallow-Test* und anderen von ihm durchgeführten Studien teilgenommen hatten. Die Ergebnisse waren faszinierend: Der Fähigkeit, dem Marshmallow zu widerstehen, folgten im späteren Leben weitere positive Eigenschaften. Je länger die Versuchspersonen als Kinder »die Belohnung hinausschieben« konnten, desto besser wurden sie als Heranwachsende von ihren Eltern eingestuft, was ihre zwischenmenschlichen Fähigkeiten, die Konzentrationsfähigkeit und die Selbstbeherrschung anging;[21] auch in schulischen Prüfungen schnitten sie besser ab.[22] Kinder, die mit vier Jahren länger warten konnten, erbrachten als Heranwachsende auch in einem Go- / No-go-Test, der die Selbstbeherrschung misst, bessere Leistungen – sie reagierten schneller auf die »Go«-Anreize, machten aber deshalb bei den »No-go«-Reizen nicht mehr Fehler.[23] Dieser Befund zeigt, dass Vorschulkinder, die sich besser zurückhalten können, auch als Heranwachsende über eine bessere Selbstbeherrschung verfügen.

Ein Teil der Probanden, die an dem ursprünglichen Experiment teilgenommen hatten, unterzog sich im Alter von über 40 Jahren einer fMRT-Studie.[24] Ihr Leiter, B.J. Casey, machte Gehirnscans, während die Versuchspersonen die zuvor beschriebene emotionale Go- / No-go-Aufgabe mit glücklichen und neutralen Gesichtern lösten. Bei Versuchspersonen, die als Kinder ihre Belohnung gut hinausschieben konnten, differenzierte der präfrontale Cortex unabhängig von den Gesichtsausdrücken besser zwischen No-go- und Go-Versuchen als bei jenen, die schon mit vier Jahren weniger Selbstbeherrschung gezeigt hatten. Dagegen reagierte der ventrale Striatum bei jenen, die als Kinder nicht gut auf die sofortige Belohnung verzichten konnten, auf die No-go-Reize stärker, wenn es sich dabei um glückliche Gesichter handelte. Bei Personen, die eine Belohnung weniger gut hinausschieben konnten, war das Belohnungssystem also aktiver, wenn sie verlockenden Reizen (glücklichen Gesichtern) widerstehen mussten. Die Wissenschaftler äußerten die Vermutung, dies könne auch dazu beitragen, dass solche Menschen eine geringere Widerstandskraft gegen Versuchungen haben. Insgesamt deutet die Studienreihe darauf hin, dass die Selbstbeherrschung, wie sie ursprünglich im *Marshmallow-Test* gemessen wurde, eine relativ stabile individuelle Eigenschaft ist.*

Mischels Befunde sprachen dafür, dass Selbstbeherrschung eine wichtige Fähigkeit ist. Diese Vorstellung wurde seither durch viele weitere Studien bestärkt. Über ähnliche Ergebnisse berichteten Terrie Moffitt und Avshalom Caspi, die an der Duke University in den Vereinigten Staaten und am Londoner King's College arbeiten. In einer Längsschnittstudie im neuseeländischen Dunedin beobachteten sie über viele Jahre hinweg 1037 Kinder, die dort zwischen April 1972 und März 1973 geboren worden waren. Diese Personen sind jetzt über 40 Jahre alt und werden immer noch untersucht. Was für eine solche Längsschnittstudie ungewöhnlich ist: Nahezu alle ursprünglichen Teilnehmer wirken noch heute an den Forschungsarbeiten mit.

---

* Über seine Forschungsarbeiten hat Mischel ein großartiges Buch mit dem Titel *Der Marshmallow-Test* geschrieben. (W. Mischel, The marshmallow test: mastering self-control; London: Transworld, 2014) [dt. *Der Marshmallow-Test: Willensstärke, Belohnungsaufschub und die Entwicklung der Persönlichkeit.* Übers. v. T. Schmidt; München: Siedler 2015].)

Viele Aspekte aus der Entwicklung der Kinder wurden zu mehreren Zeitpunkten betrachtet. Unter anderem maßen Moffitt und Caspi im Alter von drei, fünf, sieben, neun und elf Jahren die Selbstbeherrschung. Dazu sollten die Kinder sowie ihre Eltern und Lehrer in Fragebögen angeben, wie impulsiv, hyperaktiv und kontrolliert die einzelnen Kinder waren. Aus den Ergebnissen aller Messungen ermittelten Moffitt, Caspi und ihre Kollegen dann einen Gesamtwert für die Selbstbeherrschung in der Kindheit.[25]

Faszinierenderweise ermöglichte der Grad der Selbstbeherrschung in der Kindheit eine Voraussage über ein Spektrum verschiedener Eigenschaften in Adoleszenz und Erwachsenenalter. Kinder mit geringerer Selbstbeherrschung waren mit 32 Jahren in schlechterem gesundheitlichen Zustand, hatten eine geringere Lungenkapazität, litten häufiger unter Zahnfleischerkrankungen und Übergewicht und waren auch häufiger von Drogen wie Tabak, Alkohol oder Cannabis abhängig. Sie brachen die Schule häufiger ohne Abschluss ab und wurden als Teenager häufiger ungewollt schwanger.

Wie man an dem Diagramm auf S. 201 erkennt, waren weitere Voraussagen über die spätere Entwicklung in gesellschaftlicher und finanzieller Hinsicht möglich. Kinder mit geringer Selbstkontrolle hatten als Erwachsene mehr Schulden und weniger Ersparnisse und wurden häufiger wegen einer Straftat verurteilt als solche, deren Selbstbeherrschung im Kindesalter besser ausgeprägt war.

Die Befunde von Moffitt und Caspi deuten auf *Korrelationen* hin, sagen aber nichts über *Kausalitäten*: Sie zeigen einen *Zusammenhang* zwischen Selbstbeherrschung und anderen Faktoren, was aber nicht unbedingt bedeutet, dass bestimmte Eigenschaften durch starke oder schwache Selbstbeherrschung *verursacht* werden. Dennoch legen sie die Vermutung nahe, dass die Selbstbeherrschung bei Kin-

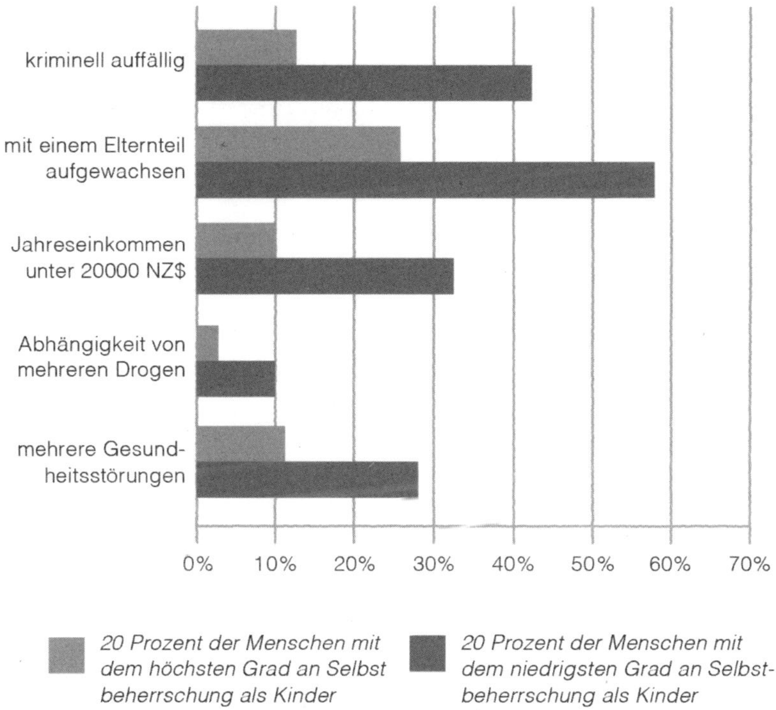

Selbstbeherrschung in der Kindheit und Eigenschaften im Erwachsenenalter.

dern eine wichtige Fähigkeit ist, die das Verhalten im weiteren Leben prägt.

Die gute Nachricht lautet: Selbstbeherrschung kann man bis zu einem gewissen Grade üben. Dazu gibt es viele Wege und unterschiedliche Trainingsmethoden. Eine Möglichkeit zur Verbesserung der Selbstbeherrschung ist das Achtsamkeitstraining. Achtsamkeit ist ein Daseinszustand, der durch Meditation verstärkt wird: Man konzentriert seine Wahrnehmung auf den gegenwärtigen Augenblick, wobei man die eigenen Gedanken, Gefühle und körperlichen Empfindungen zur Kenntnis nimmt und akzeptiert.[26] Zusammen mit Mark Williams und Willem Kuyken von der University of

Oxford sowie Tim Dalgleish vom Medical Research Council Cognitive and Brain Sciences Unit in Cambridge gehen wir derzeit in einer großen Studie der Frage nach, ob Achtsamkeitstraining in Schulen bei jungen Menschen im Alter zwischen elf und 16 Jahren vorteilhafte Auswirkungen auf die mentale Gesundheit und das Wohlbefinden hat. An der Studie beteiligen sich mehr als 80 Schulen in Großbritannien. Die Ergebnisse werden neues Licht auf die Frage werfen, ob man Achtsamkeitstraining im Rahmen des Lehrplans für sozial-emotionales Lernen an Schulen einführen sollte. Wenn die Ergebnisse zeigen, dass Achtsamkeitstraining bei jungen Menschen die Selbstbeherrschung und das Wohlbefinden verbessert, während sich die Gefahr psychischer Probleme wie Depressionen und Angstzustände vermindert, wäre es möglicherweise ratsam, über eine Einführung an allen Schulen nachzudenken. Die Antwort werden wir allerdings erst in sechs Jahren kennen – eine große Studie nimmt viel Zeit in Anspruch.

Welchen Einfluss hat die Ansprechbarkeit durch Belohnungen in anderen Zusammenhängen auf das Verhalten von Heranwachsenden? Wie sich 2016 in einer Studie an meinem Institut zeigte, lernen Heranwachsende mit geringerer Wahrscheinlichkeit, Bestrafung zu vermeiden. In unserer von Stefano Palminteri geleiteten Studie untersuchten wir, wie Heranwachsende und Erwachsene lernen, Entscheidungen auf der Grundlage verfügbarer Informationen zu treffen.[27] Eine Gruppe von Heranwachsenden (zwölf bis 17 Jahre) und eine Gruppe junger Erwachsener von 18 bis 32 Jahren mussten zwischen abstrakten Symbolen wählen. Jedes Symbol war einheitlich mit einer bestimmten Chance auf eine Belohnung (Geldgewinn) oder Bestrafung (Geldverlust) verbunden. Im Laufe der Aufgabe lernten die Versuchsteilnehmer, welche Symbole eine Belohnung beziehungsweise eine Bestrafung mit sich brachten, und passten ihre Entscheidungen entsprechend an.

Wie sich dabei herausstellte, lernen Heranwachsende und Erwachsene gleichermaßen gut, die mit einer Belohnung verbundenen Symbole zu wählen, aber Jugendliche können Symbole, die eine Bestrafung bedeuten, schlechter vermeiden. Außerdem schnitten Erwachsene signifikant besser ab, wenn man ihnen nach jeder Entscheidung sagte, welche Folge die Auswahl des anderen Symbols gehabt hätte, Heranwachsende dagegen stellten diese Information anscheinend nicht in Rechnung. Die Ergebnisse lassen darauf schließen, dass Heranwachsende und Erwachsene auf unterschiedliche Weise lernen und dass nicht Bestrafung, sondern ein auf Belohnungen basierender Ansatz für die Lernprozesse bei Jugendlichen effizienter ist.

Zu welchen Erkenntnissen führen uns die in diesem Kapitel beschriebenen Forschungsergebnisse? Wenn Heranwachsende durch Belohnungen stärker beeinflusst werden als durch Bestrafung und sich von einer sofortigen Belohnung stärker in Versuchung führen lassen, statt auf eine größere, spätere Belohnung zu warten, haben wir vielleicht eine Erklärung dafür, warum manche Kampagnen über die langfristigen, schädlichen Wirkungen des Rauchens in dieser Altersgruppe so wenig Erfolg haben. Antiraucherkampagnen, die sich an junge Leute richteten, konzentrierten sich früher stets auf die langfristigen Gesundheitsgefahren; heute wissen wir aber, dass dies auf junge Leute eine geringere Wirkung hat, als wenn man sich auf unmittelbare Folgen konzentriert, die nicht mit der Gesundheit zusammenhängen. Im Jahr 2000 wurden in einer Studie verschiedene Antiraucherkampagnen miteinander verglichen, deren Adressaten Teenager waren. Kernaussagen und Werbemaßnahmen solcher Kampagnen waren im Einzelnen:[28]

- Langfristige gesundheitliche Gefahren des Rauchens wie Krebs und Lungenerkrankungen;
- Kurzfristige kosmetische Auswirkungen wie Mundgeruch und die damit möglicherweise verbundene Ablehnung in Beziehungen;
- Einsatz von Models und die Verteilung freier Werbeartikel als Marketingmaßnahme;
- Täuschungstaktiken der Tabakkonzerne, die beispielsweise gesetzwidrig Minderjährige ansprechen und behaupten, Zigaretten würden nicht süchtig machen;
- Passivrauchen und seine Auswirkung auf Angehörige und andere Menschen, insbesondere Säuglinge und Kleinkinder;
- Raucher als negative Vorbilder;
- Attraktive, liebenswürdige Personen, die das Rauchen demonstrativ ablehnen.

Wie sich in der Studie herausstellte, hatten Werbefeldzüge, die sich auf Passivrauchen, Raucher als negative Vorbilder, Verweigerungsfähigkeit und die täuschende Darstellung eines tödlichen Produkts konzentrierten, das größte Potential, junge Menschen vom Rauchen abzuhalten. Alle diese Inhalte haben nicht das Geringste mit den tatsächlichen gesundheitlichen Risiken für Raucher zu tun, sondern stellen die Auswirkungen auf andere Menschen in den Mittelpunkt.

Ähnliche Ergebnisse lieferte auch eine Studie, in der Heranwachsenden mitgeteilt wurde, wie Unternehmen sie zu ungesunder Ernährung verführen wollen.[29] Einer Gruppe von Versuchspersonen wurde gesunde Ernährung als Möglichkeit dargestellt, um sich gegen die manipulierenden, unfairen Praktiken der Lebensmittelindustrie zur Wehr zu setzen, die beispielsweise Junk Food so zubereitet, dass es süchtig macht, und es dann an Kinder vermarktet. Bei einer anderen lag das Schwergewicht auf der traditionellen gesundheitlichen Aufklärung.

Die Gruppe, die etwas über die verdeckten Verführungsmethoden der Lebensmittelindustrie erfahren hatte, betrachtete gesunde Ernährung als Weg, um die eigene Unabhängigkeit zu praktizieren und sich im Einklang mit der sozialen Gerechtigkeit zu positionieren. Diese Gruppe wählte häufiger als die andere gesündere Lebensmittel und lehnte noch einen Tag später ungesunde Snacks und Getränke ab.

Offensichtlich sind also gesundheitliche Aufklärungsmaßnahmen bei Heranwachsenden wirksamer, wenn sie Werte in den Mittelpunkt stellen, die jungen Menschen wichtig sind – in diesem Fall das Gefühl, eine gesellschaftlich bewusste, selbständige Person zu sein. Die gleiche Einstellung zur gesunden Ernährung dürfte auch in die Neigung von Heranwachsenden hineinspielen, sich gegen Autoritäten aufzulehnen – in diesem Fall gegen die von Erwachsenen betriebene Lebensmittelindustrie.

Insgesamt lassen alle diese Studien den gleichen Schluss zu: Wenn wir bestimmte Formen des Risikoverhaltens bei jungen Menschen einschränken wollen, sollten wir nicht nur ernste Warnungen über langfristige Folgen aussprechen, sondern uns auch und vielleicht vor allem auf die unmittelbaren zwischenmenschlichen Folgen von Handlungen und Entscheidungen konzentrieren.

Kapitel 10
Wenn etwas schiefgeht

Zwar entwickeln sich die meisten Heranwachsenden zu gesunden Erwachsenen, aber es gibt in dieser Lebensphase eine erhöhte Anfälligkeit für psychische Erkrankungen. Wie sich in einer Umfrage unter 9000 Personen in den Vereinigten Staaten zwischen 2001 und 2003 herausstellte, setzen psychische Krankheiten wie Depressionen, Angstzustände, Essstörungen, Drogenmissbrauch und Psychosen* in drei Vierteln aller Fälle irgendwann vor dem 24. Lebensjahr ein.[1] Aus irgendeinem Grund sind manche Menschen während der Adoleszenz besonders anfällig für psychischen Störungen, insbesondere wenn sie bereits eine genetische Veranlagung zu diesen Krankheiten mitbringen und bestimmte Risikofaktoren aus der Umwelt hinzukommen.[2]

Die Wissenschaft versteht mittlerweile immer besser, was sich in der Gehirnentwicklung von Heranwachsenden, die an einer solchen Störung erkranken, abspielt. In neuen Studien verfolgte man die Reifung des Gehirns bei Kindern und Heranwachsenden über lange

---

* Unter Psychosen versteht man eine ganze Reihe von Störungen, bei denen die betroffene Person verschiedene beunruhigende Symptome erlebt, darunter Halluzinationen, Wahnvorstellungen, verworrene und verzerrte Gedanken sowie einen Realitätsverlust und Mangel an Selbsterkenntnis über die eigene Krankheit. Beispiele für Psychosen sind Schizophrenie, bipolare Störung und schizoaffektive Störung.

Zeiträume hinweg und konnte so beobachten, wie sich die Struktur des Gehirns verändert, wenn und – was noch wichtiger ist – *bevor* die psychische Störung entsteht.

Viele Forschungen haben sich mit der Entstehung der Schizophrenie befasst, einer verheerenden Erkrankung, von der weltweit ungefähr ein Prozent der Bevölkerung betroffen ist. Irwin Feinberg äußerte in den 1980er Jahren die Vermutung, die Schizophrenie könnte auf anormales Ausdünnen der Synapsen zurückzuführen sein. Dabei stützte er sich auf die Erkenntnisse aus den in Kapitel 4 beschriebenen Studien von Huttenlocher, wonach die Synapsen im präfrontalen Cortex während der Adoleszenz erheblich zurückgestutzt werden. Feinberg vermutete, die Synapsen könnten bei jungen Menschen, die an Schizophrenie erkranken, in zu großem Umfang ausgedünnt worden sein, das heißt, ihr Gehirn hätte in dieser entscheidenden Phase zu viele Synapsen verloren.[3]

Zu jener Zeit war das reine Spekulation, später aber stärkten neue Forschungsergebnisse diese Theorie. Wie sich in Obduktionen zeigte, enthält das Gehirngewebe von Erwachsenen mit Schizophrenie weniger Synapsen als das entsprechende Gewebe von Gesunden.[4] Mit bildgebenden Verfahren konnte man zeigen, dass das Volumen der grauen Gehirnsubstanz in mehreren Gehirnarealen, so auch im präfrontalen und temporalen Cortex, bei jungen Erwachsenen mit Schizophrenie geringer ist.[5] Solche Befunde stehen zwar im Einklang mit der Vorstellung, die Synapsen würden im Gehirn von Heranwachsenden, die an Schizophrenie erkranken, übermäßig stark zurückgestutzt. Bewiesen ist der Zusammenhang damit aber nicht, und andere Studien gelangten auch zu abweichenden Befunden.

Die entscheidende Frage lautet: Läuft die Gehirnentwicklung bei Heranwachsenden, die an Schizophrenie erkranken, anders ab? Um das festzustellen, gibt es nur einen Weg: Man muss bei einer sehr großen Zahl von Kindern und Teenagern während des Heranwachsens ungefähr einmal im Jahr einen Scan anfertigen. Statistisch gesehen werden wahrscheinlich rund ein Prozent dieser jungen Menschen irgendwann im späten Teenager- oder frühen Erwachsenenalter an Schizophrenie erkranken. Dann wäre es möglich, ihre Gehirnentwicklung im Rückblick mit der gesunder Menschen zu vergleichen. Damit die Gruppe derer, die an Schizophrenie erkranken, ausreichend groß ist, müsste man jedoch Zehntausende von Kindern in ihrer Entwicklung verfolgen, eine mögliche, aber zeitlich und finanziell enorm anspruchsvolle Aufgabe.*

Alternativ dazu kann man Heranwachsende studieren, bei denen bereits ein hohes Schizophrenierisiko besteht, entweder weil ein Elternteil an der Krankheit leidet (also eine genetische Veranlagung vorhanden ist) und / oder weil sie bereits in geringem Umfang psychotische Symptome erlebt haben, beispielsweise Wahnvorstellungen oder Stimmenhören. In Studien an solchen Hochrisikogruppen zeigten sich bei jungen Menschen, bei denen später die Schizophrenie diagnostiziert wurde, schon während der Adoleszenz Anomalien in der grauen und weißen Gehirnsubstanz. So ist die Volumenzunahme der weißen Gehirnsubstanz, die man im typischen Fall während der Entwicklung von Heranwachsenden beobachtet, bei den besonders gefährdeten Personen weniger stark ausgeprägt. Auch das Volumen der grauen Gehirnsubstanz geht bei Heranwachsenden, die später an Schizophrenie erkranken, insbesondere im temporalen Cortex stärker zurück als bei gesunden jungen Leuten. Solche Ab-

* MRT-Aufnahmen sind teuer. In Großbritannien kosten sie zu der Zeit, da dieses Buch entsteht, in der Regel ungefähr 500 Pfund pro Stunde, und eine Stunde ist auch ungefähr die Zeit, die jede Aufnahme in Anspruch nimmt.

weichungen vom »typischen« Entwicklungsweg beobachtet man nicht bei Heranwachsenden, bei denen ein hohes Risiko für Schizophrenie besteht, ohne dass die Krankheit sich bei ihnen aber ausbildet.[6] Demnach liegt die Vermutung nahe, dass die Entwicklung von grauer und weißer Gehirnsubstanz bei jungen Leuten, die an Schizophrenie erkranken, anders verläuft – und, was besonders wichtig ist: Die Abweichungen vom Regelfall treten auf, *bevor* die Krankheit ausbricht.

Eine der wichtigsten Erkenntnisse aus solchen Forschungsarbeiten lautet: Wenn wir verstehen wollen, wie und warum Schizophrenie und andere psychische Störungen auftreten, müssen wir uns die *Entwicklung* des Gehirns ansehen. Statt nur in Momentaufnahmen zu vergleichen, wie das Gehirn bei jungen Erwachsenen mit und ohne Schizophrenie aussieht, müssen wir herausfinden, wie es dazu kam, *dass* es so aussieht. Es ist, als wollte man herausfinden, welchen Weg jemand mit dem Auto zurückgelegt hat: Man muss die Route kennen, man muss wissen, ob Autobahnen oder Landstraßen benutzt wurden, wie stark der Verkehr war und so weiter.

Das Gleiche gilt für kognitive Fähigkeiten. Wie sich in einer 2006 veröffentlichten Studie zeigte, lässt sich die Intelligenz (wie sie mit IQ-Tests gemessen wird) nicht anhand der Gehirnstruktur als solcher voraussagen, wohl aber auf der Grundlage des Entwicklungsweges, den diese Struktur während der Adoleszenz einschlägt. Philip Shaw und seine Kollegen vom NIMH in Bethesda machten in einer Längsschnittstudie Scans von Kindern und Heranwachsenden, während sie gleichzeitig die Entwicklung des Intelligenzquotienten verfolgten. Dabei zeigte sich, dass das Intelligenzniveau mit dem Entwicklungsmuster des Gehirns und insbesondere des präfrontalen Cortex während der Adoleszenz zusammenhängt.[7] Bei intelligenteren Kindern war in der späten Kindheit und frühen Adoleszenz eine besonders schnelle Veränderung des Cortex zu beobachten: Seine Dicke nahm anfangs schneller und über längere Zeit hinweg zu, dann wurde er in der frühen Adoleszenz schnell und deutlich wieder dünner. Die Wissenschaftler äußerten die Vermutung, das Gehirn intelligenterer Menschen sei vielleicht in dieser besonders sensiblen Phase der Gehirnentwicklung »plastischer« (das heißt stärker veränderlich).

Shaws Befund harrt zwar noch einer Bestätigung, aber im Rahmen einer Längsschnittstudie von 2014, an der 504 Personen im Alter zwischen neun und 60 Jahren teilnahmen, wurde ebenfalls über einen Zusammenhang zwischen der entwicklungsbedingten Veränderung der Cortexdicke und dem IQ berichtet.[8] In dieser Studie wurde aber gezeigt, dass ein höherer IQ mit einer Schrumpfung des Cortex in der Kindheit und einer Verdickung im Erwachsenenalter assoziiert ist. Damit unterscheiden sich die Ergebnisse zwar geringfügig von denen der Studie Shaws, beide Untersuchungen unterstreichen aber, wie wichtig entwicklungsbedingte Veränderungen der Cortexdicke sind – das heißt, die Veränderung des Cortex ist für den IQ wichtiger als sein endgültiges Volumen. Dies spricht auch für die allgemeinere Aussage, dass die Entwicklung des Gehirns sich auf die kognitiven Fähigkeiten im Erwachsenenalter auswirkt; für die psychische Gesundheit gilt das Gleiche.

Auch psychische Erkrankungen wie die Depression brechen in der Adoleszenz häufiger aus als in jeder anderen Lebensphase. Von allen psychischen Störungen, die während der Adoleszenz auftreten, sind Depressionen diejenigen, die sich nach dem Maßstab »durch Behinderung verlorene Jahre« am stärksten auf die Gesundheit während des gesamten Lebens auswirken.[9*] Mehrere Studien, in denen Gehirnscans von Heranwachsenden mit Depressionen angefertigt wurden, weisen im Vergleich zu gesunden Personen gleichen Alters auf ein abweichendes Volumen der grauen Gehirnsubstanz in mehreren Cortexarealen und subkortikalen Regionen hin. Aber in der Frage, ob ein bestimmtes Gehirnareal bei jungen Leuten mit Depressionen grundlegend anders ist, besteht keine abschließende Einigkeit. Das ist vielleicht nicht verwunderlich – Depressionen treten in vielen Formen und unterschiedlichem Schweregrad auf, und die Symptome sind ebenso vielfältig wie die begleitenden Gesundheitsstörungen.

Was bei jungen Leuten mit Depressionen abweicht, ist mit größerer Wahrscheinlichkeit die *Funktion* des Gehirns und insbesondere die funktionellen Verknüpfungen zwischen den Gehirnarealen. Mit bildgebenden Verfahren konnte man zeigen, dass die Aktivität in Regionen für die Gefühlsverarbeitung wie der Amygdala und dem mittleren präfrontalen Cortex im Vergleich zu Personen ohne Depressionen erhöht ist, wenn depressive Heranwachsende Aufgaben mit emotionalen Komponenten ausführen, beispielsweise wenn sie sich auf Fotos Gesichter ansehen, die in ihrer Mimik Gefühle widerspiegeln, und sie darauf reagieren sollen.[10] Manchen Befunden zufolge sind auch die Verknüpfungen zwischen verschiedenen Regionen während der Verarbeitung von Gefühlen stärker. Einige Wissenschaftler vermuten daher, das sich in der gesteigerten Aktivität und den Verknüpfungen in den gefühlsverarbeitenden Arealen, die

* DALY (*disability-adjusted life year*) ist ein Maß für die gesamte Krankheitsbelastung, ausgedrückt als Zahl der Jahre, die durch schlechte Gesundheit, Behinderung oder frühzeitigen Tod verlorengehen. Die Größe entwickelte man in den 1990er Jahren, um den generellen Gesundheitszustand und die Lebenserwartung in verschiedenen Ländern vergleichen zu können.

man bei emotionsbeladenen Aufgaben beobachtet, eine verstärkte Ansprechbarkeit für emotionale und zwischenmenschliche Reize widerspiegeln.

Manche psychischen Erkrankungen haben den faszinierenden Aspekt, dass die Geschlechter nicht gleichermaßen betroffen sind. Depressionen kommen beispielsweise bei Frauen doppelt so häufig vor wie bei Männern. Auch Essstörungen sind bei Frauen häufiger, dafür leiden Männer mit größerer Wahrscheinlichkeit an Drogen- und Alkoholsucht. Könnten diese deutlichen Geschlechtsunterschiede einen Hinweis darauf geben, welche Vorgänge im Gehirn die Krankheiten verursachen?

Ein möglicher Grund für die geschlechtsbedingten Unterschiede sind die Sexualhormone von Männern und Frauen (vorwiegend Testosteron bei Männern, Östrogen bei Frauen), deren Produktion sich von der Pubertät an deutlich auseinanderentwickelt. Auch die nach Geschlechtern unterschiedliche Häufigkeit von Depressionen entwickelt sich ungefähr in der Mitte der Pubertät; das könnte die Vermutung nahelegen, dass die Geschlechtshormone zur Entstehung der Depressionen und anderer psychischer Gesundheitsstörungen beitragen, die durch Geschlechtsunterschiede charakterisiert sind. Dass Hormone sich auf das Gehirn auswirken, wissen wir aus vielen Studien.

Auch andere Faktoren könnten eine Rolle spielen, so die nach Geschlecht unterschiedliche Gehirnentwicklung und die unterschiedlichen gesellschaftlichen Erwartungen, die sich an Jungen und Mädchen richten. Neueren Studien zufolge, die in westlichen Ländern einschließlich Großbritanniens und der Vereinigten Staaten durchgeführt wurden, leiden Frauen um bis zu 40 Prozent häufiger an psychischen Störungen als Männer. Der Psychiater Daniel Freeman von der University of Oxford und sein Bruder Jason Freeman haben über die geschlechtsbedingten Unterschiede bei psychischen Krankheiten ein Buch mit dem Titel *The stressed sex* geschrieben.[11] Darin vertreten sie die Ansicht, Frauen würden mehr dazu neigen, ihre Sorgen nach innen zu richten, was sich dann in Depressionen, Selbstverletzung und Schlafstörungen äußert, während Männer stärker nach außen orientiert sind und sich an Alkohol oder andere Drogen halten. Außerdem führen sie Anhaltspunkte an, wonach das Selbstwertgefühl bei Frauen geringer ist als bei Männern, was Frauen ebenfalls anfälliger für viele psychische Störungen machen könnte. Allerdings sprechen Frauen auch häufiger über ihre Symptome – psychische Krankheiten unterliegen nach wie vor einem starken Stigma, und das vielleicht insbesondere bei Männern –, was dazu führen könnte, dass psychische Störungen bei Männern zu selten und möglicherweise bei Frauen zu häufig diagnostiziert werden.

In einigen frühen Studien, in denen das Gehirn mit bildgebenden Verfahren untersucht wurde, zeigten sich auffällige Geschlechtsunterschiede bei der Gehirnentwicklung. In ersten Studien von Jay Giedd und seinen Kollegen stellte sich heraus, dass das Volumen der grauen Gehirnsubstanz im präfrontalen Cortex bei Jungen seinen höchsten Wert erst mit zwölf Jahren erreicht, bei Mädchen dagegen mit elf Jahren. Da der Unterschied sich in der frühen Adoleszenz zeigt, führte man ihn darauf zurück, dass die Pubertät zu unterschiedlichen Zeiten einsetzt,[12] nämlich bei Jungen im Durchschnitt etwa eineinhalb bis zwei Jahre später als bei Mädchen.[13] Die ersten Beobachtungen, wonach die graue Gehirnsubstanz sich bei den Geschlechtern unterschiedlich entwickelt, ließen sich aber in neuen, umfangreichen Studien nicht nachvollziehen. Wie Kate Mills und ihre Kollegen feststellten, sind sie im Wesentlichen durch die unterschiedliche Größe des Kopfes und des gesamten Gehirns zu erklären – beide sind bei Jungen größer als bei Mädchen. Wurde sie in die

Berechnungen einbezogen, waren die Geschlechtsunterschiede mehr oder weniger verschwunden.[14]

Was also sind die Ursachen psychischer Erkrankungen? Das ist die große Frage, und bis heute verstehen wir bei weitem nicht, warum solche Störungen bei manchen Menschen auftreten, bei anderen aber nicht. In den meisten Fällen liegt eine genetische Komponente vor. Das heißt, wenn ein Elternteil an einer psychischen Störung gelitten hat, besteht wegen der ererbten Gene ein höheres Risiko, ebenfalls daran zu erkranken. Keine psychische Krankheit wird aber ausschließlich von genetischen Faktoren verursacht: Manche Menschen neigen zwar aus genetischen Gründen zu psychiatrischen Störungen, das Risiko steigt aber durch bestimmte Einflüsse aus der Umwelt – wahrscheinlich sind solche Auslöser sogar notwendig, damit die Störung sich überhaupt bemerkbar macht. Wie sich zum Beispiel in wissenschaftlichen Untersuchungen gezeigt hat, ist das Risiko, an Schizophrenie zu erkranken, für Stadtbewohner höher als für Menschen, die in einem ländlichen Umfeld wohnen.

Höher ist das Schizophrenierisiko auch bei Immigranten, die in einem fremden Kulturkreis leben und nicht immer von der Mehrheitsgesellschaft akzeptiert werden. Robin Murray, Professor für Psychiatrie am Institute of Psychiatry in London, beschäftigte sich mit der Frage, welche umweltbedingten Risikofaktoren für Schizophrenie bei jungen Leuten im Süden Londons bestehen. In einem Teil seines Forschungsprojekts konzentrierte er sich auf Einwanderer, insbesondere solche aus Afrika und der Karibik. Wie sich dabei zeigte, tritt Schizophrenie bei Immigranten, die zu ethnischen Minderheiten gehören, häufiger auf; dies lässt darauf schließen, dass gesellschaftliche und kulturelle Faktoren wie Rassismus und soziale Isolation eine wichtige Rolle spielen.

Ein weiterer umweltbedingter Risikofaktor, der in Murrays Studien zutage trat, ist starker Cannabisgebrauch während der Adoleszenz.[15] Zusammen mit seinen Kollegen fragte er im Laufe der Untersuchungen mehrere Tausend junge Leute, wie viel Cannabis sie als Teenager konsumiert hatten, blieb dann mit den Probanden in Kontakt, so dass er feststellen konnte, wer von ihnen an Schizophrenie erkrankte. Dabei stellte sich heraus, dass langanhaltender, starker Cannabiskonsum im Teenageralter mit einer erhöhten Schizophreniehäufigkeit in der späten Adoleszenz und im frühen Erwachsenenalter assoziiert ist. Cannabisgebrauch vor dem 15. Lebensjahr, Konsum von stark wirksamem Cannabis (wie Skunk) und häufiger Konsum (vier bis fünf starke Joints am Tag) lassen das Risiko, an Schizophrenie zu erkranken, weiter ansteigen.

Diese Schlussfolgerung wirft allerdings ein Problem auf: Wir wissen, dass der Cannabiskonsum bei Menschen mit Schizophrenie höher ist als in der Gesamtbevölkerung. Aber handelt es sich dabei um einen Kausalzusammenhang, und wenn ja, in welcher Richtung? Verursacht Cannabis die Schizophrenie, oder ist es andersherum – führt Schizophrenie dazu, dass jemand häufiger Cannabis konsumiert? Manche Fachleute haben die Ansicht vertreten, junge Leute mit den Frühsymptomen von Schizophrenie könnten sich für den Cannabiskonsum entscheiden, um die von solchen Erlebnissen verursachte Angst zu lindern – mit anderen Worten: Möglicherweise wird Cannabis als eine Art Selbstmedikation verwendet.

In dieser komplizierten Mischung von Faktoren zwischen Ursache und Wirkung zu unterscheiden ist schwierig, aber Murray hat genau das versucht. In seinen Studien wurden Kinder und junge Heranwachsende, die zu Beginn der Untersuchungen bereits über potentielle Frühsymptome einer Schizophrenie berichtet hatten, nicht in die Analysen einbezogen; auf diese Weise verminderte sich die Wahrscheinlichkeit, dass sich in den gefundenen Zusammenhängen zwischen Cannabiskonsum und Schizophrenie ein Element der Selbstmedikation widerspiegelte. Demnach kann man vermuten, dass das Rauchen von Cannabis im Teenageralter zumindest bei Menschen, die eine genetische Veranlagung für die Schizophrenie haben, den Ausbruch der Krankheit begünstigt.

Manche Menschen erkranken aber auch an Schizophrenie, ohne dass sie jemals Cannabis ausprobiert hätten. Und die meisten jungen Menschen, die Cannabis konsumieren, erkranken nicht daran; das gilt sogar dann, wenn sie vor dem 15. Lebensjahr große Mengen von Skunk geraucht haben. Starker Cannabiskonsum im Teenageralter hat aber auch andere schädliche Auswirkungen.[16] Nach einer Studie, die Madeline Meier, Avshalom Caspi, Terrie Moffitt und ihre Kollegen 2012 veröffentlichten, deutet manches darauf hin, dass sich Cannabiskonsum bei Teenagern nachteilig auf die kognitiven Fähigkeiten im Erwachsenenalter auswirkt. Die Wissenschaftler untersuchten bei 1037 Teilnehmern der in Kapitel 9 erwähnten Längsschnittstudie von Dunedin, die zur Zeit von Meiers Studie 38 Jahre alt waren, den Zusammenhang zwischen Cannabiskonsum und kognitiven Fähigkeiten.

In der Studie ging es um die Frage, in welchem Zusammenhang langanhaltender Cannabiskonsum durch Achtzehnjährige – der als Konsum an mindestens vier Tagen pro Woche definiert war – mit Veränderungen des IQ und verschiedener kognitiver Leistungen im Alter von 38 Jahren stand, darunter Kurzzeitgedächtnis, Verarbeitungsgeschwindigkeit, Wahrnehmung und Sprachverständnis. Die kognitiven Fähigkeiten waren im Alter von 13 Jahren, also vor dem ersten Cannabiskonsum, bereits getestet worden, so dass die Wissenschaftler einen Ausgangswert hatten, mit dem sie 25 Jahre später die Ergebnisse des zweiten Tests bei denselben Personen vergleichen konnten.

Wie sich in der Studie zeigte, war dauerhafter Cannabisgebrauch vor dem 18. Lebensjahr mit einem signifikanten Rückgang der kognitiven Fähigkeiten assoziiert, die man im IQ-Test in der Kindheit und im Erwachsenenalter gemessen hatte. Außerdem stellte sich heraus, dass der kognitive Niedergang umso stärker war, je dauerhafter die Betreffenden Cannabis konsumiert hatten (mit »dauerhaft« war dabei regelmäßiger Gebrauch über längere Zeit gemeint). Was vor allem wichtig war: Der Zusammenhang war bei denen, die schon vor dem 18. Lebensjahr erstmals Cannabis konsumiert hatten, stärker als bei denen, die erst später damit begonnen hatten. Hatte der erste Cannabiskonsum bereits mit weniger als 18 Jahren stattgefunden, blieb der Rückgang der kognitiven Fähigkeiten auch dann signifikant, wenn die Betreffenden die Droge mindestens ein Jahr vor dem Test nicht mehr konsumiert hatten. Man kann also annehmen, dass die Veränderungen der kognitiven Fähigkeiten keine Folge von Cannabiskonsum in jüngerer Zeit oder eines Rausches während des Tests waren. Vielmehr waren die negativen Auswirkungen auch lange nach dem letzten Drogenkonsum noch nachzuweisen.

Die wichtigste Erkenntnis aus dieser Studie lautet: Cannabiskonsum vor dem 18. Lebensjahr ist für die kognitiven Fähigkeiten schädlicher als der Konsum im höheren Alter. Dennoch müssen wir vorsichtig sein, wenn wir die Korrelation zwischen dem Cannabiskonsum von Heranwachsenden und den späteren kognitiven Fähigkeiten als unmittelbare Kausalbeziehung interpretieren. Vielleicht ist ein dritter Faktor wie verminderte Motivation oder eine in der Adoleszenz entstehende psychische Störung wie Angst oder Depression die Ursache, warum junge Menschen in der Adoleszenz einerseits Cannabis konsumieren und andererseits in IQ- und Kognitionstests schlecht abschneiden.

Dennoch ist diese Studie wichtig: Sie legt die Vermutung nahe, dass die Adoleszenz eine sensible Entwicklungsphase ist, in der die Umwelt in der Entwicklung der kognitiven Fähigkeiten ihre Spuren hinterlassen kann. In diesem Fall handelte es sich bei dem Umweltfaktor um Cannabis, der anscheinend bei manchen Menschen langanhaltende negative Auswirkungen auf die kognitiven Fähigkeiten hat, vielleicht weil der Cannabisgebrauch die Entwicklung der Gehirnschaltkreise beeinflusst.*

Ob der Rückgang der kognitiven Fähigkeiten, der mit dem Cannabiskonsum vor dem 18. Lebensjahr einhergeht, sich später durch Training und Rehabilitationsprogramme rückgängig machen lässt, ist ein Thema für zukünftige Forschungsarbeiten.

Und wie steht es mit dem Alkohol? Hat der Alkoholkonsum in der Adoleszenz einen Einfluss auf die Gehirnentwicklung? Viele Heranwachsende experimentieren damit – Komasaufen ist in den westlichen Ländern bei jungen Leuten sehr verbreitet. Ein Alkoholexzess wird in der Regel bei Frauen als Konsum von mindestens vier alkoholischen Getränken und bei Männern als Konsum von mindestens fünf alkoholischen Getränken in kurzer Zeit definiert.[17] Das Thema hat in der Presse in den letzten Jahren zunehmend Aufmerksamkeit gefunden, weil es in direktem Zusammenhang mit der Häufigkeit von Risikoverhalten steht, darunter auch Verhaltensweisen, die zu Unfällen und Verletzungen führen. Mehr als die Hälfte der Fünf-

* Hier sollte man festhalten, dass nicht alle Teenager, die Cannabis rauchen, negative Auswirkungen zeigen. Über die Ursachen, warum die kognitiven Fähigkeiten bei manchen jungen Menschen stärker beeinträchtigt werden als bei anderen, ist bisher kaum etwas bekannt.

zehn- bis Achtzehnjährigen in Großbritannien[18] und bis zu einem Drittel der Heranwachsenden dieses Alters in den Vereinigten Staaten[19] berichten, sie hätten während des letzten Monats größere Alkoholmengen zu sich genommen.

Einige wenige Teenager trinken so viel, dass bei ihnen eine Alkoholkonsumstörung diagnostiziert wird; diese ist definiert als problematisches Trinkverhalten, das im Laufe eines Jahres zu Leiden führt und das Alltagsleben beeinträchtigt, weil es beispielsweise die Schul- oder Arbeitsleistung vermindert.[20] Wichtig ist dabei die Feststellung, dass die meisten Heranwachsenden, die gelegentlich Alkohol trinken oder auch hin und wieder mit ihren Freunden größere Mengen konsumieren, im weiteren Verlauf keine Alkoholkrankheit entwickeln. Die meisten jungen Menschen, die im Teenageralter oder noch nach dem 20. Geburtstag exzessiv trinken, hören irgendwann damit auf oder tun es seltener, wenn sie Rolle und Verantwortung eines erwachsenen Menschen übernehmen und beispielsweise arbeiten oder eine Familie gründen.

In der Regel trinken Menschen Alkohol wegen seiner unmittelbaren Wirkungen: Er ist ein zwischenmenschliches Schmiermittel und kann bewirken, dass junge (und auch ältere) Menschen sich in einer sozialen Gruppe gelöster fühlen. Aber wie wirkt sich Alkohol auf das in der Entwicklung befindliche Gehirn aus? Möglicherweise birgt er in der Adoleszenz ein höheres Potential, das Gehirn zu schädigen, als im Erwachsenenalter.

Tatsächlich lassen Tierversuche darauf schließen, dass während der Entwicklung Alkohol auf das Gehirn negative Effekte ausübt.[21] Bei Ratten löst Alkoholkonsum während der frühen Adoleszenz eine Kette von biologischen und Verhaltensveränderungen aus, die beispielsweise zu Beeinträchtigungen bei Bewegung und Erinnerungsvermögen führen. Interessanterweise sind die negativen Auswirkungen des Alkohols wie Kater und Müdigkeit bei Tieren in der Adoleszenz offenbar geringer als im ausgewachsenen Zustand. Demnach erleben Tiere in der frühen Adoleszenz die positiven Aspekte des Alkohols, nicht aber die negativen Folgen, die Erwachsene davon abhalten, mehr und häufiger zu trinken. Das ist der Grund, warum heranwachsende Ratten zwei- bis dreimal so viel Alkohol zu sich nehmen wie erwachsene Tiere, wenn man ihnen die Möglichkeit gibt.[22]

Für die Wirkung von Alkohol bei heranwachsenden Menschen interessierte ich mich zum ersten Mal vor einigen Jahren, nachdem ich bei einer Tagung in den Vereinigten Staaten die Bekanntschaft von Sarah Feldstein-Ewing gemacht hatte. Sarah ist klinische Psychologin und arbeitet mit jungen Leuten, die Suchtprobleme haben. Sie war zu jener Zeit in New Mexico tätig und zog später nach Oregon. In beiden Bundesstaaten gibt es ernsthafte Drogen- und Alkoholprobleme bei jungen Leuten – die Fernsehserie *Breaking Bad* spielt zum größten Teil in New Mexico und beschreibt nach Sarahs Angaben die dortigen Drogenprobleme durchaus zutreffend.

Wir beschlossen, alle wissenschaftlichen Veröffentlichungen zu lesen, in denen von der Wirkung des Alkohols auf das Gehirn heranwachsender Menschen die Rede war, und die Befunde in einem Übersichtsartikel zusammenzutragen.[23] Wie sich herausstellte, gibt es in dem Bereich eine große Zahl von Aufsätzen – und auch ein gerüttelt Maß an Verwirrung, weil manche Studien einander widersprechen. Unter den Artikeln, die wir zusammenfassten, waren auch solche über Gehirnscans von Teenagern, bei denen man Alkoholprobleme oder regelmäßiges übermäßiges Trinken diagnostiziert hatte. Dabei standen wir vor dem Problem, dass nicht alle Artikel diese beiden Kategorien auf die gleiche Weise definierten: In einigen Fällen wurden Alkoholexzesse als vier Einheiten auf einmal definiert, in anderen als fünf Einheiten, in wieder anderen wurde als

Maßstab nicht die Zahl der Einheiten, sondern die der Getränke verwendet, und in einigen Fällen war nicht einmal definiert, was mit einem Getränk gemeint war – ein starker Cocktail oder ein kleines Bier? Problematisch war auch, dass an vielen Studien nur wenige Personen teilgenommen hatten. In Studien, in denen man das Gehirn mit bildgebenden Verfahren untersucht, muss man aber eine ausreichend große Zahl von Teilnehmern einschließen, wenn man sicher sein will, stichhaltige Ergebnisse zu erhalten.

Bei unserer Durchsicht der Literatur fanden wir nur eine Handvoll MRT-Studien, in denen der *Aufbau* des Gehirns heranwachsender Trinker und Nichttrinker verglichen wurde. In einigen Studien hatte sich herausgestellt, dass das Volumen mancher Gehirnregionen bei Heranwachsenden, die Alkohol konsumieren, kleiner ist, so auch in Teilen des präfrontalen Cortex, die an Selbstbeherrschung und Hemmung beteiligt sind. Wenn die Vermutungen stimmen, die von den Autoren dieser Studien geäußert werden, spiegelt sich in diesen Befunden die Schwierigkeit wider, der Versuchung zu riskanten, aber spannenden und möglicherweise lohnenden Verhaltensweisen wie dem übermäßigen Trinken mit Freunden zu widerstehen.[24] Das wäre eine *Ursache*, warum die Betreffenden mehr trinken. Andererseits könnte das geringere Gehirnvolumen aber auch eine *Folge* des Alkoholkonsums sein.

In manchen Studien zeigte sich im Gehirn Heranwachsender, die Alkohol konsumieren, auch ein geringeres Volumen der subkortikalen Areale wie des Hippocampus, der am Erinnerungsvermögen mitwirkt; in anderen Regionen dagegen war das Volumen größer. In einigen wenigen Studien wurden bei heranwachsenden Trinkern auch in der weißen Gehirnsubstanz schlechtere Verknüpfungen zwischen verschiedenen Gehirnregionen nachgewiesen. Je mehr ein junger Mensch trinkt, so das Ergebnis einiger Studien, desto größer sind die Strukturunterschiede im Gehirn im Vergleich zu jungen Leuten, die keinen Alkohol konsumieren. Man könnte also vermuten, dass der Schaden umso größer ist, je mehr ein junger Mensch trinkt. Es könnte aber auch andersherum sein: Je ausgeprägter der Unterschied im Gehirnaufbau, desto größer die Wahrscheinlichkeit, dass der Betreffende Alkohol konsumiert. Welche Vermutung richtig ist, können wir solchen Studien, in denen nur Korrelationen nachgewiesen wurden, nicht entnehmen.

In vielen fMRT-Studien wurde die Gehirnaktivität während kognitiver Aufgaben bei heranwachsenden Alkoholkonsumenten und Abstinenzlern verglichen. Dazu wurden verschiedene Aufgaben verwendet, meist im Zusammenhang mit Erinnerungsvermögen, Hemmung und Glücksspiel. Aus solchen Studien kristallisiert sich eine Reihe von Befunden heraus. Zunächst einmal erbrachten die Trinker in nahezu allen Studien bei den Aufgaben die gleichen Leistungen wie die Nichttrinker – ihr Verhalten war nicht anders –, bei der Reaktion des Gehirns aber zeigten sich deutlich unterschiedliche Gesetzmäßigkeiten. Wie in vielen Studien gezeigt wurde, waren Regionen, die an der jeweiligen Aufgabe mitwirkten, bei heranwachsenden Trinkern *stärker* aktiv. Zudem wurden zahlreiche weitere Gehirnareale herangezogen, die im Regelfall an den betreffenden Aufgaben nicht beteiligt sind.[25] Die Autoren der Studien äußerten die Vermutung, die zusätzliche Aktivität könne ein Zeichen für Kompensation sein – das heißt, bei den heranwachsenden Trinkern mussten mehr Gehirnteile aktiv werden als bei den Abstinenzlern, um eine mit Abstinenzlern vergleichbare Leistung zu erzielen.

Ich habe es bereits mehr als einmal betont: Bei solchen Studien ist es das größte Problem, Ursache und Wirkung zu unterscheiden. Wir wollen untersuchen, wie Alkoholkonsum sich auf das in der Entwicklung befindliche Gehirn auswirkt. Der beste Weg würde darin bestehen, zwei Gruppen ähnlicher Teenager zu rekrutieren – mit ähnlichem sozioökonomischen Hintergrund, ähnlichem IQ-Wert und so weiter – und der einen Gruppe im Laufe der Adoleszenz viel zu trinken zu geben, der anderen aber nicht. Natürlich ist so etwas nicht möglich – schon die Idee ist lächerlich, und der Versuch wäre vollkommen unethisch. Stattdessen studiert man Gruppen junger Leute, bei denen bereits ein Alkoholproblem diagnostiziert wurde, und vergleicht ihr Gehirn mit dem von Menschen ähnlichen Alters, bei denen keine Probleme dieser Art vorliegen.

Aber auch hier stellt sich eine Schwierigkeit: Die beiden Gruppen unterscheiden sich wahrscheinlich nicht nur in ihrem Alkoholkonsum, sondern auch in vielen anderen Eigenschaften. Junge Menschen, die ein Alkoholproblem haben, sind sehr häufig auch mit psychischen Problemen belastet, etwa mit Depressionen oder Angstzuständen. Außerdem konsumieren sie häufig auch andere Drogen – nur die wenigsten Teenager, die viel Alkohol trinken, probieren nie andere Substanzen aus. Alle diese Faktoren wirken wahrscheinlich ebenfalls auf das Gehirn, so dass sich die Unterschiede, die man dort feststellt, kaum ausschließlich auf den Alkoholgebrauch zurückführen lassen.

Fast immer handelt es sich bei solchen Untersuchungen um Querschnittsstudien: Eine Gruppe von Teenagern mit Alkoholproblemen wird mit einer zweiten Gruppe Heranwachsender ohne solche Probleme verglichen. Demnach lässt sich auch hier nicht feststellen, ob Unterschiede im Gehirn der beiden Gruppen vom Alkoholkonsum *verursacht* wurden oder ihm *vorausgingen*. Dies ließe sich nur in Längsschnittstudien nachweisen: Man müsste Kinder studieren, während sie älter werden, und die Gehirne derer, bei denen sich Alkoholprobleme entwickeln, mit den Gehirnen der anderen vergleichen. Aber Längsschnittstudien gibt es in diesem Bereich kaum. Warum, liegt auf der Hand – glücklicherweise sind Alkoholprobleme bei Jugendlichen nicht sehr häufig, und deshalb müsste man mit einer sehr großen Zahl von Kindern beginnen, damit am Ende eine kleine Gruppe junger Leute übrigbleibt, die Alkohol missbrauchen.

Wie in allen Studien, in denen Gruppen mit bildgebenden Verfahren verglichen werden, so ist es auch hier nicht möglich, die Unterschiede in Struktur und Funktion des Gehirns bei beiden Gruppen eindeutig zu interpretieren. Wir verstehen noch bei weitem nicht, was ein größeres Volumen der grauen Gehirnsubstanz oder eine stärkere Aktivierung bei der einen Gruppe im Vergleich zu der anderen zu bedeuten haben – sind sie »gut« oder »schlecht«? Ein höheres Aktivitätsniveau in der Gruppe, die Alkohol missbraucht, könnte man als Spiegelbild eines Kompensationsmechanismus interpretieren, eine niedrige Aktivierung könnte aber auch bedeuten, dass die notwendigen Gehirnsysteme in geringerem Umfang herangezogen werden.

Zusammengenommen lassen diese Studien darauf schließen, dass das Gehirn junger Menschen, die viel trinken, sich in Struktur und Funktion von dem anderer Heranwachsender unterscheidet. Hier besteht aber durchaus Spielraum für Optimismus, denn viele Indizien deuten darauf hin, dass das heranwachsende Gehirn wieder in die richtige Spur zurückfinden kann, wenn ein junger Trinker seinen Alkoholkonsum einschränkt oder ganz darauf verzichtet.[26] Das erinnert uns daran, wie plastisch und anpassungsfähig das jugendliche Gehirn ist.

Wie steht es mit anderen Erfahrungen während der Adoleszenz, etwa mit Videospielen und dem Gebrauch von Smartphones – wie wirken sie sich auf die Gehirnentwicklung aus? Über die potentiell schädlichen Wirkungen von digitalen Medien auf die Gehirnentwicklung wurde bereits viel geschrieben.[27] Viele Eltern machen sich Sorgen, weil ihre Kinder so viel Zeit mit Handys, Tablets und Computern verbringen, und sind sicher, dass solche Beschäftigungen das Gehirn während seiner Entwicklung schädigen.* Aber ist das wirklich so?

Vor einigen Jahren analysierte Kate Mills die Literatur über den Einfluss digitaler Medien auf das Gehirn von Heranwachsenden. Ihr Befund: Wir wissen nichts! Entsprechende Untersuchungen wurden einfach nicht angestellt[28] – nur sehr wenige wissenschaftliche Studien beschäftigten sich mit den Auswirkungen von Videospielen oder Internetsurfen auf das Gehirn von Kindern oder Heranwachsenden, und Längsschnittstudien liegen nicht vor. Wir brauchen dringend systematische, kontrollierte Studien, mit denen dieser wichtigen Frage nachgegangen wird. Ist die Beschäftigung mit digitalen Medien für Kinder und Heranwachsende schlecht oder nicht, oder hängt das vielleicht auch davon ab, wie viel Zeit sie damit verbringen oder was sie dann genau tun?

Wir sollten uns daran erinnern, dass die Menschen sich zu allen Zeiten um die Auswirkungen neuer Technologien auf den Geist junger Menschen gesorgt haben. Platon befürchtete offenbar, die Erfindung des Schreibens könne das Erinnerungsvermögen der Menschen schädigen:

> Denn Vergessenheit wird dieses in den Seelen derer, die es kennenlernen, herbeiführen durch Vernachlässigung des Erinnerns, sofern sie nun im Vertrauen auf die Schrift von außen her mittelst fremder

* Ich bin da keine Ausnahme. Bei mir zu Hause haben wir komplizierte Regeln aufgestellt, wie viel Zeit die Kinder vor dem Bildschirm verbringen dürfen. Sie werfen mir vor, dass diese Regel für mich nicht gilt. Das ist eine wichtige Beobachtung. Bisher wurde nicht wissenschaftlich untersucht, wie die Zeit, die Eltern vor dem Bildschirm verbringen, die Entwicklung ihrer Kinder oder das Verhältnis zu ihnen beeinflusst.

Zeichen, nicht von innen her aus sich selbst, das Erinnern schöpfen. Nicht also für das Erinnern, sondern für das Gedächtnis hast du ein Hilfsmittel erfunden. Von der Weisheit aber bietest du den Schülern nur Schein, nicht Wahrheit dar. Denn Vielhörer sind sie dir nun ohne Belehrung, und so werden sie Vielwisser zu sein meinen, da sie doch insgemein Nichtswisser sind und Leute, mit denen schwer umzugehen ist, indem sie Scheinweise geworden sind, nicht Weise.[29*]

Ähnliche Sorgen machte man sich auch um die Auswirkungen der Druckpresse auf den Geist junger Menschen. Der Schweizer Arzt Conrad Gessner schrieb 1545, die Fülle der geschriebenen Texte sei für den Geist »verwirrend und schädlich«.[30] Ähnliche Bedenken gab es auch im Zusammenhang mit der Erfindung von Fernsehen, Grammophon, Radio und E-Mail.[**]

Entgegen einer allgemein verbreiteten Ansicht legt eine 2016 erschienene Studie die Vermutung nahe, dass eine mäßig lange Zeit vor dem Bildschirm das psychische Wohlbefinden nicht beeinträchtigt. Andrew Przybylski von der University of Oxford und Netta Weinstein von der Cardiff University analysierten Berichte über vor dem Bildschirm verbrachte Zeit und die psychische Gesundheit von über 120 000 Fünfzehnjährigen, die in Großbritannien in der nationalen Schülerdatenbank des Erziehungsministeriums registriert waren.[31] Die Teilnehmer füllten einen Fragebogen über ihren psychischen Gesundheitszustand aus und gaben Auskunft darüber, wie viel

* Wir sollten uns hier vor Rosinenpickerei hüten – an anderen Stellen steht Platon der Erfindung des Lebens und Schreibens sehr positiv gegenüber. Siehe https://senseandreference.wordpress.com/2010/10/27/reading-writing-and-what-plato-really-thought/

** Vaughan Bell vom UCL fasst die Ängste vor neuen Technologien im Laufe der Menschheitsgeschichte in folgendem Artikel zusammen: http://www.slate.com/articles/health_and_science/science/2010/02/dont_touch_that_dial.html

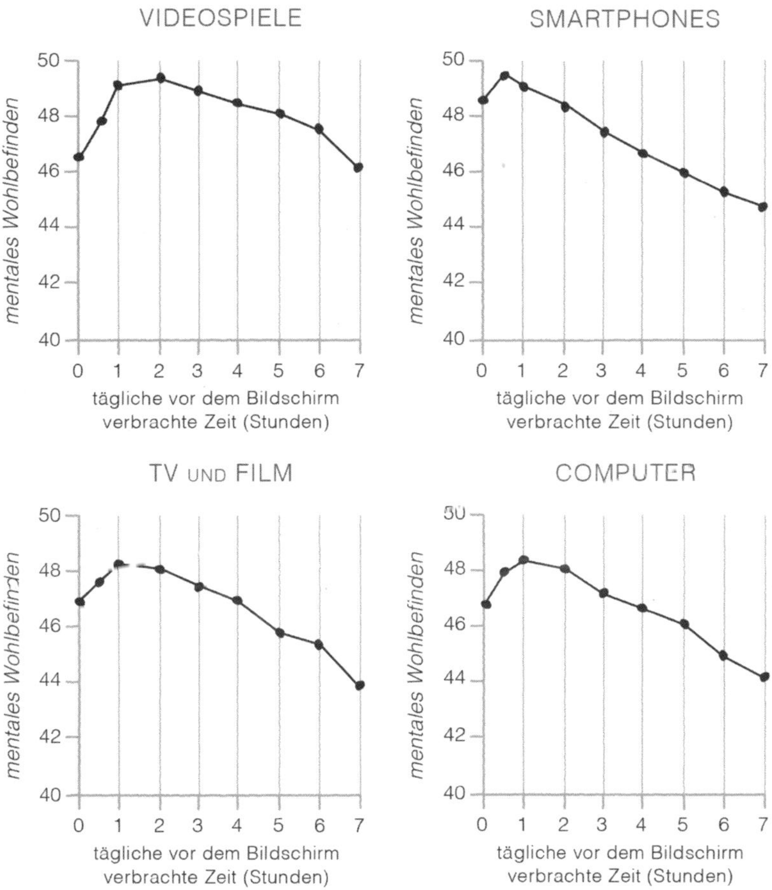

Wohlbefinden und am Bildschirm verbrachte Zeit bei Fünfzehnjährigen.

Zeit sie mit verschiedenen digitalen Geräten verbrachten, also mit Fernsehen, Videospielen, Surfen im Internet, Lesen von E-Mails und Nutzung des Smartphones für soziale Aktivitäten.

Die Kurve für den Zusammenhang zwischen der vor dem Bildschirm verbrachten Zeit und dem Wohlbefinden, der sich dabei zeigte, hatte die Form eines »umgekehrten U«. Sehr wenig vor dem Bildschirm verbrachte Zeit stand im Zusammenhang mit geringem

Wohlbefinden; mit der Zeit vor dem Bildschirm nahm auch das Wohlbefinden zu, allerdings nur bis zu einem gewissen Grad – danach wurde weitere Zeit vor dem Bildschirm wiederum mit abnehmendem Wohlbefinden in Verbindung gebracht (siehe Abbildung auf S. 227). An Wochentagen war das Wohlbefinden bei denjenigen, die mehrere Stunden vor dem Bildschirm verbrachten, am größten; dabei wurde eine Mischung aus Videospielen, Smartphonegebrauch, Videos und Computernutzung einbezogen, und das sowohl in der Schule als auch zu Hause, für die Arbeit in der Schule, Hausaufgaben und Freizeitgestaltung. Häufig wurden zwei oder mehr Bildschirme gleichzeitig verwendet, deshalb scheint die Zahl der vor dem Bildschirm verbrachten Stunden sehr groß zu sein. Und auch jenseits des »Wendepunktes« war die Korrelation zwischen Bildschirmzeit und geringem Wohlbefinden ziemlich schwach – sie war weniger stark als die zwischen der Einnahme eines Frühstücks oder regelmäßigem Schlaf und dem Wohlbefinden.

Auch in dieser Studie wissen wir nicht, was Ursache und was Wirkung ist – aufgezeigt wurde nur eine Korrelation. Möglicherweise veranlasst geringes Wohlbefinden junge Menschen dazu, sehr wenig – oder sehr viel – Zeit vor dem Bildschirm zu verbringen, und nicht andersherum. Die Studie legt aber die Vermutung nahe, dass eine mäßige Zeit vor dem Bildschirm dem Wohlbefinden nicht abträglich ist.

Die in diesem Kapitel beschriebenen Studien lassen darauf schließen, dass Erfahrungen aus der Umwelt, darunter der Gebrauch von Drogen, Alkohol und elektronischen Medien, sich auf das Gehirn von Heranwachsenden auswirken. Insbesondere legen sie den Verdacht nahe, dass das Gehirn in dieser Lebensphase für Einflüsse aus der Umwelt besonders empfänglich ist.

Wenn sich das Gehirn während der Adoleszenz so leicht formen lässt, ist dies vielleicht eine entscheidende Phase, in der die Umwelt positive Auswirkungen haben kann – und in Fällen, in denen jemand besondere Hilfe braucht, ist es unter Umständen für therapeutische Eingriffe noch nicht zu spät. Von entscheidender Bedeutung ist, dass wir junge Leute nicht abschreiben, wenn sie mit psychischen Störungen zu kämpfen haben. Denn obwohl solche Störungen bei Kindern und Jugendlichen im Zunehmen begriffen sein dürften, werden beim nationalen Gesundheitsdienst Großbritanniens nur sechs Prozent des Budgets für psychische Gesundheit und 0,6 Prozent des Gesamtbudgets für Maßnahmen im Interesse der psychischen Gesundheit von Kindern und Jugendlichen ausgegeben. Das ist eine katastrophal geringe Investition in ein sehr ernstes Problem für den Einzelnen wie auch für die Gesellschaft. In jüngster Zeit hat die britische Regierung unterstrichen, wie wichtig es ist, psychische Krankheiten in der Adoleszenz zu erforschen und zu behandeln; das ist ein Schritt in die richtige Richtung.

Kapitel 11
Ausbildung des Gehirns

In den letzten Jahren hat die Neurowissenschaft auch unsere Vorstellungen von Bildung und Erziehung beeinflusst. Es gibt keinen Zweifel: Die Neurowissenschaft ist für die Bildung von Bedeutung. Jedes Mal, wenn wir etwas Neues lernen, verändert sich irgendetwas in unserem Gehirn – vermutlich ein paar Tausend Synapsen. Bildung verändert das Gehirn, und deshalb ist die Neurowissenschaft von grundlegender Wichtigkeit für Lehren und Lernen.

Das Fachgebiet der »pädagogischen Neurowissenschaft« steht in voller Blüte und hat das Interesse von Neurowissenschaftlern, Pädagogen und vielen anderen geweckt. Zu diesem Thema gibt es Fachzeitschriften, Master-Studiengänge, Kurse, Bücher und so weiter. Ich selbst arbeite seit dem Jahr 2000 mit Bildungspolitikern und Bildungsgremien zusammen, und zusammen mit Uta Frith habe ich über Neurowissenschaft im Bereich der Bildung ein Buch mit dem Titel *Wie wir lernen* geschrieben.[1] Darin vergleichen Uta und ich Pädagogen mit Gärtnern. Im richtigen Boden wächst eine gesunde Pflanze heran. Und genau wie man Pflanzen durch Gärtnerarbeit nähren kann, so lässt sich auch das Gehirn durch Bildung prägen und formen.

Es ist jedoch nicht einfach, die Neurowissenschaft zur Grundlage pädagogischer Strategien zu machen. Der amerikanische Philosoph

John Bruer vertritt sogar die Ansicht, die Kluft zwischen neurowissenschaftlichen Befunden und pädagogischer Praxis bedürfe einer »viel zu langen Brücke« und psychologische Untersuchungen, in denen das *Lernverhalten* erforscht wird, seien dem Schulalltag näher und deshalb bedeutsamer.[2] Seiner Meinung nach werden neurowissenschaftliche Untersuchungen in der Regel an kleinen Personengruppen im Labor unter kontrollierten Bedingungen und mit kontrollierten Reizen durchgeführt und seien damit weit entfernt vom Lehren und Lernen in turbulenten Klassenzimmern.

Richtig ist auch, dass es im Zusammenhang mit dem Gehirn mindestens ebenso viele Mythen wie stichhaltige, für die Pädagogik relevante wissenschaftliche Befunde gibt. Unter den Fragen, die man mir stellt, wenn ich Vorträge halte, sind einige besonders beliebt. Ein klassisches Beispiel ist die hartnäckige Vorstellung, Menschen seien »linkshirnig« oder »rechtshirnig«. Manche sind der Überzeugung, unser derzeitiges Bildungssystem begünstige eine »linkshirnige« Denkweise, die angeblich logisch, analytisch und präzise sei, während der rechten Gehirnhälfte, die mit Kreativität, Intuition und Gefühlen in Verbindung gebracht wird, nicht genügend Aufmerksamkeit zuteilwerde. Die Vorstellung, die beiden Hälften (Hemisphären) des Gehirns seien an verschiedenen »Denkweisen« beteiligt und eine Hemisphäre sei bei vielen Menschen die dominante, ist insbesondere in Schulen und an Arbeitsplätzen weit verbreitet. Auf Facebook kann man Fragebögen ausfüllen, um herauszufinden, ob man linkshirnig oder rechtshirnig ist. Und manche Websites können uns angeblich beibringen, stärker »ganzhirnig« zu werden.

Solche Vorstellungen entbehren jeglichen Wissens über die Funktionsweise des Gehirns! Es stimmt zwar, dass das Gehirn aus zwei Hälften besteht und dass eine davon bei Handlungen, beim Sprechen oder bei Wahrnehmungen als Erste aktiv wird. In fast allen Situationen und bei fast allen Aufgaben und Prozessen arbeiten aber beide Seiten des Gehirns zusammen. Die Hemisphären stehen untereinander in ständigem Austausch, und von wenigen, seltenen Ausnahmen abgesehen, ist es schlicht nicht möglich, dass eine Hemisphäre allein arbeitet, ohne dass die andere »mitmacht«. Mit anderen Worten: Niemand ist rechtshirnig oder linkshirnig. Immer sind beide Gehirnhälften in Gebrauch, und wir nutzen sie gemeinsam.

Eine andere weitverbreitete Vorstellung besagt, wir würden nur zehn Prozent unseres Gehirns nutzen. Daraus ergibt sich die naheliegende Frage: Was für Strategien sollten wir entwickeln, um auch die restlichen 90 Prozent auszuschöpfen? In Wirklichkeit gibt es keinerlei Beweise für die Zehn-Prozent-Theorie. Schon wenn wir mit dem Finger auf den Tisch klopfen, wird ein großer Teil des Gehirns aktiviert. Wenn wir mit dem Finger klopfen, während wir gleichzeitig diese Seite lesen, und wenn dann auch noch Herzschlag, Atmung und Körpertemperatur aufrechterhalten werden, ist nahezu das *gesamte* Gehirn aktiv.

Der Ursprung des Mythos von den zehn Prozent ist nur schwer dingfest zu machen. Vielleicht geht er auf die seltenen Fälle zurück, in denen sich bei Gehirnscans zeigte, dass ein großer Teil des Gehirns der betreffenden Person sich nie entwickelt hatte. Statt der dicken Windungen der Gehirnrinde, die bei den meisten Menschen vorhanden ist, bildet der Cortex bei solchen Menschen eine sehr dünne Schicht aus. In ein oder zwei Fällen wurde außerdem berichtet, dass Betroffene ein normales Leben führten – sie gingen zur Schule, hatten einen Beruf und pflegten Freundschaften und Familienleben. Wenn es möglich ist, so gut mit einer dünnen Gehirnrinde zu leben – ist dann vielleicht der Rest des Gehirns überflüssig?

Tatsächlich beweisen solche Fälle nicht, dass der Rest des Cortex keine Funktion hat, sondern nur dass das Gehirn unglaublich flexibel ist: Unter Umständen kann schon ein winziger Anteil der Gehirnzellen einen Menschen in die Lage versetzen, sich normal zu verhalten. Das gilt insbesondere dann, wenn die betreffende Person schon mit einem fehlenden Gehirnteil *geboren* wurde: Im Laufe der Entwicklung kann das Gehirn sich dann so anpassen, dass es seine Tätigkeit mit einem Bruchteil der gewöhnlichen Anzahl von Gehirnzellen verrichtet. Das ist ein Beispiel für die Plastizität des Gehirns.

Außerdem sollte man daran denken, dass Menschen, die mit einem Bruchteil ihres Gehirns vollkommen normal leben, sich wahrscheinlich keiner umfassenden Beurteilung ihrer kognitiven Fähigkeiten unterzogen haben. Ihr Verhalten mag bei oberflächlicher Betrachtung normal erscheinen, was aber unter Umständen daran liegt, dass sie Strategien erlernt haben, um die durch ihren Zustand verursachten Schwierigkeiten zu kompensieren. Würde man sie mit angemessenen Tests untersuchen, wäre es durchaus denkbar, dass sich Anomalien zeigen. Dieses Beispiel zeigt wieder einmal, dass es streng wissenschaftlicher Untersuchungen und stichhaltiger Daten bedarf, wenn man Schlussfolgerungen über den Zusammenhang zwischen Struktur und Funktion des Gehirns ziehen will.

Da die Hirnforschung für die Öffentlichkeit von so großem Interesse ist, schlagen die Ergebnisse neuer Studien in der Presse häufig hohe Wellen. Unter Umständen lassen sich aufsehenerregende experimentelle Befunde aber nicht nachvollziehen, wenn derselbe Wissenschaftler oder auch ein anderer sie wiederholen will.[3] Diese »mangelnde Reproduzierbarkeit« tritt recht häufig auf und ist derzeit in der Psychologie ein umstrittenes Thema.

In einer 2016 veröffentlichten Studie wurde versucht, hundert allgemein bekannte psychologische Studien nachzuvollziehen. 70 Prozent der ursprünglichen Untersuchungsergebnisse ließen sich nicht reproduzieren. Das könnte daran liegen, dass ein Ergebnis zu kleinteilig war oder so stark von der Versuchsanordnung abhing, dass sich der Versuch unmöglich nachstellen ließ, es könnte aber auch sein, dass das Untersuchungsergebnis einfach falsch war. Von entscheidender Bedeutung ist also die Erkenntnis, dass Wissenschaft keine Fakten produziert, sondern Untersuchungsergebnisse – und diese Befunde können durch weitere Forschung über den Haufen geworfen werden. Ein Beispiel ist die vor 25 Jahren erhobene Behauptung, Impfstoffe gegen Mumps, Masern und Röteln würden Autismus verursachen. Damals wurden die Ergebnisse einer Studie in der sehr angesehenen medizinischen Fachzeitschrift *The Lancet* veröffentlicht und erregten erwartungsgemäß große Aufmerksamkeit. Die »Entdeckung« machte Schlagzeilen. Aber die Studie ließ sich nicht reproduzieren: Keine andere Untersuchung, nicht einmal sehr große Studien mit Tausenden von Teilnehmern, deutete jemals auf einen Zusammenhang zwischen Impfung und Autismus hin. Aber mittlerweile werden viele Kinder nicht mehr geimpft.

Ein anderes Beispiel für die Notwendigkeit, Daten wissenschaftlich korrekt zu erheben, ist die Kontroverse um die »Bruce-Perry-Bilder«. In den 1990er Jahren veröffentlichte der in Texas ansässige Psychiater Bruce Perry einen Fachartikel mit Bildern, die nach seiner Behauptung belegten, welche schädlichen Folgen starke Vernachlässigung auf das sich entwickelnde Gehirn hat. Ein Bild war die MRT-Aufnahme vom Gehirn eines gesunden dreijährigen Kindes; das andere, das ein sehr viel kleineres Gehirn zeigte, war angeblich bei einem Kind gleichen Alters aufgenommen worden, das in einem rumänischen Waisenhaus aufgewachsen war. Dass diese Bilder eine sehr machtvolle Wirkung entfalteten, steht außer Frage; sie wurden häufig in pädagogischen oder politischen Zusammenhängen gezeigt, um deutlich zu machen, wie wichtig die Umwelt für die frühe

Gehirnentwicklung ist und warum man in sie investieren sollte.[4] Aber Perry lieferte keine Details zu der Fallgeschichte des vernachlässigten Kindes, und ebenso wenig wissen wir darüber, was er unter einer »normalen Kindheit« verstand.

Natürlich ist es ungeheuer wichtig, dass ein kleines Kind in einer warmherzigen, fürsorglichen Umgebung aufwächst, und tatsächlich hat sich in wissenschaftlichen Studien gezeigt, dass Vernachlässigung für die Gehirnentwicklung schädlich ist. Eamon McCrory und Essi Viding, zwei meiner Kollegen am Londoner University College, arbeiten seit vielen Jahren an diesem Thema und konnten zeigen, dass sich das Gehirn bei Kindern und Heranwachsenden, die in der frühen Kindheit vernachlässigt und / oder misshandelt wurden, sowohl in seiner Struktur als auch in seiner Aktivität bei der Verarbeitung von Gefühlen anders entwickelt.[5]

Vernachlässigung hat aber auf das Gehirn während seiner Entwicklung kompliziertere, subtilere Auswirkungen, als Perrys Bild vermuten lässt; seine Abbildungen können aus mehreren Gründen in die Irre führen. Erstens kann Vernachlässigung viele Formen annehmen. Das Kind, dessen Gehirn in der MRT-Aufnahme zu sehen war, hatte möglicherweise schwere Vernachlässigung erlebt, darunter vielleicht auch sensorischer Entzug, andere Formen der Misshandlung und Mangelernährung. Zweitens ist es nicht möglich, andere biologische Erklärungen für den Unterschied zwischen dem Gehirn des vernachlässigten und dem Gehirn des »normalen« Dreijährigen auszuschließen. Bevor man aus solchen Bildern irgendwelche Schlussfolgerungen über die besonderen Folgen von Vernachlässigung auf die Gehirnentwicklung zieht, müsste man angeborene neurologische Anomalien ausschließen. Drittens sind Schlussfolgerungen über die Folgen von Vernachlässigung, die man an einem einzigen Kind beobachtet hat, nicht stichhaltig. Bevor man sinnvolle

Rückschlüsse auf die allgemeinen Folgen von Vernachlässigung ziehen kann, braucht man Studien mit zahlreichen Teilnehmern und angemessene statistische Analysen. Eine große Analyse zu dem Thema deutet darauf hin, dass Vernachlässigung und Misshandlung im Zusammenhang mit ganz bestimmten, viel subtileren Unterschieden im Aufbau des Gehirns stehen.[6]

Nun könnte man die Ansicht vertreten, dass diese Bilder einfach verdeutlichen, wie sich Vernachlässigung potentiell auswirken kann, und dass es deshalb keinen Schaden anrichtet, wenn man sie zeigt. Perry selbst hält die neurowissenschaftlichen Erkenntnisse für überzeugend:

> Solche Folgen [von Traumata in jungen Jahren] kannten wir schon lange, bevor wir sie neurowissenschaftlich untermauern konnten … Die Rolle, die die Neurowissenschaft dabei gespielt hat, hat hier hauptsächlich dazu beigetragen, dass auch Menschen, die bei Sozialwissenschaften ein ungutes Gefühl haben, nun davon überzeugt sind, dass er [der Nutzen frühzeitiger Eingriffe] real ist.[7]

Bis zu einem gewissen Grade bin ich damit einverstanden. Wenn fesselnde, schockierende Bilder wie diese die Menschen auf die schädlichen Folgen von Vernachlässigung aufmerksam machen, kann das nur gut sein. Problematisch ist dabei nur, dass solche Bilder auch in die Irre führen können, weil die Gehirne der meisten Kinder, die unter Vernachlässigung zu leiden hatten, in MRT-Aufnahmen keine so deutlichen Abweichungen aufweisen. Das bedeutet aber nicht, dass Vernachlässigung keine Auswirkungen auf das Gehirn hätte, auch wenn man in der Regel beim Blick auf ein einziges Bild des Gehirns keine Unterschiede feststellen kann. Wenn solche Aufnahmen des Gehirns aus dem Zusammenhang gerissen werden, untergräbt man damit unter Umständen das Verständnis für die sehr realen –

aber viel subtileren – Auswirkungen, die Vernachlässigung auf das Gehirn während seiner Entwicklung hat.

Wichtig ist auch, was Bruce Perry über die Rolle der Neurowissenschaft sagt. Wir vertrauen der neurowissenschaftlichen Sprache und wünschen uns neurowissenschaftliche Erklärungen für alles, was wir tun. Und es ist nicht nur die Neurowissenschaft – viele unserer Entscheidungen rechtfertigen wir gern mit wissenschaftlichen Erklärungen. Ich bin dafür genauso anfällig wie jeder andere – anscheinend lasse ich mich sogar von der Werbung für Shampoos verführen, die angeblich »Neofibrin« enthalten, »eine Kombination aus Ceramiden und einem hochentwickelten Glanzverstärker«. Das hört sich gut an, aber in Wirklichkeit habe ich keine Ahnung, was es bedeutet.

Offensichtlich finden viele Menschen neurowissenschaftliche Erklärungen unverhältnismäßig überzeugend. In einer Studie wurden den Versuchspersonen gute und schlechte Erklärungen für psychologische Phänomene präsentiert, und zwar entweder mit neurowissenschaftlichen Fachausdrücken oder ohne Fachausdrücke – wobei entscheidend war, dass die hinzugefügte Terminologie keine neue Aussage enthielt.[8] Die Versuchspersonen sollten beurteilen, wie befriedigend und überzeugend sie die verschiedenen Erklärungen fanden. Probanden, für die Neurowissenschaft etwas Neues war, fanden die gute Erklärung ohne Fachausdrücke überzeugender als die schlechte Erklärung mit Fachausdrücken. Wenn aber die (unnötigen und überflüssigen) neurowissenschaftlichen Fachausdrücke hinzugefügt wurden, fanden sie die schlechte Erklärung überzeugender.

Wegen dieser »verführerischen Verlockung der Neurowissenschaft« werden Pädagogen und Politiker unter Umständen besonders stark – und vielleicht manchmal zu Unrecht – beeinflusst, wenn sie über pädagogische Praxis und Eingriffe nachdenken. Auch vielfältige Lehrmittel, die für Schulen bestimmt sind, nehmen Bezug auf die Neurowissenschaft und suggerieren, sie könnten die Gehirnentwicklung und die Lernfähigkeit der Kinder optimieren. Ich fürchte, dabei werden manchmal Behauptungen über das Gehirn aufgestellt, für die es keinerlei wissenschaftliche Grundlage gibt.

In vielen Schulen werden Lehrmittel verwendet, die angeblich die Konzentrationsfähigkeit und Aufmerksamkeit der Kinder verbessern, weil sie die Schüler vor dem Unterricht zu einfachen sportlichen Übungen veranlassen. Manche Hersteller behaupten, ihre Produkte würden die Verbindungen zwischen den beiden Gehirnhälften mit Koordinationsübungen verbessern, beispielsweise indem mit dem rechten Ellenbogen das linke Knie berührt wird. Eine andere Übung verbessert angeblich die Sauerstoffversorgung des Gehirns, weil »Gehirnknöpfe« gedrückt werden, die sich im Hals und hinter den Rippen befinden sollen. Solche Behauptungen sind physiologisch sinnlos. Wir haben in unserem Körper keine Gehirnknöpfe – die gibt es einfach nicht. Wenn wir auf die Rippen oder den Hals drücken, verstärkt sich der Sauerstofftransport zum präfrontalen Cortex nicht; und selbst wenn es der Fall wäre, wüsste niemand, wie sich dadurch die Konzentration verbessern sollte. Wenn wir den rechten Ellenbogen zum linken Knie bewegen, sind möglicherweise beide Gehirnhälften beteiligt – aber ob und wie sich das auf die Aufmerksamkeit oder das Lernen auswirkt, weiß niemand.

Viele Lehrer, mit denen ich gesprochen habe, halten eine Menge von solchen Lehrmitteln – sie erklären, durch die Übungen würde sich tatsächlich die Konzentration und Aufmerksamkeit im Unterricht verbessern, und nur das spiele schließlich eine Rolle. Das mag so sein, entscheidend ist aber, dass die behaupteten Auswirkungen auf das Gehirn jeder Grundlage entbehren. Vielleicht ist die Ursache der besseren Konzentration einfach ein wenig Bewegung oder eine Pause, in der man etwas völlig anderes tut. Oder vielleicht ist es auch der Placeboeffekt – die positive Wirkung eines Eingriffs, die aus dem Glauben erwächst, dass er eine Wirkung hat. In diesem Fall reicht vielleicht der Glaube, dass eine Übung die Konzentration verbessert, damit dies bei manchen Menschen tatsächlich geschieht. Oder vielleicht verändern solche Lehrmittel tatsächlich das Gehirn – wir wissen es nicht, weil es noch keine entsprechenden Studien gibt.

Anders als in der Medizin, wo neue Medikamente vor der Zulassung eine Phase jahrelanger, kontrollierter Erprobung an Tieren und Menschen durchlaufen müssen, verlangt das Bildungswesen leider keinerlei Erprobung neuer Lehrmittel.

Sollte man nicht wissen, welche Wirkung ein Lehrmittel hat, bevor man es in den Klassenzimmern einführt? Unterricht verändert das Gehirn von Kindern, also sollten wir seine Elemente mit der gleichen Sorgfalt prüfen, die wir auch walten lassen, wenn wir ein Medikament einnehmen, das die chemischen Substanzen im Gehirn verändert. In der Medizin werden Medikamente erst zugelassen, wenn sie eine randomisierte Doppelblindstudie durchlaufen haben. Mit dieser strengen, wirksamen Methode kann man herausfinden, ob ein Eingriff (beispielsweise mit einem Medikament) eine echte Wirkung auf ein Symptom hat. Die Versuchspersonen werden dabei nach dem Zufallsprinzip in zwei Gruppen eingeteilt und einmal, zweimal oder öfter behandelt. Dabei setzt man bei der einen Gruppe das Medikament ein, das man untersuchen will. Die andere Gruppe erhält ein Kontrollpräparat. Dabei handelt es sich in der klinischen Erprobung von Medikamenten häufig um ein Placebo, das genauso aussieht wie das Medikament, aber keinen Wirkstoff enthält. Die Versuchspersonen wissen nicht, zu welcher Gruppe sie gehören – ihnen ist nicht bekannt, ob sie das echte Medikament oder das Placebo bekommen – daher »Blindstudie«. In einer »Doppelblindstudie« wissen weder die Versuchspersonen noch die Wissenschaftler oder Ärzte, die den Versuch leiten, wer zu welcher Gruppe gehört. Auf diese Weise verringert man jede Voreingenommenheit, die bei dem Wissenschaftler vorhanden sein könnte, wenn er Kontakt mit den Versuchsteilnehmern hat und später analysiert, ob eine Gruppe auf den Eingriff stärker angesprochen hat als die andere.

Der Psychiater Ben Goldacre, der an der University of Oxford das Datenlabor für evidenzbasierte Medizin leitet und viel über »schlechte Wissenschaft« schreibt,[9] hat einen interessanten Artikel über die Bedeutung kontrollierter, randomisierter Studien in Schulen verfasst.[10] Darin vertritt er die Ansicht, die Pädagogik solle auf die gleiche Weise evidenzbasiert arbeiten wie die Medizin. Wie vielleicht nicht anders zu erwarten, löste er damit Meinungsverschiedenheiten aus – manche Autoren erhalten eine Erprobung in der Pädagogik für nicht so notwendig wie in der Medizin. Ich bin aber mit Goldacre einer Meinung: Es ist wichtig, neue Lehrmethoden systematisch zu erproben, bevor man sie im Unterricht in die Praxis umsetzt.

Ein Teilgebiet der Neurowissenschaft, das für die Pädagogik von Interesse ist und mit randomisierten Studien erprobt wurde, ist das Gehirnjogging. Ist es möglich, das Gehirn zu trainieren? Natürlich! Das Gehirn ist plastisch und wandlungsfähig – es verändert sich jedes Mal, wenn wir etwas Neues lernen. Auf diese Weise trainieren wir unser Gehirn immer, wenn ein Lernvorgang stattfindet. Gehirnjogging ist ein großes Geschäft – auf dem Markt gibt es viele Apps und Übungen, die von sich behaupten, sie würden das Gehirn eines Kindes trainieren und seinen IQ (oder auch den der Eltern) steigern. Sollte man für sein Kind in eine Gehirntrainings-App investieren?

Wir wissen, dass man Kinder erfolgreich auf vollständige Tests trainieren kann, aber werden sie dadurch auch intelligenter? Welche wissenschaftlichen Erkenntnisse stehen dahinter?

In einigen Studien hat sich gezeigt, dass sich durch das Trainieren einer kognitiven Fähigkeit nicht nur diese Fähigkeit verbessert, sondern dass der Effekt sich auch auf andere Aspekte überträgt. Mit dem Arbeitsgedächtnis erinnern wir uns für kurze Zeit an eine Information, beispielsweise an eine Telefonnummer oder die Lage von Gegenständen auf dem Schreibtisch. Torkel Klingberg und seine Kollegen am Karolinska-Institut in Stockholm erforschen seit vielen Jahren das Training des Arbeitsgedächtnisses bei Kindern und Erwachsenen. Sie haben Videospiele entwickelt, die verschiedene Formen des Arbeitsgedächtnisses verbessern sollen.[11] In einem solchen Spiel steuert man eine Rakete, die durch den Weltraum fliegt, und schießt Weltraumminen ab; dazu muss man sich mit dem räumlichen Arbeitsgedächtnis daran erinnern, wo die Minen sich befinden und in welcher Reihenfolge sie aufgetaucht sind. Man kann es online ausprobieren – es macht Spaß!*

Den Bericht über eines seiner ersten Experimente veröffentlichte Klingberg im Jahr 2002: Darin spielten Kinder mit Aufmerksamkeitsdefizit-Hyperaktivitätsstörung (ADHS) mehrere Wochen lang Spiele, in denen das Arbeitsgedächtnis gefordert wurde.[12] ADHS ist eine Entwicklungsstörung, die mit Störungen des Arbeitsgedächtnisses einhergeht. Vor und nach dem Training mit den Videospielen mussten die Kinder sich einem Test des Arbeitsgedächtnisses und des logischen Denkens unterziehen – der Fähigkeit, Logik anzuwenden und Gesetzmäßigkeiten zur Lösung von Problemen zu finden. Dabei schnitten die Teilnehmer nach den Videospielen nicht nur in

---

* www.spaceminespatrol.com

Tests des Arbeitsgedächtnisses besser ab, sondern auch in Tests zum logischen Denken. Dieses wird also den Ergebnissen der Studie zufolge durch Gedächtnistraining ebenfalls verbessert. Das war ein wichtiger Befund, eröffnet er doch gute Aussichten für Kinder, die mit schulischen Leistungen auf Kriegsfuß stehen, darunter auch solche mit ADHS.

Ähnliche Wirkungen zeigten sich in weiteren Experimenten auch bei Kindern ohne ADHS und bei Erwachsenen; gleichzeitig stellte sich heraus, dass ein Training des Arbeitsgedächtnisses auch in anderen Bereichen von Nutzen ist, unter anderem im Rechnen.[13] Weitere Studien aus anderen Instituten bestätigten die Ergebnisse. Wie Susanne Jaeggi und ihre Kollegen an der University of California in Irvine feststellten, steigert ein Training des Arbeitsgedächtnisses die Fähigkeit zum logischen Denken, und auch hier war der Effekt abhängig von der Intensität des Trainings: Je mehr die Versuchsteilnehmer trainierten, desto stärker verbesserte sich diese Fähigkeit.[14]

Wie man sich leicht vorstellen kann, entstanden auf der Grundlage dieser spannenden Befunde eine Fülle von Produkten zum Gehirntraining. Schulen und Eltern kaufen sie in der Hoffnung, die Leistungen der Kinder würden sich damit verbessern, und auch bei älteren Erwachsenen, die ihr Gedächtnis verbessern wollen, sind sie beliebt. Dabei stellt sich nur das Problem, dass die ersten Studien vielfach an kleinen Personengruppen durchgeführt wurden und keine Kontrollgruppe beinhalteten. Eine solche Kontrollgruppe, in der bei den Versuchsteilnehmern nicht das Arbeitsgedächtnis, sondern etwas anderes trainiert wird, ist aber wichtig: Nur wenn eine Kontrollgruppe vorhanden ist und man die Ergebnisse beider Gruppen miteinander vergleichen kann, kann man nachweisen, dass das Training speziell das Arbeitsgedächtnis verbessert und die Verbesserung nicht nur ein Effekt der Trainingsdauer oder ein Placeboeffekt ist.

Besser kontrollierte Studien, an denen eine größere Zahl von Probanden teilnahm, konnten im Wesentlichen den Befund, dass ein Training des Arbeitsgedächtnisses irgendetwas anderes außer dem Arbeitsgedächtnis verbessert, nicht bestätigen.[15] Eine solche Studie veröffentlichten Adrian Owen und seine Kollegen vom Medical Research Council Cognitive and Brain Sciences Unit im britischen Cambridge im Jahr 2010: Dabei wurden 11 430 Versuchsteilnehmer sechs Wochen lang online in verschiedenen Fähigkeiten trainiert, darunter auch Arbeitsgedächtnis und logisches Denken.[16] Die Leistungen verbesserten sich in den trainierten Fähigkeiten, aber in Aufgaben, die nicht trainiert wurden, war ebenso wenig eine Veränderung zu erkennen wie beim IQ.

Manche Studien zeigen also, dass kognitive Trainingsmaßnahmen sich ganz allgemein auch auf andere Fähigkeiten auswirken, manchmal sogar auch auf den IQ; in anderen Studien konnten diese Ergebnisse nicht bestätigt werden. Das Thema ist nach wie vor umstritten, aber allmählich kristallisiert sich eine Gesetzmäßigkeit heraus: Danach vermittelt Training kognitive Fähigkeiten, die vom Konzept her den trainierten Fähigkeiten nahestehen. Wer also Gedächtnisaufgaben eines bestimmten Typs trainiert, erbringt bei solchen Aufgaben bessere Leistungen, und möglicherweise verbessern sich die Leistungen auch ein wenig in Aufgaben, in denen andere Formen des Gedächtnisses getestet werden; dass aber der allgemeine IQ steigt oder dass sich andere Fähigkeiten wie logisches Denken oder Sprache verbessern, ist unwahrscheinlich.[17] Wer sein Arbeitsgedächtnis stärken will, dem wird eine Arbeitsgedächtnis-Trainings-App wahrscheinlich helfen. Dass man damit in irgendwelchen anderen Bereichen besser wird, ist aber nicht zu erwarten.

Meinungsverschiedenheiten, Befunde und Gegenbefunde sind unverzichtbare Bestandteile des ganz normalen wissenschaftlichen

Fortschritts und unverzichtbar für die Weiterentwicklung unserer Kenntnisse über das Gehirn. Die Neurowissenschaft ist ein relativ junges Fachgebiet; wir müssen Geduld haben und dürfen die bereits vorliegenden Befunde nicht überinterpretieren. Letzten Endes kann man sagen: Welche Behauptungen über neurowissenschaftliche Befunde wir auch in den Nachrichten hören, wir sollten sie zunächst mit einem gerüttelt Maß an Skepsis zur Kenntnis nehmen. Wenn wir von einer neuen Erkenntnis der Neurowissenschaft hören, sollten wir zunächst zwei Fragen stellen: Ist die untersuchte Personengruppe groß genug, und wurde das Ergebnis reproduziert? Wenn eine Frage oder alle beide verneint werden müssen, heißt das nicht zwangsläufig, dass man die Behauptung zurückweisen muss – man sollte sie nur mit Vorsicht betrachten.

In diesem Kapitel habe ich mich lange bei den Problemen aufgehalten, die sich durch die Anwendung neurowissenschaftlicher Erkenntnisse auf die Bildung ergeben, aber in manchen Bereichen sind die Befunde aus jüngster Zeit nach meiner Überzeugung tatsächlich wichtig. Noch bleiben viele Fragen zu beantworten und viele weitere Forschungsarbeiten zu leisten, aber auf der Grundlage der Befunde aus den letzten 20 Jahren können wir ziemlich sicher sein, dass das Gehirn Heranwachsender sich zumindest von dem der Kinder und Erwachsenen unterscheidet und nicht unveränderlich ist – das Gehirn befindet sich in ständiger Entwicklung.

Wenn man also die Kindheit für eine wichtige und sensible Phase für das Lernen betrachtet, sollte man die Adoleszenz unter dem gleichen Gesichtspunkt sehen. Aber erst seit relativ kurzer Zeit werden Jugendliche im Westen regelmäßig ausgebildet, und in vielen Teilen der Welt hat ein großer Teil dieser Altersgruppe nach wie vor keinen Zugang zu Bildung. Nach Schätzungen von UNICEF haben heute weltweit 40 Prozent der Jugendlichen keine Möglichkeit, eine weiterführende Schule zu besuchen.[18]

Wie wir in diesem Buch immer wieder erfahren haben, ist die Adoleszenz eine Zeit der erhöhten Risikobereitschaft. Ein gewisses Maß an Risikobereitschaft ist wichtig: Eine gefährliche Entscheidung kann gut ausgehen, und selbst wenn das nicht der Fall ist, hilft sie uns unter Umständen zu lernen, was funktioniert und was nicht. In der Adoleszenz müssen wir uns daran gewöhnen, eigene, selbständige Entscheidungen zu treffen, und dazu müssen wir manchmal etwas ausprobieren. Risiken auf sich zu nehmen ist in vielen Zusammenhängen nützlich: zum Beispiel beim Sport, bei Experimenten mit neuer Musik und Mode, beim Kennenlernen neuer Menschen, bei Reisen an neue Orte. Im schulischen Umfeld, beispielsweise wenn man im Unterricht eine Frage beantworten oder eine Examensfrage lösen soll, ist Risikobereitschaft eine unentbehrliche Fähigkeit, die Fortschritt und Kreativität möglich macht. Teenager sollten ermutigt werden, die richtigen Risiken auf sich zu nehmen.

Heute wissen wir, dass das Gehirn von Heranwachsenden formbar und anpassungsfähig ist: Untersuchungen der Gehirnentwicklung lassen darauf schließen, dass die Adoleszenz eine Phase der relativ starken neuronalen Plastizität ist, und zwar insbesondere in bestimmten Gehirnregionen, die an der Entscheidungsfindung, Planung und sozialen Kognition mitwirken. Daraus könnten sich Folgerungen ergeben, wenn es darum geht, »wann man was unterrichtet«, und es könnten sich sowohl für die Lehrplangestaltung als auch für die Unterrichtspraxis neue Hinweise ergeben, wenn man das Ziel verfolgt, im Klassenzimmer jene Phasen der neuronalen Plastizität auszunutzen, die einen maximalen Lernerfolg versprechen.

Für den Unterricht in Algebra und abstraktem Denken existiert vielleicht ein optimales Alter, das sich aus den natürlichen Veränderungen in den für solche Tätigkeiten verantwortlichen Gehirnarealen ergibt. Vor diesem Alter sind die betreffenden Gehirnregionen eventuell noch nicht in der Lage, solche Berechnungen auszuführen und abstrakt zu denken; danach ist es unter Umständen viel schwieriger, solche Fähigkeiten zum ersten Mal zu erlernen. Ob es so ist, wissen wir noch nicht, aber die in Kapitel 6 beschriebenen Forschungsergebnisse legen die Vermutung nahe, dass sich bestimmte Formen des logischen Denkens in der späten Adoleszenz effizienter erlernen lassen als in einem früheren Stadium. Zu wissen, in welchen Zeitfenstern das Gehirn bestimmte Dinge besonders gut lernen kann, wäre nützlich für die Gestaltung von Unterrichtsplänen und Bildungszielen.

Die Umwelt kann die Gehirnentwicklung auf gute und schlechte Weise prägen. Welchen Effekt Kultur, Alkohol, Drogen, Videospiele oder die Beschäftigung mit den neuen Medien auf die Gehirnentwicklung haben, ist noch kaum geklärt. Entsprechende Studien wurden noch nicht durchgeführt. Möglicherweise wirkt es sich negativ auf das Gehirn aus, wenn man jeden Tag viel Zeit im Internet verbringt. Vielleicht werden die heutigen Heranwachsenden aber auch technikaffine, super-effiziente Multitasking-Spezialisten.

Allerdings gibt es Studien, die belegen, dass Schlafentzug sich nachteilig auf das Lernen auswirkt.[19] Wenn Tiere oder Menschen eine bestimmte Aufgabe erlernen – beispielsweise die räumlichen Verhältnisse in einer neuen Umwelt oder eine Reihe komplizierter Regeln zu verstehen – und in der Nacht nach dem Erlernen nicht schlafen dürfen, ist ihre Leistung in derselben Aufgabe am nächsten Tag dramatisch schlechter, als wenn sie geschlafen haben. Der Grund: Während des nächtlichen Schlafes verfestigt das Gehirn die Inhalte, die es während des vorangegangenen Tages erlernt hat. In Studien zur Erforschung dieses Vorgangs werden Versuchspersonen tagsüber in einer komplizierten Aufgabe trainiert, und dabei wird ihre Gehirnaktivität aufgezeichnet. Nachts, während sie schlafen, werden erneut Scans vom Gehirn angefertigt. Wie sich in solchen Studien gezeigt hat, werden die gleichen Gehirnareale, die während des Trainings aktiviert waren, auch im Schlaf erneut tätig. Die im Schlaf aufgezeichnete Gehirnaktivität spiegelt nach heutiger Kenntnis die Verstärkung der Lernprozesse wider, die sich während des Tages abgespielt haben. Am nächsten Tag, nach dem Schlafen, verbessert sich die Leistung der Versuchspersonen in dieser Aufgabe, obwohl sie sie seit dem Vortag nicht geübt haben. Die Reaktivierung des Gehirns im Schlaf scheint für Erinnerungsvermögen und Lernen nützlich zu sein.

So weit, so gut. Aber eine Studie nach der anderen zeigt, dass Teenager unter Schlafmangel leiden (das heißt, sie schlafen weniger als neun Stunden pro Nacht, und diese Schlafmenge brauchen die meisten jungen Leute). Warum? Eine Erklärung lieferten Wissenschaftler wie Russell Foster von der University of Oxford* und Mary Carskadon an der Brown University in den Vereinigten Staaten: Danach müssen Teenager morgens zu einer Zeit aufstehen und zur Schule gehen, zu der sie besser noch schlafen sollten.[20] In der Pubertät ändert sich nämlich ihr Tagesrhythmus – die innere Uhr des Körpers –, so dass sie am Abend weniger schläfrig und morgens besonders müde sind.

Unsere innere Uhr bestimmt über viele Körperfunktionen, so über die Körpertemperatur, den Blutdruck und den Hormonspiegel im Blut. Außerdem steuert das Tagesrhythmus-System unsere Fähigkeit, aufmerksam zu sein und klar zu denken. Sowohl unsere kör-

---

* Fosters hervorragender TED-Vortrag über den Schlaf ist zu sehen unter www.ted.com/talks/russell_foster_why_do_we_sleep

perlichen Fähigkeiten als auch unsere geistige Wachheit – zu der beispielsweise die Fähigkeit gehört, Kreuzworträtsel zu lösen – schwanken je nach der Tageszeit. Ein wichtiger Regulator unseres Tagesrhythmus ist das Tageslicht. Die innere Uhr liegt in einem Teil des Gehirns, der als *Nucleus suprachiasmaticus* (*supraciasmatic nucleus,* SCN) bezeichnet wird. Der SCN steuert während der Nacht die Synthese des *Melatonins* in der Zirbeldrüse. Melatonin teilt dem Körper mit, wann es Nacht ist – bei Menschen und manchen Tieren verursacht es Gefühle von Schläfrigkeit. Die Melatoninproduktion zur »falschen« Tageszeit ist einer der wichtigsten Gründe, warum wir am »Jetlag« leiden, wenn wir durch verschiedene Zeitzonen reisen. Nach der Pubertät wird das Melatonin am späteren Abend produziert, und das ist der Grund, warum viele Teenager erst sehr spät müde werden. Ebenso ist es der Grund, warum sie Mühe haben, morgens aufzustehen (im Gegensatz zu kleineren Kindern, die früh am Morgen besonders aufmerksam sind und abends leicht einschlafen). Wenn man Jugendliche zwingt, früh zur Schule zu gehen, obwohl sie nach ihrer inneren Uhr eigentlich noch schlafen sollten, verursacht man Schlafmangel, und der, dass wissen wir, beeinträchtigt die Lernfähigkeit und verschlechtert die Stimmungslage. Der Zwang, während der Woche jeden Morgen früh aufzustehen, führt auch zum »sozialen Jetlag«: Teenager holen dann den Schlaf am Wochenende nach und bleiben oft bis nachmittags im Bett. Es ist, als würden sie sich an jedem Wochenende in eine andere Zeitzone begeben, und das führt vermutlich ebenso zur Orientierungslosigkeit wie der Jetlag. Deshalb haben viele Fachleute vorgeschlagen, die Schule für Jugendliche später beginnen zu lassen, damit sie besser im Einklang mit ihrem Tagesrhythmus steht. Das könnte einerseits den Lernerfolg und die Motivation verbessern, andererseits aber auch die Menschen glücklicher machen.

Ein anderer Lebensbereich von Heranwachsenden, in dem die Neurowissenschaft positive Beiträge leisten könnte, ist die Jugendgerichtsbarkeit. Laurence Steinberg ist ein prominenter Fürsprecher der Idee, dass Erkenntnisse über das Gehirn Heranwachsender auch bei der juristischen Behandlung von Teenagern berücksichtigt werden sollten; er selbst war an vielen Prozessen beteiligt, in denen es um Minderjährige ging. In seinem Buch *Age of opportunity* und mehreren Artikeln zu dem Thema spricht sich Steinberg eindeutig dafür aus, Minderjährige anders zu behandeln als Erwachsene – erstens weil ihr Gehirn sich noch entwickelt und eine größere Wandlungsfähigkeit besitzt, und zweitens weil Heranwachsende mit größerer Wahrscheinlichkeit und insbesondere in Gegenwart von Gleichaltrigen impulsiver handeln und größere Risiken auf sich nehmen als Erwachsene.[21]

Im Jahr 2005 berücksichtigte der Oberste Gerichtshof der Vereinigten Staaten wissenschaftliche Erkenntnisse über das Gehirn von Heranwachsenden, als er entscheiden musste, ob es Richtern unabhängig von der Schwere der Straftat verboten werden sollte, die Todesstrafe gegen Minderjährige zu verhängen.[22] In dem Fall *Roper gegen Simmons* hatte ein Siebzehnjähriger einen Mord begangen. Unter Berücksichtigung der neuen Erkenntnisse aus der Neurowissenschaft urteilte der Oberste Gerichtshof, die Todesstrafe für Personen, die im Alter von weniger als 18 Jahren ein Verbrechen begangen hätten, sei eine »grausame und ungewöhnliche Bestrafung« und stehe deshalb im Widerspruch zur US-Verfassung. Vor 2005 war es möglich, Minderjährige zum Tode zu verurteilen; und tatsächlich wurden in den Vereinigten Staaten zwischen 1976 und 2005 insgesamt 22 Personen unter 18 Jahren hingerichtet.

Man kann mit Fug und Recht behaupten: Die Wandlungsfähigkeit ist in der Adoleszenz größer als im Erwachsenenalter; der Grund sind vielleicht die beträchtlichen Veränderungen, die im Gehirn von Heranwachsenden stattfinden. Es scheint Anzeichen dafür zu geben, dass die Mehrzahl der Heranwachsenden, die kriminelle Delikte begangen haben, als Erwachsene keine Straftaten mehr begehen – dies wurde von Terrie Moffitt ausführlich erörtert.[23] Heranwachsende begehen Straftaten in vielen Fällen nicht allein, sondern wenn sie mit Freunden zusammen sind – genau so wie sie auch andere riskante Verhaltensweisen eher in der Gruppe zeigen. Sie fällen in Gegenwart von Freunden häufiger schlechte Entscheidungen, weil sie von den Gleichaltrigen beeinflusst werden. Diese Neigung, sich der Gruppe der Gleichaltrigen anzupassen, sollte man in Rechnung stellen, wenn man das Verhalten junger Leute beurteilt – das gilt auch für den Bereich der Strafjustiz. Natürlich muss man nicht nur die Entwicklung von Gehirn und Verhalten berücksichtigen, wenn man juristische Entscheidungen trifft und neue Gesetze verabschiedet, aber wenn man über die juristische Behandlung Heranwachsender diskutiert, sollte man sie in Rechnung stellen.

Kapitel 12
Der Weg ist das Ziel

> Alles ist eine Phase. Auch die lange Zeit von zehn bis 16, die man Adoleszenz nennt – oder den siebten Kreis der Hölle.
> *Suzanne Moore, The Guardian, Sonntag, 15. Dezember 2013*

Launisch, aggressiv, unzuverlässig: Mit diesen Stereotypen werden Heranwachsende häufig beschrieben. Aber wie wir mittlerweile wissen, ist das typische Verhalten von Heranwachsenden weder gedankenlos noch destruktiv. Es hat seine Gründe. Risikobereitschaft, übersteigerte Unsicherheit und mehr Zeit in Gesellschaft von Freunden – all das sind Symptome eines wichtigen Stadiums der Gehirnentwicklung, Zeichen eines Weges, den wir zurücklegen müssen, bevor wir erwachsen werden.

Bis vor ungefähr 20 Jahren wurde die unangenehme Seite des Verhaltens Heranwachsender auf verrücktspielende Hormone und die Veränderungen in Schule und Sozialleben zurückgeführt. Heute wissen wir, dass das Gehirn in dieser Zeit eine beträchtliche Entwicklung durchmacht, die wahrscheinlich zum typischen Verhalten Jugendlicher beiträgt. Diese Erkenntnis ist ein großer Fortschritt: Sie lässt uns einerseits besser verstehen, welche Veränderungen junge Menschen durchmachen und wie sie die oftmals schwierige, turbulente Lebensphase der Adoleszenz erleben, andererseits öffnet sie uns auch die Tür zur Beantwortung der

Frage, warum so viele psychische Krankheiten im Teenageralter beginnen.

Kenntnisse über die normale Gehirnentwicklung sind notwendig, wenn wir herausfinden wollen, welche Abweichungen auftreten, wenn sich bei manchen Menschen Depressionen, Essstörungen und Schizophrenie entwickeln, Krankheiten, die sich häufig zum ersten Mal in der Adoleszenz bemerkbar machen. Wenn wir anhand der Gehirnentwicklung künftig vorhersagen können, für wen die Gefahr besteht, an einer solchen psychischen Krankheit zu erkranken, dann können wir auch früher eingreifen. Vielleicht können wir aus Fällen wie denen meiner Kinderfreunde Ben und Jon etwas darüber lernen, zu welchem Zeitpunkt ein frühzeitiges Eingreifen hätte helfen können, die Entwicklung einer Störung abzuwenden. Davon sind wir bisher noch weit entfernt. Die Erforschung der Gehirnentwicklung in der Adoleszenz ist ein noch junges Fachgebiet. Aber die schnell zunehmende Zahl von Studien vermittelt uns in Verbindung mit erweiterten Erkenntnissen über die beteiligten genetischen und umweltbedingten Faktoren die Hoffnung, dass es irgendwann möglich sein wird.

Sich über Teenager lustig zu machen und allgemein darüber zu klagen, wie schlecht sie sich benehmen und wie nutzlos sie sind, ist einfach. Aber viele Heranwachsende tun verblüffende Dinge – sie sind Unternehmer, Programmierer, Musiker, Sportler, Künstler oder Wissenschaftler. Die Adoleszenz ist eine Zeit der verstärkten Kreativität und des unkonventionellen Denkens, der Energie und Leidenschaft. Wenn wir in meinem Institut im kreativen Teil des wissenschaftlichen Prozesses begriffen sind, in dem wir Experimente planen oder Daten interpretieren, frage ich häufig die jüngsten Leute in meiner Arbeitsgruppe nach ihren Ideen. Sie haben vielleicht weniger Kenntnisse und Erfahrungen wie die älteren Kollegen, aber häufig vertreten sie originelle Standpunkte und versetzen uns in die Lage, das Problem aus einem anderen Blickwinkel zu betrachten.

Tatsächlich legen experimentelle Untersuchungen die Vermutung nahe, dass bestimmte Formen der Kreativität in der mittleren Adoleszenz am stärksten ausgeprägt sind. Eveline Crone von der Universität Leiden studierte die Entwicklung des kreativen Denkens bei Heranwachsenden. In der Psychologie definiert man Kreativität häufig als die Fähigkeit, sich originelle, praktikable Ideen und Lösungen auszudenken. Im Alltagsleben bedeutet Kreativität natürlich viel mehr, aber wenn man sie in einem Experiment messen will, hat sich die Definition der Psychologen als nützlich erwiesen.

In einer Studie betrachteten Crone und ihre Kollegen mit zwei verschiedenen Aufgaben die Entwicklung des divergenten Denkens.[1] Divergentes Denken bedeutet, dass man sich angesichts eines Problems verschiedene Lösungsmöglichkeiten ausdenkt; in der psychologischen Forschung dient es häufig als Maß zur Messung der Kreativität. In der *Alternate Uses Task* sollen die Teilnehmer sich für einen alltäglichen Gegenstand – beispielsweise einen Backstein – möglichst viele Verwendungsmöglichkeiten ausdenken. Dies führt vielleicht zu Antworten wie Stufe, Briefbeschwerer, Hilfe beim Tauchen oder Trainingsgewicht. Mit solchen Aufgaben maßen Crone und ihre Kollegen das *verbale* divergente Denken.

Um das *visuelle* divergente Denken zu erfassen, bedienten sich die Wissenschaftler des *Creativity Ability Tests*, bei dem man lernt, nach welchen Regeln visuell präsentierte Diagramme ähnlich oder unähnlich sind. In der Version dieser Aufgabe, die Crone und ihre Kollegen verwendeten, sollten die Versuchsteilnehmer neun Diagramme anhand der Ähnlichkeit einiger Eigenschaften in Dreiergruppen einteilen, wobei die sechs restlichen Diagramme jeweils anders aussahen.

Im Rahmen der verbalen wie auch der visuellen Aufgaben erhielten die Versuchsteilnehmer die Anweisung, innerhalb von zehn Minuten möglichst viele Lösungen aufzuschreiben. Die Kreativität wurde in beiden Fällen auf dreierlei Weise gemessen: Die Wissenschaftler zählten, wie viele Lösungen in einer begrenzten Zeitspanne angegeben wurden (dies bezeichneten sie als *fluency*, »Geläufigkeit«); unter der *Flexibilität* der Antworten verstanden sie Antworten in verschiedenen begrifflichen Kategorien, und die *Originalität* war die Einzigartigkeit von Lösungen und Ideen im Vergleich zu den Antworten anderer Versuchsteilnehmer.

Die Aufgaben wurden von Versuchspersonen im Alter zwischen zehn und 30 Jahren bearbeitet; dabei ergaben sich interessante Befunde. Manche Aspekte der Kreativität, insbesondere die *Geläufigkeit* und *Flexibilität* der Antworten in der Aufgabe zum *verbalen* divergenten Denken, veränderten sich in dem untersuchten Altersspektrum kaum. In dieser Aufgabe lieferten Erwachsene aber mehr *originelle* Antworten als die Heranwachsenden. In der visuellen Aufgabe dagegen waren Heranwachsende in der mittleren Adoleszenz (15 bis 16 Jahre) kreativer als jüngere Heranwachsende und Erwachsene.

Aufgaben zum divergenten Denken haben einen Schlüsselaspekt: Es gibt für sie keine richtige Lösung. Daneben lösten die Teilnehmer der Studie aber auch *Erkenntnisaufgaben*, die eine richtige Lösung haben und die Herstellung von Assoziationen zwischen unzusammenhängenden Einzelinformationen sowie eine mentale Neustrukturierung des Problems voraussetzen. Häufig stellen die Teilnehmer dabei fest, dass ihnen die Erkenntnis über das Problem in Form eines »Aha-Erlebnisses« kommt, in der Regel können sie aber nicht angeben, durch welche Prozesse sie zu der Lösung gelangt sind.

Crone und ihre Kollegen bedienten sich zweier Erkenntnisaufgaben aus dem visuellen Bereich: Beim *Gestaltvervollständigungstest* muss die Versuchsperson ein Gesamtbild anhand kleiner Bruchstücke erkennen; im *Remote Associates Test* schält sich aus unscharfen Bildern und Mustern ein Bild heraus. Mit einem anderen Test wurde Erkenntnis im verbalen Bereich gemessen – hier musste zu drei vorgegebenen Wörtern jeweils ein viertes, verwandtes Wort gefunden werden. Alle drei Aufgaben erfordern eine Umstrukturierung und Vereinheitlichung komplizierter oder bruchstückhafter Informationen, damit eine einzige optimale Lösung gefunden werden kann. Die Ergebnisse von Crones Studien zeigten, dass sowohl die visuelle als auch die verbale kreative Erkenntnis sich bis in die späte Adoleszenz hinein weiter entwickelt.

Manche ihrer Aspekte verbessern sich, andere sind in der Adoleszenz sogar *stärker* ausgeprägt als in allen anderen Lebensphasen. Heranwachsende sind kreativ, ihr Gehirn ist plastisch und formbar, und sie lernen schnell. Erinnerungen aus unserer Adoleszenz und dem frühen Erwachsenenalter sind lebhafter und langlebiger als solche aus anderen Lebensphasen – hier spricht man vom »Erinnerungshügel«. Die Adoleszenz ist eine spannende Zeit voller neuer Erfahrungen, Experimente und Entdeckungen. Die Gesellschaft sollte diese Lebensphase nicht vernachlässigen oder schlechtreden. Schließlich sind die Heranwachsenden von heute unsere Zukunft.

Seit 2013 habe ich das Glück, mit einer großen Gruppe außerordentlich kreativer Teenager arbeiten zu können. Sie gehören zur *Company Three*, einer Jugendtheatertruppe in London. Zusammen mit ihren Leitern Ned Glasier und Emily Lim hatten sie meinen TED-Vortrag über das Gehirn von Teenagern* und andere Videos über die Ent-

* www.ted.com/talks/sarah_jayne_blakemore_the_mysterious_workings_of_the_adolescent_brain

wicklung Heranwachsender gesehen und daraus die Anregung bezogen, das Thema zum Gegenstand eines Theaterstücks zu machen.

Ned und Emily luden Kate Mills und mich ein, die Theatertruppe zu besuchen und mit ihr über die Erforschung des Gehirns von Heranwachsenden zu diskutieren. In gemeinsamer Arbeit mit der Gruppe, die sich über viele Wochenenden, nachmittägliche Workshops und dramaturgische Sitzungen erstreckte, konnten wir dazu beitragen, dass sie *Brainstorm* entwickelten, ihr Theaterstück über das Teenagergehirn. Es war eine Interpretation der wissenschaftlichen Befunde, geschrieben und aufgeführt ausschließlich von Teenagern. Als ich in Platform in Islington die erste Aufführung sah, war ich von der ersten Szene an gefesselt von der phantasievollen Interpretation der Forschungsergebnisse, aber auch von der hervorragenden, rührenden schauspielerischen Leistung dieser begabten jungen Leute. Das Theaterstück war nicht nur innovativ und klug, es war auch unglaublich bewegend, erzählte es doch die Geschichte der komplizierten Beziehung zwischen jungen Menschen und ihren Eltern, und alles vor dem Hintergrund des in der Entwicklung befindlichen Gehirns Heranwachsender. Das Stück wurde in mehreren Londoner Theatern gespielt, so auch zweimal am National Theatre; die Kritiker lobten es, und die BBC machte daraus ein Fernsehspiel.

Dass wir neue Wege finden, um junge Menschen und die allgemeine Öffentlichkeit mit unseren wissenschaftlichen Entdeckungen vertraut zu machen, ist von großer Bedeutung, und *Brainstorm* ist dafür ein hervorragendes Beispiel. Das Theaterstück hatte auf sein Publikum eine tiefe, langanhaltende Wirkung. Es ist ein unglaublich eindringliches Drama voller Emotionen. Die Mitwirkenden erzählten uns Geschichten von Eltern, die neu über ihre Kinder und den Umgang mit ihnen nachdachten, nachdem sie im Theaterstück etwas über die Gehirnentwicklung der Heranwachsenden erfahren hatten. Wir hörten von Schulleitern, die das Stück sahen, an ihre Schulen zurückkehrten und sich entschlossen, etwas anders zu machen. Ein junger Schauspieler des Ensembles bezeichnete es als »Reise der Selbstentdeckung«.

Auch wir Wissenschaftler lernten etwas aus dem Erlebnis. Es ist faszinierend und wichtig, zu erfahren, wie die wissenschaftliche Erforschung des jugendlichen Gehirns von den jungen Leuten selbst interpretiert wird, und etwas darüber zu lernen, was sie erleben, was ihnen wichtig ist und woran ihnen etwas liegt. Aus solchen Erkenntnissen können wir Ideen für unsere nächsten Studien ableiten.

In dem folgenden kurzen Auszug aus dem Stück stellen sich die Teenager vor, ihre Eltern würden mit ihnen über ihr Gehirn sprechen:[2]

SAMA

Du sagst zu mir

YAAMIN

Dein Gehirn ist kaputt.
Es ist wie das Gehirn eines Erwachsenen, aber es funktioniert nicht richtig.

SERAFINA

Du sagst

YAAMIN

Wenn du Teenager bist, passiert etwas.
Dein Gehirn schrumpft oder so was.
Es funktioniert nicht mehr richtig.
Es ist so damit beschäftigt, über dich selbst nachzudenken, dass du alles andere vergisst.

KASSIUS

Du sagst

YAAMIN

Deshalb bist du jetzt so.
Deshalb hast du gerade das getan.
Deshalb hast du gerade das gesagt.

MICHAEL

Du sagst

YAAMIN

Dein Gehirn ist durcheinander.
Es ist, als wärest du in einer Stadt, in der du noch nie warst, und du hast keinen Stadtplan und weißt nicht, was du tust.
Und du biegst immer wieder falsch ab.
Du sagst
Hör mir zu.
Eines Tages geht's dir gut.
Vermutlich jedenfalls.
Dann funktioniert dein Gehirn wieder richtig.
Eines Tages ist dein Gehirn wie meins,
und dann geht's dir gut.
Aber bis dahin …
Musst du dir Mühe geben und … ein bisschen mehr sein wie ich.

SEGEN

Ich sehe dich an.
Ich sage nichts.

SAMA

Ich nehme meinen Teller mit.

JACK

Stell ihn in die Küche.

NOAH

Und geh nach oben.

Am Ende des Stücks antworten die Teenager ihren Eltern:

YAAMIN

Ich sage dir,
Mein Gehirn ist nicht kaputt.
Es ist wunderschön.
Ich bin in einer Stadt, in der ich noch nie war, und ich sehe helle Lichter und neue Ideen und Angst und Möglichkeiten und Tausend Millionen Straßen, und alle leuchten und blinken.
Ich sage
Es gibt so viele Orte zu erkunden, aber ihr habt vergessen, dass es sie gibt, weil ihr jeden Tag, die Hände in den Taschen und den Blick am Boden, die gleichen Wege geht.
Ich sage
Wenn mein Gehirn sich über Nacht verändern würde
Wenn es genau so geschehen würde
Dann hätte ich all das gesehen, was ihr mir gezeigt habt
Und ich wäre nur ein schlechter Abklatsch von euch.
Ich will kein schlechter Abklatsch von euch sein
Ich will eine tolle Version von mir selbst sein
Ich sage
Wenn ich wild bin und über die Stränge schlage
Dann weil ich wissen will, wer ich bin
Wie die Welt ist
Alles, was ich sein könnte.
Und wenn ich wirklich ein wildes Tier wäre,
dann wäre ich schon weg.
Aber ich bin nicht weg.
Und ich gehe nicht weg. Noch nicht.
Ich sage

Mein Gehirn ist nicht kaputt.
Dass es so ist, hat einen Grund.
Ich werde, wer ich bin
Und ich hab Angst
Und ihr habt Angst
Weil ich nicht so bin, wie ihr mich haben wollt.
Oder wie ihr.
Und ich weiß nicht, warum, aber ich sage *nicht*,
Es wird schon alles gut.
Es gibt so vieles, was ich euch nicht mehr sage.
So viele Dinge, die ich schreibe, aber nicht sage.
Ich möchte sie sagen.
Aber ich kann nicht.
Ich nehme meinen Teller
Bring ihn in die Küche
Und gehe nach oben.

Wie ich deutlich gemacht habe, ist die Adoleszenz die Lebensphase, in der wir ein weitreichendes Gespür für uns selbst entwickeln und insbesondere darauf achten, wie andere uns sehen. Der lange Weg der Adoleszenz rüstet uns mit einem Gefühl der eigenen Identität und einem Verständnis für andere Menschen aus, so dass wir zu selbständigen Erwachsenen werden können, die nicht mehr so stark auf ihre Eltern und Familien angewiesen sind und sich in der Gruppe der Gleichaltrigen etablieren. Die Adoleszenz ist ebenso wie die Kindheit eine Zeit der Entwicklung und des Wandels.

Als Stanley Hall zu Beginn des 20. Jahrhunderts den Begriff »Adoleszenz« für die Jugendzeit zwischen Kindheit und Erwachsenenalter prägte, hielt er sie für ein Entwicklungsstadium, dessen Grundlage wechselnde Erfahrungen sind. Zu den charakteristischen Eigenschaften Heranwachsender gehörten für Hall verstärkte riskante Verhaltensweisen und eine stärkere Abhängigkeit von Freundschaften. Was er nicht wissen konnte: Beides und auch vieles andere hat seine Grundlagen in beträchtlichen, langwierigen Veränderungen im Gehirn. Man sollte in der Adoleszenz nicht nur eine Phase des rein zwischenmenschlichen Wandels sehen, sondern auch ein einzigartiges Stadium der biologischen und psychologischen Entwicklung. Bemerkenswerterweise stimmt Halls Schätzung, wonach die Adoleszenz bis zu einem Alter von 25 Jahren dauern kann, recht gut mit dem Alter überein, in dem die Gehirnentwicklung allmählich abflacht.

Hall bezeichnete die Adoleszenz als eine Phase von »Sturm und Drang«, die durch unkontrollierbare, widersprüchliche Gefühle gekennzeichnet ist. Er sprach von dem Egoismus und der Eitelkeit in dieser Lebensphase, in der auf Energie und Überschwang sehr schnell Gleichgültigkeit, Teilnahmslosigkeit und Melancholie folgen können. In seinen Augen spiegelte sich im Verhalten von Heranwachsenden eine Kombination aus hemmungslosem kindischen Egoismus und einem zunehmenden Idealismus und Tugend wider. Ein großer Teil von Halls Vorstellungen über diese Altersgruppe wurde zwar als Klischee entlarvt, er hat aber zu Recht auf die große Bedeutung von Freundschaften und den Einfluss von Gleichaltrigen hingewiesen. Genauso wichtig war, dass er auf den Drang der Jugendlichen hinwies, die Welt mit Neugier und Energie zu erkunden und neue Erfahrungen zu machen. Alle diese Aspekte stehen im Mittelpunkt eines großen Teils der heutigen Erforschung des jugendlichen Gehirns.

Inmitten der Klischees gehen individuelle Unterschiede verloren. Wie ich in diesem Buch immer wieder betont habe, gibt es so etwas wie einen durchschnittlichen Heranwachsenden nicht, und die Gehirnentwicklung verläuft von Mensch zu Mensch sehr unterschiedlich. In der Wissenschaft beginnt man gerade erst mit der Erforschung der Frage, was die Ursachen dieser großen individuellen Unterschiede sind – die Gene eines Menschen, Umwelteinflüsse – und wie sie sich auf den individuellen Entwicklungsweg des Gehirns während der Adoleszenz auswirken.

Das Teenagergehirn ist nicht kaputt. Die Adoleszenz ist eine Lebensphase, in der das Gehirn wichtige Veränderungen durchmacht: Das sollten wir verstehen, fördern – und uns darüber freuen.

Danksagungen

Während der ganzen Zeit, in der ich dieses Buch plante und schrieb, haben mich viele Freunde, Angehörige, Kollegen und junge Menschen unterstützt. Kathleen Ball und Lucy Foulkes unterzogen jedes Kapitel einer eingehenden Prüfung. Ihre Vorschläge, Veränderungen und Kommentare waren von unschätzbarem Wert. Dankbar bin ich auch Emily Garrett, Cait Griffin und Jovita Leung, die beim Überprüfen von Fakten und bei der Bearbeitung des Manuskripts halfen. Tim Dalgleish, Pete Etchells, Anne-Lise Goddings, James Kilner und Kate Mills, aber auch meine Eltern Colin and Andree Blakemore lasen Teile meines Buches; ihre Rückmeldungen waren unglaublich nützlich und wurden dankbar aufgenommen.

Jedes Jahr begrüßen wir Schüler in unserem Institut, wo sie Arbeitserfahrung sammeln sollen; in den letzten Jahren bat ich solche Schüler, verschiedene Kapitel zu lesen und mir ihre Meinung zu sagen. Ich danke Daisy Calder, Rebecca Delaney, Yasmin Farooqui Caliz, Harriet Gould, Natalya Helvadjian und Hannah Knight für ihre Kommentare. Susanne Malik half bei einem Teil der Recherchen.

Ich bin stolz darauf, dass ich seit vielen Jahren am Londoner University College arbeite, und weiß die ständige Unterstützung meiner Universität sehr zu schätzen. Insbesondere danke ich für die Finanzierung, die meine Forschungsarbeiten in den letzten beiden Jahrzehnten möglich gemacht hat, darunter Stipendien vom European Research Council, der Leverhulme Foundation, der Nuffield Foundation, der Royal Society, dem Wellcome Trust und der Jacobs Foundation, die mich 2015 mit dem Klaus J. Jacobs Prize ehrte.

Die in diesem Buch beschriebenen Forschungsarbeiten wären nicht möglich gewesen ohne die Ermutigung meiner Mentoren sowie die engagierte, harte Arbeit, den intellektuellen Antrieb und die kreativen Gedanken meines Forschungsteams. Es sind zu viele, als dass ich sie hier alle aufführen könnte, aber ich möchte die nachfolgenden Wissenschaftler und Wissenschaftlerinnen erwähnen, die einige Zeit in meinem Institut gearbeitet und ungeheuer viel zu den hier beschriebenen Forschungsarbeiten beigetragen haben. Guillaume Barbalat, Kathrin Cohen Kadosh, Iroise Dumontheil, Lucy Foulkes, Lisa Knoll, Lara Menzies und Stefano Palminteri waren Postdoktoranden in meiner Arbeitsgruppe. Jack Andrews, Zillah Boraston, Stephanie Burnett-Heyes, Suparna Choudhury, Jennifer Cook, Delia Fuhrmann, Anne-Lise Goddings, Hauke Hillebrandt, Emma Kilford, Kate Mills, Cat Sebastian, Stephanie Thompson und Laura Wolf arbeiten oder arbeiteten unter meiner Aufsicht als Doktoranden. Narges Bazargani, Hanneke den Ouden, Hugo Fleming, Emily Garrett, Annie Gaule, Cait Griffin, Rachael Houlton, Elina Jacobs, Sarah Jensen, Eduard Klapwijk, Olivia Küster, Jovita Leung, Lucia Magis-Weinberg, Alex Moscicki, Ashok Sakhardande, Maximilian Scheuplein and Leonora Weil waren oder sind Forschungs- oder Gaststudenten.

Wissenschaftliche Forschung ist ein Gemeinschaftsunternehmen. Ich hatte das Glück, mit vielen Menschen aus der ganzen Welt arbeiten zu können, und jeder von ihnen spielte in meinen Forschungsarbeiten zur Adoleszenz eine wichtige Rolle. Gespräche mit vielen

Kolleginnen und Kollegen haben dazu beigetragen, diesem Buch seine Form zu geben. Insbesondere danke ich Nick Allen, Ian Apperly, Vaughan Bell, Geoff Bird, Silvia Bunge, Tony Charman, Eveline Crone, Ron Dahl, Tim Dalgleish, Sarah Feldstein-Ewing, Chris Frith, Uta Frith, Jay Giedd, Paul Howard-Jones, Willem Kuyken, Eamon McCrory, Mairead MacSweeney, Jennifer Pfeifer, Danny Pine, Nichola Raihani, Jon Roiser, Susanne Schweizer, Sophie Scott, Tali Sharot, Sukhi Shergill, Maarten Speekenbrink, Laurence Steinberg, Christian Tamnes, Anne-Laura van Harmelen, Essi Viding, Russell Viner, Vincent Walsh und Mark Williams. Mit solchen Menschen zu arbeiten – in vielen Fällen über mehrere Jahre oder sogar Jahrzehnte – macht die Wissenschaft ungeheuer lohnend.

Mein Agent Will Francis wurde seit Beginn des Projekts nie in seiner Unterstützung schwankend. Seine Weisheit und sein Wissen über Bücher sind höchst anregend. Ich bin dankbar, dass Transworld das Potential meines Buches erkannte, und meine Verlegerin Susanna Wadeson war während des gesamten Prozesses außerordentlich hilfreich und ermutigend. Ihre Fachkenntnisse und Erfahrungen kennen keine Grenzen. Das Lektorat durch Gillian Somerscale war unentbehrlich. Diese Menschen waren mir mit ihren Begabungen und ihrer Fachkenntnis eine große Anregung.

Und schließlich habe ich das Glück, derart große Unterstützung durch Eltern, Geschwister, Kinder und Angehörige zu erfahren. Sie alle standen mir mit ihrer uneingeschränkten Ermutigung ebenso zur Seite wie meine Freunde, darunter einige, die ich schon im Teenageralter kennengelernt habe.

Quellen

Abbildung 1, S. 8: Sarah-Jayne Blakemore

Abbildung 2, S. 12: Liane Payne nach S. Logue, J. Chein, T. Gould, E. Holliday und L. Steinberg, ›Adolescent mice, unlike adults, consume more alcohol in the presence of peers than alone‹, *Developmental Science*, vol. 17, no. 1, 2014, 79–85.

Abbildung 3, S. 22: Liane Payne nach R. C. Kessler, P. Berglund, O. Demler, R. Jin, K. R. Merikangas und E. E. Walters, ›Lifetime prevalence and age-of-onset distributions of DSM-IV disorders in the National Comorbidity Survey Replication‹, *Archives of General Psychiatry*, vol. 62, 2005, 593–602. Daten wurden zusammengestellt von Delia Fuhrmann.

Abbildung 4, S. 49: Liane Payne nach M. Gardner und L. Steinberg, ›Peer influence on risk taking, risk preference, and risky decision making in adolescence and adulthood: an experimental study‹, *Developmental Psychology*, vol. 41, no. 4, 2005, 625–635.

Abbildung 5, S.60: nach K. L. Mills, A.-L. Goddings und S.-J. Blakemore, ›Drama in the teenage brain‹, *Frontiers for Young Minds*, vol. 2, no. 16, 2014, 1–5.

Abbildung 6, S. 66: nach L. J. Knoll, L. Magis-Weinberg, M. Speekenbrink und S.-J. Blakemore, ›Social influence of risk perception during adolescence‹, *Psychological Science*, 25, 2015, 583–592.

Abbildung 7, S. 72: Getty Images.

Abbildung 8, S. 75: Liane Payne.

Abbildung 9, S. 79: Ruth Murray.

Abbildung 10, S. 82: Liane Payne.

Abbildung 11, S. 95: Foto © Tali Sharot.

Abbildung 12, S. 109: Liane Payne nach K.L. Mills, A.-K. Goddings, M.M. Herting, R. Meuwese, S.-J. Blakemore, E.A. Crone, R.E. Dahl, B. Güroğlu, A. Raznahan, E.R. Sowell und C.K. Tamnes, ›Structural brain development between childhood and adulthood: convergence across four longitudinal samples‹, *NeuroImage*, vol. 141, 2016, 273–281; C.K. Tamnes, M.M. Herting, A.L. Goddings, R. Meuwese, S.-J. Blakemore, R.E. Dahl, B. Güroğlu, A. Raznahan, E.R. Sowell, E.A. Crone und K.L. Mills, ›Development of the cerebral cortex across adolescence: a multisample study of interrelated longitudinal changes in cortical volume, surface area and thickness‹, *Journal of Neuroscience*, vol. 27, no. 12, 2017, 3402–3412.

Abbildung 13, S. 110: Liane Payne.

Abbildung 14, S. 120: Liane Payne nach T. Shallice und P.W. Burgess, ›Deficits in strategy application following frontal lobe damage in man‹, *Brain*, vol. 114, no. 2, 1991, 727–741.

Abbildung 15, S. 125: Ruth Murray.

Abbildung 16, S. 143: Ruth Murray nach I. Dumontheil, R. Houlton, K. Christoff und S.-J. Blakemore, ›Development of relational reasoning during adolescence‹, *Developmental Science*, 13, 2010, F15–F24.

Abbildung 17, S. 151: Ruth Murray nach I. Dumontheil, I.A. Apperly und S.-J. Blakemore, ›Online usage of theory of mind continues to develop in late adolescence‹, *Developmental Science*, vol. 13, no. 2, 2010, 331–338.

Abbildung 18, S. 163: Ruth Murray nach H.L. Gallagher, F. Happé, N. Brunswick, P.C. Fletcher, U. Frith und C.D. Frith, ›Reading the mind in cartoons and stories: an fMRI study of »theory of mind« in verbal and nonverbal tasks‹, *Neuropsychologia*, vol. 38, no. 1, 2000, 11–21.

Abbildung 19, S. 166: Ruth Murray nach A.T. Wang, S.S. Lee, M. Sigman und M. Dapretto, ›Developmental changes in the neural basis of interpreting communicative intent‹, *Social Cognitive and Affective Neuroscience*, vol. 1, no. 2, 2006, 107–121.

Abbildung 20, S. 183: Liane Payne nach K.L. Mills, A.-L. Goddings, L.S. Clasen, J.N. Giedd und S.-J. Blakemore, ›The developmental mismatch in structural brain maturation during adolescence‹, *Developmental Neuroscience*, vol. 36, nos 3–4, 2014, 147–160.

Abbildung 21, S. 193: Liane Payne nach S. Burnett, N. Bault, G. Coricelli und S.-J. Blakemore, ›Adolescents' heightened risk-seeking in a probabilistic gambling task‹, *Cognitive Development*, vol. 25, no. 2, 2010, 183–196.

Abbildung 22, S. 197: Ruth Murray.

Abbildung 23, S. 201: Liane Payne nach Ed Yong, ›Self-control in childhood predicts health and wealth in adulthood‹, http://phenomena.nationalgeographic.com/2011/01/24/self-control-in-childhood-predicts-health-and-wealth-in-adulthood/.

Abbildung 24, S. 227: Liane Payne nach A. Przybylski und N. Weinstein, ›A large-scale test of the Goldilocks hypothesis: quantifying the relations between digital-screen use and the mental well-being of adolescents‹, *Psychological Science*, vol. 28, no. 2, 2017, 204–215.

Anmerkungen

Jugend ist keine Verirrung

1 G.S. Hall, *Adolescence*, 2 Bde. (New York: Appleton, 1916).

2 G.C. Patton, S.M. Sawyer, J.S. Santelli, D.A. Ross, R. Afifi et al., »Our future: a *Lancet* commission on adolescent health and wellbeing«, *Lancet* 387, 2016, 2423–2478.

3 »A study led by Laurence Steinberg«: L. Steinberg, G. Icenogle, E.P. Shulman, K. Breiner, J. Chein, D. Bacchini, L. Chang, N. Chaudhary, L.D. Giunta, K.A. Dodge, K.A. Fanti, J.E. Lansford, P.S. Malone, P. Oburu, C. Pastorelli, A.T. Skinner, E. Sorbring, S. Tapanya, L.M. Tirado, L.P. Alampay, S.M. Al-Hassan und H.M. Takash, »Around the world, adolescence is a time of heightened sensation seeking and immature self-regulation«, *Developmental Science*, Jan. 2017 (online), doi: 10.1111/desc.12532.

4 S. Macri, W. Adriani, F. Chiarotti und G. Laviola, »Risk taking during exploration of a plus-maze is greater in adolescent than in juvenile or adult mice«, *Animal Behaviour*, 64, no. 4, 2002, 541–546.

5 S. Logue, J. Chein, T. Gould, E. Holliday und L. Steinberg, »Adolescent mice, unlike adults, consume more alcohol in the presence of peers than alone«, *Developmental Science* 17, no. 1, 2014, 79–85.

6 Calla Wahlquist, »Woman attacked by wombat thought she was going to die«, Guardian, 22. Aug. 2016, https://www.theguardian.com/australia-news/2016/aug/22/woman-attacked-by-wombat-thought-she-was-going-to-die.

7 Aristoteles, *Rhetorik*, Buch 2, Kap. 12. Üb. v. G. Krapinger (Stuttgart: Reclam 1999), S. 111/112.

8 William Shakespeare, *Ein Wintermärchen* (1611), Akt III, Szene 3; Üb. v. D. Tieck.

9 Rousseau, *Emil oder über die Erziehung*, 4. Buch. Üb. nach H. Denhardt; zitiert nach http://www.zeno.org/Philosophie/M/Rousseau,+Jean-Jacques/Emil+oder+Ueber+die+Erziehung.

10 C. D. Frith, S.-J. Blakemore und D. M. Wolpert, »Abnormalities in the awareness and control of action«, *Philosophical Transactions: Biological Sciences* 255, 2000, 1771–1788.

Ein Gefühl für das Ich

1 Dinah Hall, »Brief letters«, Guardian, 4. Jan. 2013, http://www.theguardian.com/theguardian/2013/jan/04/pickles-in-a-sweat.

2 P. Rochat, »Five levels of self-awareness as they unfold early in life«, *Consciousness and Cognition* 12, no. 4, 2003, 717–731; P. Rochat (ed.), *The self in infancy: theory and research*, Advances in Psychology, no. 112 (Amsterdam: North Holland, Elsevier Science, 1995).

3 »than at a video of themselves«: L. E. Bahrick und L. Moss, »Development of visual self-recognition in infancy«, *Ecological Psychology* 8, no. 3, 1996, 189–208.

4 D. J. Povinelli, »The unduplicated self«, in Rochat (ed.), *The self in infancy*, 161–192.

5 E. Bates, »Language about me and you: pronominal reference and the emerging concept of self«, in D. Cicchetti und M. Beeghly (eds), *The self in transition: infancy to childhood* (Chicago: University of Chicago Press, 1990), 165–182.

6 Charles Cooley, *Human nature and the social order* (New York: Scribners, 1902). Siehe: https://en.wikipedia.org/wiki/Looking_glass_self.

7 Roy F. Baumeister und Brad J. Bushman, »The self«, in *Social psychology and human nature*, 2nd edn (Belmont, CA: Cengage Learning, 2011), 57–96.

8 J.G. Parker et al., »Peer relationships, child development, and adjustment: a developmental psychopathology perspective«, in D. Cicchetti und D.J. Cohen (eds), *Developmental psychopathology*, vol. 1: *Theory and methods*, 2nd edn (New York: Wiley, 2006), 419–493; L.R. Vartanian, »Revisiting the imaginary audience and personal fable constructs of adolescent egocentrism: a conceptual review«, *Adolescence* 35, no. 140, 2000, 639–661.

9 L.H. Somerville, »The teenage brain: sensitivity to social evaluation«, *Current Directions in Psychological Science* 22, no. 2, 2013, 121–127.

10 D.K. Lapsley und M.N. Murphy, »Another look at the theoretical assumptions of adolescent egocentrism«, *Developmental Review* 5, no. 3, 1985, 201–217.

11 D. Elkind, »Egocentrism in adolescence«, *Child Development* 38, no. 4, 1967, 1025–1034.

12 K. Frankenberger, »Adolescent egocentrism: a comparison among adolescents and adults«, *Journal of Adolescence* 23, no. 3, 2000, 343–354.

13 Leonora G. Weil et al., »The development of metacognitive ability in adolescence«, *Consciousness and Cognition* 22, no. 1, 2013, 264–271.

14 S.-J. Blakemore et al., »Adolescent development of the neural circuitry for thinking about intentions«, *Social Cognitive and Affective Neuroscience* 2, no. 2, 2007, 130–139.

Sich einfügen

1 M. Gardner und L. Steinberg, »Peer influence on risk taking, risk preference, and risky decision making in adolescence and adulthood: an experimental study«, *Developmental Psychology* 41, no. 4, 2005, 625–635.

2 Insurance Institute for Highway Safety, *Fatality facts: teenagers 2013* (Arlington, VA: Insurance Institute for Highway Safety, Highway Loss Data Institute, 2013), http://www.iihs.org/iihs/topics/t/teenagers/fatalityfacts/teenagers; http://www-nrd.nhtsa.dot.gov/Pubs/812021.pdf; L. Chen, S.P. Baker, E.R. Braver und G. Li, »Carrying passengers as a risk factor for crashes fatal to 16- and 17-year-old drivers«, *Journal of the*

American Medical Association 283, no. 12, 2000, 1578–1582; Brake: The Road Safety Charity, Young drivers (2016), http://www.brake.org.uk/too-young-to-die/15-facts-a-resources/facts/488-young-drivers-the-hard-facts (siehe auch http://www.brake.org.uk/assets/docs/dl_reports/DLreport6-Youngdrivers2011-full.pdf).

3 E. Walsh und V. Barford, »The proliferation of the little black box«, BBC News, 31. Okt. 2012, http://www.bbc.co.uk/news/magazine-20143969.

4 S.-J. Blakemore und K. L. Mills, »Is adolescence a sensitive period for socio-cultural processing?«, *Annual Review of Psychology* 65, 2014, 187–207; K. L. Mills, A.-L. Goddings und S.-J. Blakemore, »Drama in the teenage brain«, *Frontiers for Young Minds* 2, no. 16, 2014, 1–5.

5 R. Larson und M. H. Richards, »Daily companionship in late childhood and early adolescence: changing developmental contexts«, *Child Development* 62, no. 2, 1991, 284–300.

6 Ebd.

7 R. W. Larson und S. Verma, »How children and adolescents spend time across the world: work, play and developmental opportunities«, *Psychological Bulletin* 125, no. 6, 1999, 701–736.

8 R. W. Larson, M. H. Richards, G. Moneta, G. Holmbeck und E. Duckett, »Changes in adolescents' daily interactions with their families from ages 10 to 18: disengagement and transformation«, *Developmental Psychology* 32, no. 4, 1996, 744–754, doi:10.1037/0012-1649.32.4.744.

9 S. F. O'Brien und K. L. Bierman, »Conceptions and perceived influence of peer groups: interviews with preadolescents and adolescents«, *Child Development* 59, no. 5, 1988, 1360–1365.

10 Blakemore und Mills, »Is adolescence a sensitive period for socio-cultural processing?«.

11 C. Sebastian et al., »Social brain development and the affective consequences of ostracism in adolescence«, *Brain and Cognition* 72, no. 1, 2010, 134–145.

12 K. D. Williams, »Social ostracism«, in R. M. Kowalski (ed.), *Aversive interpersonal behaviors* (New York: Plenum, 1997), 133–170; K. D. Williams, »Ostracism«, *Annual Review of Psychology* 58, 2007, 425–452.

13 M. P. Leussis und S. L. Andersen, »Is adolescence a sensitive period for

depression? Behavioural and neuroanatomical findings from a social stress model«, *Synapse* 62, no. 1, 2008, 22–30.

14 M. R. Green, B. Barnes und C. M. McCormick, »Social instability stress in adolescence increases anxiety and reduces social interactions in adulthood in male Long-Evans rats«, *Developmental Psychobiology* 55, no. 8, 2012, 849–859.

15 A. R. Burke, C. M. McCormick, S. M. Pellis und J. L. Lukkes, »Impact of adolescent social experiences on behavior and neural circuits implicated in mental illnesses«, *Neuroscience and Biobehavioral Reviews*, 2017, pii: S0149-7634(16)30050-1; doi: 10.1016/j.neubiorev.2017.01.018 (Online-Veröffentlichung vor der Druckfassung).

16 C. M. McCormick et al., »Deficits in male sexual behavior in adulthood after social instability stress in adolescence in rats«, *Hormones and Behaviour* 63, no. 1, 2013, 5–12.

17 T. Polihronakis, *Information packet: mental health care issues of children and youth in foster care* (New York: National Resource Center for Family-Centered Practice and Permanency Planning, 2008), http://www.hunter.cuny.edu/socwork/nrcfcpp/downloads/information_packets/Mental_Health.pdf.

18 V. Reyna und F. Farley, »Risk and rationality in adolescent decision making«, *Psychological Science in the Public Interest* 7, no. 1, 2006, 1–44; D. Romer, V. F. Reyna und T. D. Satterthwaite, »Beyond stereotypes of adolescent risk taking: placing the adolescent brain in developmental context«, *Developmental Cognitive Neuroscience* 27, 2017, 19–34.

19 S.-J. Blakemore und T. W. Robbins, »Decision-making in the adolescent brain«, *Nature Neuroscience* 15, no. 9, 2012, 1184–1191.

20 K. L. Mills, A.-L. Goddings und S.-J. Blakemore, »Drama in the teenage brain«, *Frontiers for Young Minds* 2, no. 16, 2014, 1–5.

21 Charles McKay, *Extraordinary popular delusions and the madness of crowds* (London: Richard Bentley, 1841).

22 S.-J. Blakemore, »Avoiding social risk in adolescence«, *Current Directions in Psychological Science*, im Druck.

23 M. Obschonka, H. Andersson, R. K. Silbereisen und M. Sverke, »Rule-breaking, crime, and entrepreneurship: a replication and extension

study with 37-year longitudinal data«, *Journal of Vocational Behaviour* 83, no. 3, 2013, 386–396.

24 L. Knoll et al., »Social influence on risk perception during adolescence«, *Psychological Science* 26, no. 5, 2015, 583–592.

25 L. J. Knoll, J. T. Leung, L. Foulkes und S.-J. Blakemore, »Age-related differences in social influence on risk perception depend on the direction of influence«, *Journal of Adolescence* 60, 2017, 53–63.

26 E. L. Paluck, H. Shepherd und P. M. Aronow, »Changing climates of conflict: a social network experiment in 56 schools«, *Proceedings of the National Academy of Sciences of the United States* 113, no. 3, 19. Jan. 2016, 566–571.

27 S. Choudhury, »Culturing the adolescent brain: what can neuroscience learn from anthropology?«, *Social Cognitive and Affective Neuroscience* 5, nos 2–3, 2010, 159–167.

Im Inneren des Schädels

1 F. A. Azevedo, L. R. Carvalho, L. T. Grinberg, J. M. Farfel, R. E. Ferretti, R. E. Leite, W. Jacob Filho, R. Lent und S. Herculano-Houzel, »Equal numbers of neuronal and nonneuronal cells make the human brain an isometrically scaled-up primate brain«, *Journal of Comparative Neurology* 513, no. 5, April 2009, 532–541, doi: 10.1002/cne.21974.

2 J. Fleischman, *Phineas Gage: a gruesome but true story about brain science* (New York: Houghton Mifflin, 2002).

3 J. M. Harlow, »Recovery from the passage of an iron bar through the head«, *Publications of the Massachusetts Medical Society* 2, no. 3, 1868, 327–347 (Nachdruck: David Clapp & Son, 1869).

4 W. Yardley, »Peter Huttenlocher, explorer of the brain, dies at 82«, *New York Times*, 26. Aug. 2013, http://www.nytimes.com/2013/08/27/us/peter-huttenlocher-explorer-of-the-brains-development-dies-at-82.html?_r=0.

5 N. Stafford, »Peter Huttenlocher«, Obituaries, *British Medical Journal*, 22. Okt. 2013, 347, http://www.bmj.com/content/347/bmj.f6136.

6 J. F. Werker und R. N. Desjardins, »Listening to speech in the 1st year of

life: experiential influences on phoneme perception«, *Current Directions in Psychological Science* 4, no. 3, 1995, 76–81.

7 M. Rivera-Gaxiola, G. Csibra, M. H. Johnson und A. Karmiloff-Smith, »Electrophysiological correlates of cross-linguistic speech perception in native English speakers«, *Behavioural Brain Research* 111, nos 1–2, 2000, 13–23.

8 P. K. Kuhl, F. M. Tsao und H. M. Liu, »Foreign-language experience in infancy: effects of short-term exposure and social interaction on phonetic learning«, *Proceedings of the National Academy of Sciences of the United States* 100, no. 15, 22. Juli 2003, 9096–9101.

9 J. Easton, »Peter Huttenlocher, pediatric neurologist, 1931–2013«, *UChicagoNews*, 19. Aug. 2013, http://news.uchicago.edu/article/2013/08/19/peter-huttenlocher-pediatric-neurologist-1931–2013.

10 O. Sacks, *The man who mistook his wife for a hat* (London: Duckworth, 1985). [dt. *Der Mann, der seine Frau mit einem Hut verwechselte.* Üb. v. D. van Gunsteren; Reinbek: Rowohlt 2001].

11 P. Broks, *Into the silent land: travels in neuropsychology* (London: Atlantic, 2003). [dt. *Ich denke, also bin ich tot.* Üb. v. B. Rojahn-Deyk; München: Beck 2004].

12 S. Kean, *The tale of the dueling neurosurgeons: the history of the human brain as revealed by true stories of trauma, madness and recovery* (London: Transworld, 2014).

13 W. B. Scoville und B. Milner, »Loss of recent memory after bilateral hippocampal lesions«, *Journal of Neurology, Neurosurgery and Psychiatry* 20, no. 11, 1957, 11–21.

Im Inneren des lebenden Gehirns

1 S. C. Bushong und G. Clarke, *Magnetic resonance imaging: physical and biological principles*, 4th edn (St Louis, Mo.: Mosby, 2015).

2 S. M. Fleming, R. S. Weil, Z. Nagy, R. J. Dolan und G. Rees, »Relating introspective accuracy to individual differences in brain structure«, *Science* 329, no. 5998, 17. Sept. 2010, 1541–1543, doi: 10.1126/science.1191883.

3 E. A. Maguire, D. G. Gadian, I. S. Johnsrude, C. D. Good, J. Ashburner, R. S. Frackowiak und C. D. Frith, »Navigation-related structural change in the hippocampi of taxi drivers«, *Proceedings of the National Academy of Sciences of the United States* 97, no. 8, 11. April 2000, 4398–4403.

4 K. N. Ochsner, S. A. Bunge, J. J. Gross und J. D. Gabrieli, »Rethinking feelings: an FMRI study of the cognitive regulation of emotion«, *Journal of Cognitive Neuroscience* 14, no. 8, 2002, 1215–1229.

5 J. H. Pfeifer, M. D. Lieberman und M. Dapretto, »I know you are but what am I?!": neural bases of self- and social knowledge retrieval in children and adults«, *Journal of Cognitive Neuroscience* 19, no. 8, Aug. 2007, 1323–1337.

Das stets plastische Gehirn

1 Gordon M. Shepherd, *Neurobiology*, 2nd edn (Oxford: Oxford University Press, 1988), 195.

2 J. N. Giedd, J. Blumenthal, N. O. Jeffries, F. X. Castellanos, H. Liu, A. Zijdenbos und J. L. Rapoport, »Brain development during childhood and adolescence: a longitudinal MRI study«, *Nature Neuroscience* 2, no. 10, 1999, 861–863.

3 K. L. Mills, A. L. Goddings, M. M. Herting, R. Meuwese, S.-J. Blakemore, E. A. Crone und C. K. Tamnes, »Structural brain development between childhood and adulthood: convergence across four longitudinal samples«, *NeuroImage* 141, 2016, 273–281.

4 C. K. Tamnes, M. M. Herting, A. L. Goddings, R. Meuwese, S.-J. Blakemore, R. E. Dahl, B. Güroğlu, A. Raznahan, E. R. Sowell, E. A. Crone und K. L. Mills, »Development of the cerebral cortex across adolescence: a multisample study of interrelated longitudinal changes in cortical volume, surface area and thickness«, *Journal of Neuroscience* 27, no. 12, 2017, 3402–3412.

5 J. I. Stiles und T. L. Jernigan, »The basics of brain development«, *Neuropsychology Review* 20, no. 4, Dez. 2010, 327–348.

6 T. Paus, M. Keshavan und J. N. Giedd, »Why do many psychiatric dis-

orders emerge during adolescence?«, *Nature Reviews Neuroscience* 9, no. 12, 2008, 947–957.

7 C. Lebel, M. Gee, R. Camicioli, M. Wieler, W. Martin und C. Beaulieu, »Diffusion tensor imaging of white matter tract evolution over the lifespan«, *NeuroImage* 60, 2012, 340–352.

8 Tamnes et al., »Development of the cerebral cortex across adolescence«; Mills et al., »Structural brain development between childhood and adulthood«.

9 R.J. Zatorre, R.D. Fields und H. Johansen-Berg, »Plasticity in gray and white: neuroimaging changes in brain structure during learning«, *Nature Neuroscience* 15, no. 4, 2012, 528–536.

10 P.R. Huttenlocher und A.S. Dabholkar, »Regional differences in synaptogenesis in human cerebral cortex«, *Journal of Comparative Neurology* 387, no. 2, 1997, 167–178; K.S. Mix, J. Huttenlocher und S.C. Levine, *Quantitative development in infancy and early childhood*, Infant Child Development, vol. 12 (Oxford: Oxford University Press, 2002).

11 Z. Petanjek et al., »Extraordinary neoteny of synaptic spines in the human prefrontal cortex«, *Proceedings of the National Academy of Sciences of the United States* 108, no. 32, 9. Aug. 2011, 13281–13286.

12 T. Shallice und P.W. Burgess, »Deficits in strategy application following frontal lobe damage in man«, *Brain* 114, no. 2, 1991, 727–741.

13 https://www.headway.org.uk/about-brain-injury/individuals/effects-of-brain-injury/executive-dysfunction/.

14 B. Luna, K. Velanova und C.F. Geier, »Development of eye-movement control«, *Brain and Cognition* 68, no. 3, 2008, 293–308.

15 M.H. Johnson, »Interactive specialization: a domain-general framework for human functional brain development?«, *Developmental Cognitive Neuroscience* 1, no. 1, Jan. 2011, 7–21, doi: 10.1016/j.dcn.2010.07.003.

16 L.J. Knoll, D. Fuhrmann, A. Sakhardande, F. Stamp, M. Speekenbrink und S.-J. Blakemore, »A window of opportunity for cognitive training in adolescence«, *Psychological Science* 27, no. 12, 2016, 1620–1631.

17 Center on the Developing Child at Harvard University, *A decade of science informing policy: the story of the National Scientific Council on the Developing Child*, 2014, http://developingchild.harvard.edu/wp-content/uploads/2015/09/A-Decade-of-Science-Informing-Policy.pdf.

18 J.J. Heckman, »Skill formation and the economics of investing in disadvantaged children«, *Science* 312, no. 5782, 2006, 1900–1902, http://doi.org/10.1126/science.1128898.

19 C. Pantev, R. Oostenveld, A. Engelien, B. Ross, L.E. Roberts und M.Hoke, »Increased auditory cortical representation in musicians«, *Nature* 392, no. 6678, 1998, 811–814.

20 P. Schneider, M. Scherg, H.G. Dosch, H.J. Specht, A. Gutschalk und A. Rupp, »Morphology of Heschl's gyrus reflects enhanced activation in the auditory cortex of musicians«, *Nature Neuroscience* 5, no. 7, 2002, 688–694.

21 A. Pascual-Leone, D. Nguyet, L.G. Cohen, J.P. Brasil-Neto, A. Cammarota und M. Hallett, »Modulation of muscle responses evoked by transcranial magnetic stimulation during the acquisition of new fine motor skills«, *Journal of Neurophysiology* 74, no. 3, 1995, 1037–1045.

22 B. Draganski, C. Gaser, V. Busch, G. Schuierer, U. Bogdahn und A. May, »Neuroplasticity: changes in grey matter induced by training«, *Nature* 427, no. 6972, 2004, 311–312.

Sozialer Geist, soziales Gehirn

1 R. Adolphs, »The social brain: neural basis of social knowledge«, *Annual Review of Psychology* 60, 2009, 693–716; C.D. Frith, »The social brain?«, *Philosophical Transactions of the Royal Society B* 362, no. 1480, 2007, 671–678.

2 U. Frith, *Autism: explaining the enigma*, pb edn (Oxford: Blackwell, 2003) [dt. *Autismus.* Üb. v. J. Neubauer; Bern: Huber 2013].

3 A. Slater und P.C. Quinn, »Face recognition in the newborn infant«, *Infant and Child Development* 10, no 1–2, 2001, 21–24.

4 M. Johnson und J. Morton, *Biology and cognitive development: the case of face recognition* (Oxford: Blackwell, 1995), 9–10.

5 C. Moon, H. Lagercrantz und P.K. Kuhl, »Language experienced in utero affects vowel perception after birth: a two-country study«, *Acta Paediatrica* 102, no. 2, 2013, 156–160.

6 A.R. Webb, H.T. Heller, C.B. Benson und A. Lahav, »Mother's voice and

heartbeat sounds elicit auditory plasticity in the human brain before full gestation«, *Proceedings of the National Academy of Sciences of the United States* 112, no. 10, 2015, 3152–3157.

7 S. Carey, R. Diamond und B. Woods, »Development of face recognition: a maturational component?«, *Developmental Psychology* 16, no. 4, 1980, 257–269.

8 R.F. McGivern, J. Andersen, D. Byrd, K.L. Mutter und J. Reilly, »Cognitive efficiency on a match to sample task decreases at the onset of puberty in children«, *Brain and Cognition* 50, no. 1, 2002, 73–89.

9 A.-L. Goddings, K.L. Mills, L.S. Clasen, J.N. Giedd, R.M. Viner und S.-J. Blakemore, »The influence of puberty on subcortical brain development«, *NeuroImage* 88, 2014, 242–251.

10 I. Dumontheil, R. Houlton, K. Christoff und S.-J. Blakemore, »Development of relational reasoning during adolescence«, *Developmental Science* 13, 2010, F15–F24.

11 Ebd.

12 A. Gopnik, »Children can teach us that if we really want to learn about the world, we need to open ourselves up to new possibilities«, *Psychology: Science in Action*, American Psychological Society, 2014, http://www.apa.org/action/careers/improve-lives/alison-gopnik.aspx.

13 S. Baron-Cohen, A.M. Leslie und U. Frith, »Does the autistic child have a ›theory of mind‹?«, *Cognition* 21, no. 1, 1985, 37–46.

14 U. Frith, *Autism and Asperger syndrome* (Cambridge: Cambridge University Press, 1991) [dt. *Autismus: ein kognitionspsychologisches Puzzle.* Üb. v. G. Herbst; Heidelberg: Spektrum Akad. Verlag 1992].

15 R. Baillargeon, M. Rose, R.M. Scott und Z. He, »False-belief understanding in infants«, *Trends in Cognitive Science* 14, no. 3, 2010, 110–118.

16 K.H. Onishi und R. Baillargeon, »Do 15-month-olds understand false beliefs?«, *Science* 308, no. 5719, 2005, 255–258.

17 A. Senju, V. Southgate, C. Snape, M. Leonard und G. Csibra, »Do 18-month-olds really attribute mental states to others? A critical test«, *Psychological Sciences* 22, no. 7, 2011, 878–880.

18 Ebd.

19 D. Buttelmann, M. Carpenter und M. Tomasello, »Eighteen-month-old

infants show false belief understanding in an active helping paradigm«, *Cognition* 112, no. 2, 2009, 337–342.

20 I. Dumontheil, I.A. Apperly und S.-J. Blakemore, »Online usage of theory of mind continues to develop in late adolescence«, *Developmental Science* 13, no. 2, 2010, 331–338.

21 B. Keysar, D.J. Barr, J.A. Balin und J.S. Brauner, »Taking perspective in conversation: the role of mutual knowledge in comprehension«, *Psychological Science* 11, no. 1, 2000, 32–38.

22 I. Dumontheil et al., »Online usage of theory of mind continues to develop«.

23 B. Güroğlu, W. van den Bos und E.A. Crone, »Fairness considerations: increasing understanding of intentionality during adolescence«, *Journal of Experimental Child Psychology* 104, no. 4, 2009, 398–409.

24 A.K.J. Fett et al., »Trust and social reciprocity in adolescence – a matter of perspective taking«, *Journal of Adolescence* 37, no. 2, 2014, 175–184.

25 B. Güroğlu, W. van den Bos und E.A. Crone, »Sharing and giving across adolescence: an experimental study examining the development of prosocial behavior«, *Frontiers in Psychology* 5, no. 291, 2014, 1–13.

Andere verstehen

1 P.C. Fletcher et al., »Other minds in the brain: a functional imaging study of ›theory of mind‹ in story comprehension«, *Cognition* 57, no. 2, 1995, 109–128.

2 H.L. Gallagher, F. Happé, N. Brunswick, P.C. Fletcher, U. Frith und C.D. Frith, »Reading the mind in cartoons and stories: an fMRI study of ›Theory of Mind‹ in verbal and nonverbal tasks«, *Neuropsychologia* 38, no. 1, 2000, 11–21.

3 K.L. Mills, F. Lalonde, L.S. Clasen, J.N. Giedd und S.-J. Blakemore, »Developmental changes in the structure of the social brain in late childhood and adolescence«, *Social Cognitive and Affective Neuroscience* 9, no. 1, 2014, 123–131.

4 A.T. Wang, S.S. Lee, M. Sigman and M. Dapretto, »Developmental

changes in the neural basis of interpreting communicative intent«, *Social Cognitive and Affective Neuroscience* 1, no. 2, 2006, 107–121.

5 S. Burnett, G. Bird, J. Moll, C. Frith und S.-J. Blakemore, »Development during adolescence of the neural processing of social emotion«, *Journal of Cognitive Neuroscience* 21, no. 9, 2009, 1736–1750.

6 K. L. Mills, I. Dumontheil, M. Speekenbrink und S.-J. Blakemore, »Multitasking during social interactions in adolescence and early adulthood«, *Royal Society Open Science* 2, no. 11, 2015, doi:10.1098/rsos.150117.

7 O. Sacks, »Face-blind: why are some of us terrible at recognizing faces?«, *New Yorker*, 30. Aug. 2010, http://www.newyorker.com/magazine/2010/08/30/face-blind.

8 I. Gauthier, P. Skudlarski, J. C. Gore und A. W. Anderson, »Expertise for cars and birds recruits brain areas involved in face recognition«, *Nature Neuroscience* 3, no. 2, 2000, 191–197.

9 G. Golarai et al., »Differential development of high-level visual cortex correlates with category-specific recognition memory«, *Nature Neuroscience* 10, no. 4, 2007, 512–522.

10 S. K. Scherf, M. Behrmann, K. Humphreys und B. Luna, »Visual category-selectivity for faces, places and objects emerges along different developmental trajectories«, *Developmental Science* 10, no. 4, 2007, 15–30.

11 K. Cohen Kadosh, M. H. Johnson, F. Dick, R. Cohen Kadosh und S.-J. Blakemore, »Effects of age, task performance, and structural brain development on face processing«, *Cerebral Cortex* 23, no. 7, 2013, 1630–1642.

12 C. S. Monk et al., »Adolescent immaturity in attention-related brain engagement to emotional facial expressions«, *NeuroImage* 20, no. 1, 2003, 420–428.

Die richtigen Risiken

1 R. M. Viner, C. Coffey, C. Mathers, P. Bloem, A. Costello, J. Santelli and G. C. Patton, »50-year mortality trends in children and young people: a study of 50 low-income, middle-income, and high-income countries«, *Lancet* 377, no. 9772, 2011, 1162–1174.

2 G.C. Patton, S.M. Sawyer, J.S. Santelli, D.A. Ross, R. Afifi et al., »Our future: a Lancet commission on adolescent health and wellbeing«, *Lancet* 387, 2016, 2423–2478.

3 T. Willoughby, R. Tavernier, C. Hamza, P.J. Adachi and M. Good, »The triadic systems model perspective and adolescent risk taking«, *Brain and Cognition* 89, Aug. 2014, 114–115.

4 L.D. Steinberg, *Age of opportunity: lessons from the new science of adolescence* (New York: Houghton Mifflin, 2014).

5 L.D. Steinberg, »A dual systems model of adolescent risk-taking«, *Developmental Psychobiology* 52, no. 3, 2010, 216–224.

6 K.L. Mills, A.-L. Goddings, L.S. Clasen, J.N. Giedd und S.-J. Blakemore, »The developmental mismatch in structural brain maturation during adolescence«, *Developmental Neuroscience* 36, nos 3–4, 2014, 147–160.

7 M. Ernst, E.E. Nelson, S. Jazbec, E.B. McClure, C.S. Monk, E. Leibenluft, J. Blair und D.S. Pine, »Amygdala and nucleus accumbens in responses to receipt and omission of gains in adults and adolescents«, *NeuroImage* 25, no. 4, 2005, 1279–1291.

8 A. Galvan, T.A. Hare, C.E. Parra, J. Penn, H. Voss, G. Glover and B.J. Casey, »Earlier development of the accumbens relative to orbitofrontal cortex might underlie risk-taking behavior in adolescents«, *Journal of Neuroscience* 26, no. 25, 2006, 6885–6892; S.-J. Blakemore und T.W. Robbins, »Decision-making in the adolescent brain«, *Nature Neuroscience* 15, no. 9, 2012, 1184–1191.

9 L. Van Leijenhorst, B. Gunther Moor, Z.A. Op de Macks, S.A. Rombouts, P.M. Westenberg und E.A. Crone, »Adolescent risky decision-making: neurocognitive development of reward and control regions«, *NeuroImage* 51, no. 1, 2010, 345–355.

10 T.L. Doremus-Fitzwater, E.L. Varlinskaya and L.P. Spear, »Motivational systems in adolescence: possible implications for age differences in substance abuse and other risk-taking behaviors«, *Brain and Cognition* 72, no. 1, 2010, 114–123; R.M. Philpot und L. Wecker, »Dependence of adolescent novelty-seeking behavior on response phenotype and effects of apparatus scaling«, *Behavioral Neuroscience* 122, no. 4, 2008, 861–875.

11 D.A. Sturman und B. Moghaddam, »Striatum processes reward differ-

ently in adolescents versus adults«, *Proceedings of the National Academy of Sciences of the United States* 109, no. 5, 2012, 1719–1724.

12 L. H. Somerville, R. M. Jones und B. J. Casey, »A time of change: behavioral and neural correlates of adolescent sensitivity to appetitive and aversive environmental cues«, *Brain and Cognition* 72: 1, 2010, 124–133.

13 L. H. Somerville, T. Hare und B. J. Casey, »Frontostriatal maturation predicts cognitive control failure to appetitive cues in adolescents«, *Journal of Cognitive Neuroscience* 23, no. 9, 2011, 2123–2134.

14 A. A. Baird und J. A. Fugelsang, »The emergence of consequential thought: evidence from neuroscience«, *Philosophical Transactions of the Royal Society B: Biological Sciences* 359, no. 1451, 2004, 1797–1804.

15 S. Burnett, N. Bault, G. Coricelli und S.-J. Blakemore, »Adolescents' heightened risk seeking in a probabilistic gambling task«, *Cognitive Development* 25, no. 2, 2010, 183–196.

16 E. Cauffman, E. P. Shulman, L. Steinberg, E. Claus, M. T. Banich, S. Graham und J. Woolard, »Age differences in affective decision making as indexed by performance on the Iowa Gambling Task«, *Developmental Psychology* 46, no. 1, 2010, 193–207.

17 B. J. Casey, R. M. Jones und T. A. Hare, »The adolescent brain«, *Annals of the New York Academy of Sciences* 1124, 2008, 111–126.

18 A. Scheres, M. Dijkstra, E. Ainslie, J. Balkan, B. Reynolds, E. Sonuga-Barke und F. X. Castellanos, »Temporal and probabilistic discounting of rewards in children and adolescents: effects of age and ADHD symptoms«, *Neuropsychologia* 44, no. 11, 2006, 2092–2103.

19 Ebd.

20 A. Christakou, M. Brammer und K. Rubia, »Maturation of limbic corticostriatal activation and connectivity associated with developmental changes in temporal discounting«, *NeuroImage* 54, no. 2, 2011, 1344–1354.

21 W. Mischel, Y. Shoda und P. K. Peake, »The nature of adolescent competencies predicted by preschool delay of gratification«, *Journal of Personality and Social Psychology* 54, no. 4, 1988, 687–696; Y. Shoda, W. Mischel und P. K. Peake, »Predicting adolescent cognitive and social competence from preschool delay of gratification: identifying diagnostic conditions«, *Developmental Psychology* 26, no. 6, 1990, 978–986.

22 W. S. Mischel, Y. Shoda und M. I. Rodriguez, »Delay of gratification in children«, *Science* 244, no. 4907, 1989, 933–938.

23 I. M. Eigsti, V. Zayas, W. Mischel, Y. Shoda, O. Ayduk, M. B. Dadlani, M. C. Davidson, J. Lawrence Aber und B. J. Casey, »Predicting cognitive control from preschool to late adolescence and young adulthood«, *Psychological Science* 17, no. 6, 2006, 478–484.

24 B. J. Casey, L. H. Somerville, I. H. Gotlib, O. Ayduk, N. T. Franklin, M. K. Askren, J. Jonides, M. G. Berman, N. L. Wilson, T. Teslovich, G. Glover, V. Zayas, W. Mischel und Y. Shoda, »Behavioral and neural correlates of delay of gratification 40 years later«, *Proceedings of the National Academy of Sciences of the United States* 108, no. 36, 2011, 14998–15003.

25 T. E. Moffitt, L. Arseneault, D. Belsky, N. Dickson, R. J. Hancox, H. Harrington, R. Houts, R. Poulton, B. W. Roberts, S. Ross, M. R. Sears, W. M. Thomson und A. Caspi, »A gradient of childhood self-control predicts health, wealth, and public safety«, *Proceedings of the National Academy of Sciences of the United States* 108, no. 7, 2011, 2693–2698.

26 Mark Williams und Danny Penman, *Mindfulness: a practical guide to finding peace in a frantic world* (London: Piatkus, 2011) [dt. *Das Achtsamkeitstraining: 20 Minuten täglich, die Ihr Leben verändern*. Üb. v. U. Rahn-Huber; München: Goldmann 2015].

27 S. Palminteri, E. J. Kilford, G. Coricelli und S.-J. Blakemore, »The computational development of reinforcement learning during adolescence«, *PLoS Computational Biology* 12, no. 6, 2016, e1004953.

28 C. Pechmann und E. G. Reibling, »Anti-smoking advertising campaigns targeting youth: case studies from USA and Canada«, *Tobacco Control* 9, no. 2, 2000, i18–i31.

29 C. J. Bryan, D. S. Yeager, C. P. Hinojosa, A. Chabot, H. Bergen, M. Kawamura und F. Steubing, »Harnessing adolescent values to motivate healthier eating«, *Proceedings of the National Academy of Sciences of the United States* 113, no. 39, 2016, 10830–10835, http://www.pnas.org/content/113/39/10830.abstract.

1 R.C. Kessler, P. Berglund, O. Demler, R. Jin, K.R. Merikangas und E.E. Walters, »Lifetime prevalence and age-of-onset distributions of DSM-IV disorders in the National Comorbidity Survey Replication«, *Archives of General Psychiatry* 62, no. 6, 2005, 593–602.

2 T. Paus, M. Keshavan und J.N. Giedd, »Why do many psychiatric disorders emerge during adolescence?«, *Nature Reviews Neuroscience* 9, no. 12, 2008, 947–957.

3 I. Feinberg, »Schizophrenia: caused by a fault in programmed synaptic elimination during adolescence?«, *Journal of Psychiatric Research* 17, no. 4, 1982–83, 319–334.

4 L.J. Garey, W.Y. Ong, T.S. Patel, M. Kanani, A. Davis, A.M. Mortimer, T.R. Barnes und S.R. Hirsch, »Reduced dendritic spine density on cerebral cortical pyramidal neurons in schizophrenia«, *Journal of Neurology, Neurosurgery and Psychiatry* 65, no. 4, 1998, 446–453.

5 K. Yuan, W. Qin, G. Wang, F. Zeng, L. Zhao. X. Yang et al., »Microstructure abnormalities in adolescents with internet addiction disorder«, *PLOS ONE* 6, no. 6, 2011, e20708, doi: 10.1371/journal.pone.0020708.

6 T.B. Ziermans, P.F. Schothorst, H.G. Schnack, P.C. Koolschijn, R.S. Kahn, J. van Engeland et al., »Progressive structural brain changes during development of psychosis«, *Schizophrenia Bulletin* 38, no. 3, 2012, 519–530.

7 P. Shaw, D. Greenstein, J.P. Lerch, L. Clasen, R. Lenroot, N. Gogtay, A. Evans, J. Rapoport und J.N. Giedd, »Intellectual ability and cortical development in children and adolescents«, *Nature* 440, 2006, 676–679.

8 H.G. Schnack, N.E.M. van Haren, R.M. Brouwer, A. Evans, S. Durston, D.L. Boomsma, R.S. Kahn, H.E. Hulshoff Pol, »Changes in thickness and surface area of the human cortex and their relationship with intelligence«, *Cerebral Cortex* 25, no. 6, 2014, 1608–1617.

9 World Health Organization, *Global burden of disease*, 2011. Siehe http://www.who.int/topics/global_burden_of_disease/en/.

10 R. Kerestes, C.G. Davey, K. Stephanou, S. Whittle und B.J. Harrison, »Functional brain imaging studies of youth depression: a systematic review«, *NeuroImage: Clinical* 4, 2013, 209–231.

11 D. Freeman and J. Freeman, *The stressed sex: uncovering the truth about men, women, and mental health* (Oxford: Oxford University Press, 2015).

12 J. N. Giedd, J. Blumenthal, N. O. Jeffries, F. X. Castellanos, H. Lui, Z. Zijdenbos, T. Paus, A. C. Evans und J. L. Rapoport, »Brain development during childhood and adolescence: a longitudinal MRI study«, *Nature Neuroscience* 2, no. 10, 1999, 861–863; R. K. Lenroot, N. Gogtay, D. K. Greenstein, E. M. Wells, G. L. Wallace, L. S. Clasen, J. D. Blumenthal, J. Lerch, A. P. Zijdenbos, A. C. Evans, P. M. Thompson und J. N. Giedd, »Sexual dimorphis of brain developmental trejectoris during childhood and adolescence«, *NeuroImage* 36, no. 4, 2007, 1065–1073.

13 B. Bordini und R. L. Rosenfield, »Normal pubertal development, part I: The endocrine basis of puberty«, *Pediatrics Review* 32, no. 6, 2011, 223–229; S. S. Sun, C. M. Schubert, W. C. Chumlea, A. F. Roche, H. E. Kulin, P. A. Lee, J. H. Himes and A. S. Ryan, »National estimates of the timing of sexual maturation and racial differences among US children«, *Pediatrics* 110, no. 5, 2002, 911–919.

14 K. L. Mills, A.-L. Goddings, M. M. Herting, R. Meuwese, S.-J. Blakemore, E. A. Crone, R. E. Dahl, B. Güroğlu, A. Raznahan, E. R. Sowell und C. K. Tamnes, »Structural brain development between childhood and adulthood: convergence across four longitudinal samples«, *NeuroImage* 141, 2016, 273–281.

15 L. Arseneault, M. Cannon, R. Poulton, R. Murray, A. Caspi und T. E. Moffitt, »Cannabis use in adolescence and risk for adult psychosis: longitudinal prospective study«, *British Medical Journal* 325, no. 7374, 2002, 1212–1213.

16 M. H. Meier, A. Caspi, A. Ambler, H. Harrington, R. Houts, R. S. Keefe, K. McDonald, A. Ward, R. Poulton und T. E. Moffitt, »Persistent cannabis users show neuropsychological decline from childhood to midlife«, *Proceedings of the National Academy of Sciences of the United States* 109, no. 40, 2012, E2657–E2664.

17 J. Jacobus, L. M. Squeglia, S. Bava und S. F. Tapert, »White matter characterization of adolescent binge drinking with and without co-occurring marijuana use: a 3-year investigation«, *Psychiatry Research: Neuroimaging* 214, no. 3, 2013, 374–381.

18 C.J. Armitage, »Patterns of excess alcohol consumption among school children in two English comprehensive schools«, *International Journal of Drug Policy* 24, no. 5, 2013, 439–444; C. Healey, A. Rahman, M. Faizal and P. Kinderman, »Underage drinking in the UK: changing trends, impact and interventions. A rapid evidence synthesis«, *International Journal of Drug Policy* 25, no. 1, 2014, 124–132.

19 H. Wechsler, A. Davenport, G. Dowdall, B. Moeykens und S. Castillo, »Health and behavioral consequences of binge drinking in college: a national survey of students at 140 campuses«, *Journal of the American Medical Association* 272, no. 21, 1994, 1672–1677.

20 American Psychiatric Association, *Diagnostic and statistical manual of mental disorders*, 5th edn (Lake St Louis, Mo., 2013).

21 L.P. Spear, »Adolescents and alcohol: acute sensitivities, enhanced intake, and later consequences«, *Neurotoxicology and Teratology* 41, Jan.–Feb. 2014, 51–59.

22 S.C. Brunell und L.P. Spear, »Effect of stress on the voluntary intake of a sweetened ethanol solution in pair-housed adolescent and adult rats«, *Alcoholism: Clinical and Experimental Research* 29, no. 9, 1641–1653.

23 S.W. Feldstein-Ewing, A Sakhardande und S.-J. Blakemore, »The effect of alcohol consumption on the adolescent brain: a systematic review of MRI and fMRI studies of alcohol-using youth«, *NeuroImage: Clinical* 5, 2014, 420–437.

24 M. Pascual, A. Pla, J. Miñarro und C. Guerri, »Neuroimmune activation and myelin changes in adolescent rats exposed to high-dose alcohol and associated cognitive dysfunction: a review with reference to human adolescent drinking«, *Alcohol and Alcoholism* 49, no. 2, 2014, 187–192.

25 R.R. Wetherill, N. Castro, L.M. Squeglia und S.F. Tapert, »Atypical neural activity during inhibitory processing in substance-naïve youth who later experience alcohol-induced blackouts«, *Drug and Alcohol Dependence* 128, no. 3, 2013, 243–249; R.R. Wetherill, L.M. Squeglia, T.T. Yang und S.S. Tapert, »A longitudinal examination of adolescent response inhibition: neural differences before and after the initiation of heavy drinking«, *Psychopharmacology* 230, no. 4, 2013, 663–671.

26 K.M. Lisdahl, E.R. Gilbart, N.E. Wright und S. Shollenbarger, »Dare to

delay? The impacts of adolescent alcohol and marijuana use onset on cognition, brain structure, and function«, *Frontiers in Psychiatry* 4, 2013, article 53; M. A. Monnig, J. S. Tonigan, R. A. Yeo, R. J. Thoma und B. S. McCrady, »White matter volume in alcohol use disorders: a meta-analysis«, *Addiction Biology* 18, no. 3, 2013, 581–592; K. A. Welch, A. Carson and S. M. Lawrie, »Brain structure in adolescents and young adults with alcohol problems: systematic review of imaging studies«, *Alcohol and Alcoholism* 48, no. 4, 2013, 433–444.

27 https://www.theguardian.com/science/headquarters/2017/jan/06/screen-time-guidelines-need-to-be-built-on-evidence-not-hype.

28 K. L. Mills, »Effects of internet use on the adolescent brain: despite popular claims, experimental evidence remains scarce«, *Trends in Cognitive Science* 18, no. 8, 2014, 385–387.

29 Plato, Phaidros (360 v. u. Z.), in: Platon, *Sämtliche Werke*, Bd. 2; Berlin: Lambert Schneider 1940, S. 475.

30 C. Gessner, *Bibliotheca universalis, sive catalogus omnium scriptorum locupletissimus, in tribus linguis, Latina, Graeca, & Hebraica: extantium & non extantium veterum & recentiorum* (1545).

31 A. Przybylski und N. Weinstein, »A large-scale test of the Goldilocks hypothesis: quantifying the relations between digital-screen use and the mental well-being of adolescents«, *Psychological Science* 28, no. 2, 2017, 204–215.

Ausbildung des Gehirns

1 S.-J. Blakemore und U. Frith, *The learning brain: lessons for education* (Oxford: Blackwell, 2005) [dt. *Wie wir lernen: was die Hirnforschung darüber weiß*. Üb. v. H. Beister; München: DVA 2006].

2 J. T. Bruer, »Education and the brain: a bridge too far«, *Educational Researcher* 26, no. 8, 1997, 4–16.

3 Open Science Collaboration, »Estimating the reproducibility of psychological science«, *Science* 349, no. 6251, 2015, aac4716-6.

4 D. Wastell und S. White, »Blinded by neuroscience: social policy, the family and the infant brain«, *Families, Relationships and Societies* 1, no. 3, 2012, 397–414.

5 E.J. McCrory, M.I. Gerin und E. Viding, »Annual research review: childhood maltreatment, latent vulnerability and the shift to preventative psychiatry – the contribution of functional brain imaging«, *Journal of Child Psychology and Psychiatry* 58, no. 4, April 2017, 338–357, doi: 10.1111/jcpp.12713.

6 L. Lim, J. Radua und K. Rubia, »Gray matter abnormalities in childhood maltreatment: a voxel-wise meta-analysis«, *American Journal of Psychiatry* 171, no. 8, 2014, 854–863.

7 P. Butler, »Policymakers seduced by neuroscience to justify early intervention agenda«, *Guardian*, 6. Mai 2014, https://www.theguardian.com/society/2014/may/06/policymakers-neuroscience-justify-early-intervention-agenda-bruce-perry.

8 D.S. Weisberg, F.C. Keil, J. Goodstein, E. Rawson und J.R. Gray, »The seductive allure of neuroscience explanations«, *Journal of Cognitive Neuroscience*, vol. 30, no. 3, 2008, pp. 470–477.

9 B. Goldacre, *Bad science: quacks, hacks, and big pharma flacks* (London: Faber, 2010) [dt. *Die Wissenschaftslüge: wie uns Pseudo-Wissenschaftler das Leben schwermachen*. Üb. v. I. Gabler; Frankfurt a.M.: Fischer Taschenbuch Verlag 2010].

10 B. Goldacre, »Building evidence into education«, März 2013, http://media.education.gov.uk/assets/files/pdf/b/ben%20goldacre%20paper.pdf.

11 www.cogmed.com.

12 T. Klingberg, H. Forssberg und H. Westerberg, »Training of working memory in children with ADHD«, *Journal of Clinical and Experimental Neuropsychology* 24, no. 6, Sept. 2002, 781–791.

13 S. Bergman-Nutley und T. Klingberg, »Effect of working memory training on working memory, arithmetic and following instructions«, *Psychological Research* 78, no. 6, 2014, 869–877, doi:10.1007/s00426-014-0614-0.

14 S.M. Jaeggi, M. Buschkuehl, J. Jonides und W.J. Perrig, »Improving fluid intelligence with training on working memory«, *Proceedings of the National Academy of Sciences of the United States* 105, no. 19, 2008, 6829–6833.

15 T.S. Redick, Z. Shipstead, T.L. Harrison, K.L. Hicks, D.E. Fried, D.Z. Hambrick, M.J. Kane und R.W. Engle, »No evidence of intelli-

gence improvement after working memory training: a randomized, placebo-controlled study«, *Journal of Experimental Psychology: General* 142, no. 2, Mai 2013, 359–379, doi: 10.1037/a0029082.

16 A.M. Owen, A. Hampshire, J.A. Grahn, R. Stenton, S. Dajani, A.S. Burns und C. G. Ballard, »Putting brain training to the test«, *Nature* 465, 2010, 775–778, doi:10.1038/nature09042.

17 D.J. Simons, W.R. Boot, N. Charness, S.E. Gathercole, C.F. Chabris, D.Z. Hambrick und E.A. Stine-Morrow, »Do ›brain-training‹ programs work?«, *Psychological Science in the Public Interest* 17, no. 3, 2016, 103–186.

18 https://data.unicef.org/topic/education/secondary-education/; https://www.unicef.org/factoftheweek/index_50244.html.

19 M. Walker, *Why we sleep* (London: Allen Lane, 2017) [dt. *Das große Buch vom Schlaf.* Üb. v. A. Tschöpe; München: Goldmann 2018].

20 R. Foster, »Why teenagers really do need an extra hour in bed«, *New Scientist*, 17. April 2013, https://www.newscientist.com/article/mg21829130-100-why-teenagers-really-do-need-an-extra-hour-in-bed/; Mary A. Carskadon, »Sleep in adolescents: the perfect storm«, *Pediatric Clinics of North America* 58, no. 3, 2011, 637–647.

21 L. Steinberg, »Should the science of adolescent brain development inform public policy?«, *American Psychologist* 64, no. 8, 2009, 739; E. Cauffman und L. Steinberg, »Researching adolescents' judgment and culpability«, in T. Grisso und R. G. Schwartz (eds), *Youth on trial: a developmental perspective on juvenile justice* (Chicago: University of Chicago Press, 2000), 325–343; L. Steinberg und E.S. Scott, »Less guilty by reason of adolescence: developmental immaturity, diminished responsibility, and the juvenile death penalty«, *American Psychologist* 58, no. 12, 2003, 1009–1018.

22 Siehe M. Beckman, »Crime, culpability and the adolescent brain«, *Science* 305, 30. Juli 2004, https://deathpenaltyinfo.org/node/1225.

23 T.E. Moffitt, »Adolescence-limited and life-course-persistent antisocial behavior: a developmental taxonomy«, *Psychological Review* 100, no. 4, 1993, 674–701.

1 S. W. Kleibeuker, C. K. W. De Dreu und E. A. Crone, »The development of creative cognition across adolescence: distinct trajectories for insight and divergent thinking«, *Developmental Science* 16, no. 1, 2–12.

2 Aus dem Theaterstück *Brainstorm* von Ned Glasier, Emily Lim und Company Three, produziert am Park Theatre, National Theatre und auf BBC iPlayer im Rahmen des Battersea Arts Centre's Live from Television Centre, 2015–16: https://www.companythree.co.uk/brainstorm. *Brainstorm* ist verfügbar als Theatertext, erschienen bei Nick Hern Books, mit einem Leitfaden für Gruppen, die ihre eigene Fassung aufführen.

Register

Steven Pinker

Der Stoff, aus dem das Denken ist

Was die Sprache über unsere Natur verrät

Aus dem Amerikanischen von Martina Wiese

608 Seiten. Gebunden

Was ist der Geist? Dieses alte Rätsel untersucht Bestsellerautor Steven Pinker mit neuen Mitteln. Ausgehend von der These, dass man über die Sprache an den Geist herankommt, sieht er sich die alltägliche Sprachverwendung genau an – unsere Gespräche, Witze, Rechtsstreitigkeiten, aber auch die Namen unserer Kinder oder warum man bestimmte Ausdrücke im Fernsehen nicht verwenden darf – und gewinnt daraus Einsichten über das Denken. Mit viel Esprit, Sprachgefühl und Beispielen aus Alltag und Popkultur gelingt es ihm, schwierige Sachverhalte einfach und überzeugend zu erklären und uns zu einem neuen Blick auf uns selbst zu bewegen.

»Mit bestechend einfachen Beispielen beschreibt Pinker, wie die Sprache uns die abstrakte Orientierung im Raum erlaubt.«

Sieglinde Geisel, NZZ am Sonntag

»Klar, geistreich, gut geschrieben.«

The New York Review of Books

fi 1-061605 / 1